JN055542

高齢医学症例集

Common Disease と 稀しかし重要な疾患の診療

高齢医学症例集
Common Disease と 稀しかし重要な疾患の診療

2023年3月1日　第1版第1刷

著　者　岩井邦充・大黒正志

発　行　金沢医科大学 出版局
〒920-0293
石川県河北郡内灘町大学1-1
電話　076-286-2211(代表)

発売元　株式会社 紀伊國屋書店

印　刷　株式会社 大和印刷社

ISBN 978-4-906394-56-2

はじめに

近年日本人の高齢化が進む中、高齢者の体と心の特徴を踏まえた診療が求められており、まさに高齢医学専門科は時代に要望されています。金沢医科大学病院は開院から50年が過ぎようとしています。高齢医学は開学当初から開設されている講座で、医療技術の研鑽を積んできました。日本の中で高齢医学科を有する大学は20数校しかなく、その中でも由緒ある科と言えます。

この本はここ30年間において金沢医科大学病院高齢医学科が外来・入院で扱った症例のうち、頻度の高い代表的疾患と稀有であるけれども医学的に重要な疾患合わせて52例を取り上げて初診時から予後までを丁寧に説明しています。筆者は老年専門医、循環器専門医、総合内科専門医を有し内科各疾患の診断と標準的治療に精通しています。これに加え加齢により変化した体に合うように診断・治療を変更する方がよいところや、ときには迅速に的確に診断して治療に結びつけたファインプレーも見られるところを読み味わっていただきたいです。

高齢者疾患を診断・治療する際は内科、外科の各専門科との連携が必要で、地域のクリニック、療養型病院、施設との連携も必要となります。高齢医学科にはこれらに太いパイプがあり実際どのようにうまく連携されてきたかを伺うことができます。

この本を日々高齢者疾患に真剣に取り組んでおられるすべての医師、研修医、医学生に推薦いたします。

金沢医科大学病院　病院長
伊藤　透

序

この本は、筆者岩井が1999年から2022年までの間に金沢医科大学高齢医学科外来と出張先病院外来で経験した高齢疾患の中から選択した52症例の診療記録を編集したものです。

症例は各臓器における高齢疾患の特徴を表しており、高齢者という制限のかかる中で入院主治医が患者のために、いかに勇気をもって徹底的に戦ったかが表現されています。その診療過程には医科大学各診療科の熱い協力が欠かせなかった症例も多くあります。本の意図は脳梗塞、肺炎、心不全などの高齢者Common Disease に対する標準的診療を知ってもらうこと、さらに稀であるけれども見過ごしては診断できない重要疾患を紹介することにあります。

医学生にとっては、従来の疾患ごとの系統講義では不可能な実際の患者像と疾患像を実感することができます。臨床実習で症例に当たるときと同じです。この「疾患印象」は模擬経験として非常に重要で、実臨床医の経験の幅を広げさせるもので、初診患者と対するとき強力な武器になります。研修医にとっても、自分が選択した少数の診療科しか研修できないという制度の欠点を少しでも補うことができます。金沢医科大学病院が高齢医学科を有している意義を見出すこともできます。

症例の中には的確に診断され治療により救命し得たものもあれば、治療を施しても疾患の進行に勝てずに残念ながら死亡したものもあります。2023年時点での日本の超高齢者に対する急性期医療の断面をダイナミックに示しています。

金沢医科大学病院 健康管理センター長　岩井邦充
金沢医科大学病院 高齢医学科 教授　大黒正志

＊筆者が近医外来で経験し当院に紹介した症例

1章 心大血管系疾患

症例1 遷延する意識障害

症例（82歳，男性）

●主　訴：倒れた，意識障害

●現病歴：81歳の奥さんと二人で暮しています。

ここ数日は食欲がやや減少していたようですが、特に体の不調の訴えはなく、奥さんも体の調子を気にすることもなかったそうです。

午前10時過ぎにトイレの方でドシンという大きな音がしました。

近くの部屋でテレビを見ていた奥さんがびっくりしてかけつけたところ、Sさんがトイレの床に倒れていました。Sさんは、眼を閉じた状態で、普通に呼びかけても反応はありませんでしたが、体を揺すったり、大声で呼びかけると、かすかにうなずくような反応が見られました。

奥さんはすぐ救急車を呼んで、金沢医大の救急外来へ搬送してもらうことになりました。

●既往歴と発症前ADL:

20年前に近医で収縮期血圧が160－170 mmHg台の高血圧を指摘されていましたが、特に症状も無いため、たまにしか受診せず、治療せずに放置していました。

5年前には脳梗塞を患い、左不全片麻痺と構音障害が後遺症として残ったそうです。

普段は杖歩行し、言葉が不自由ながらも奥さんとの意思疎通は可能で、食事や排泄も自立していました。

意識障害の鑑別診断

1．脳疾患

突然発症で、血圧維持：

脳血管障害(脳梗塞、脳出血)、

クモ膜下出血

徐々に発症：　慢性硬膜下出血、脳炎

2．ショックに伴う疾患

突然発症

徐々に発症

3．代謝性意識障害：血圧維持

糖尿病性高血糖、低血糖

肝不全

低酸素脳症

高炭酸ガス血症(CO_2ナルコーシス)

薬物・毒物中毒

救急外来受診時身体所見

意　識：JCS II-10

(閉眼しており､大声での呼びかけに対し､かすかにうなずきます)

脈拍数：108/分、整

血　圧：触診で70mmHg

呼吸数：50回/分、浅い努力様呼吸

体　温：36.6 ℃

頭部をはじめ、全身に特に打撲･擦過傷は認めず。

瞳　孔：正円同大

対光反射：迅速

左不全麻痺および関節軽度拘縮による運動制限:以前と同程度

眼瞼結膜：貧血なし

眼球結膜：黄疸なし

呼吸音：清

心　音：正常、心雑音なし

腹　部：平坦、軟、圧痛なし、グル音低下、血管雑音なし

肝　脾：触知せず、腫瘤触知せず

下　肢：浮腫軽度あり

ショックの鑑別診断

1．心原性、大循環閉塞性
　可能性が高いです
2．循環血液減少性
　吐血、下血、高度脱水の兆候認めず、否定的です
3．神経原性
　排便ショック　長時間遷延しないので否定
4．アナフィラキシー
　証拠ありません
5．敗血症性
　発熱など随伴症状認めず、病歴からも否定

心電図

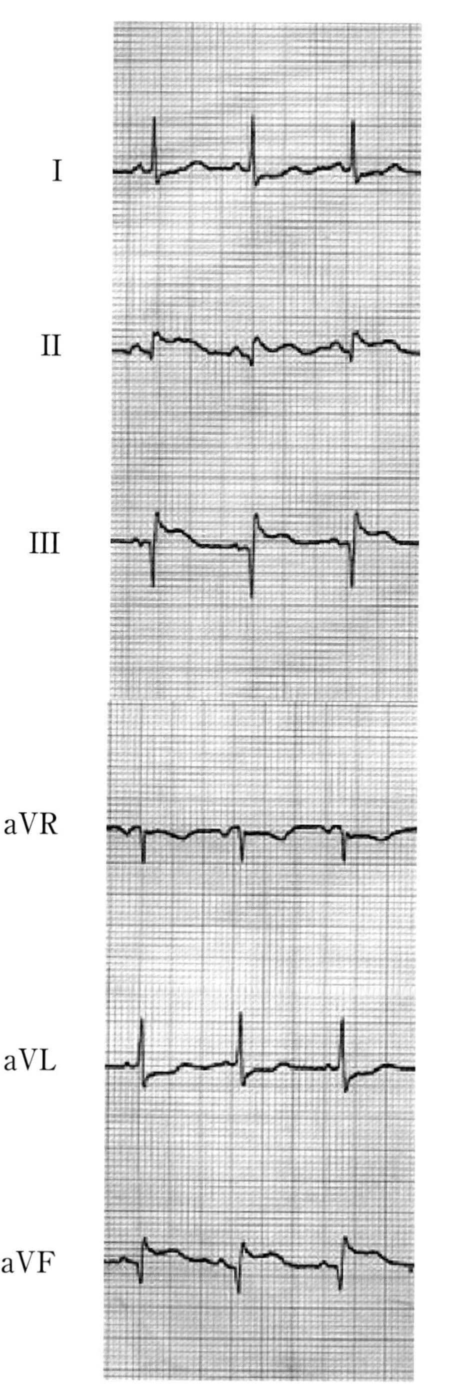

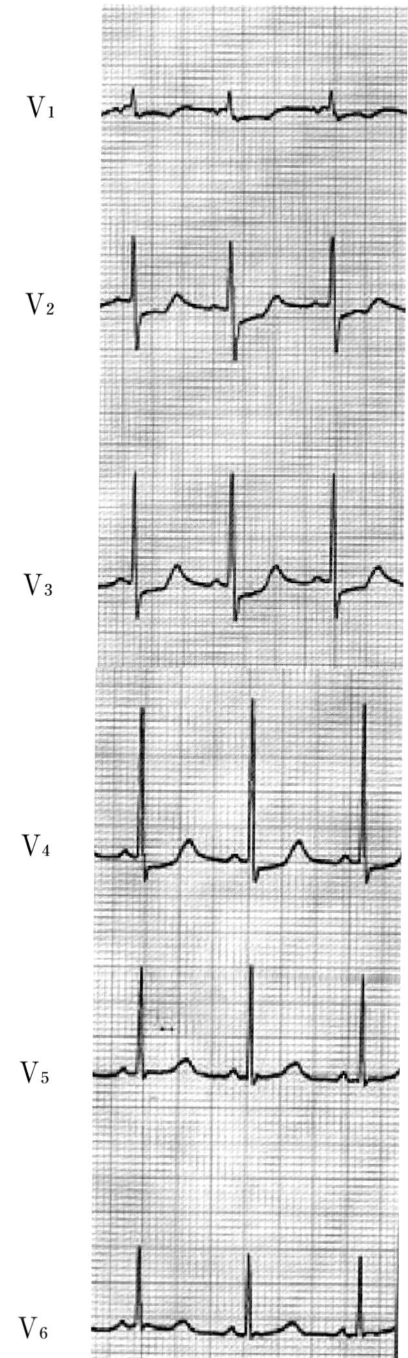

心電図診断

$V_{1\text{-}4}$のST低下が著明です。

それより絶対見逃してはならないのは Ⅱ，Ⅲ，aVFでのST上昇と異常Q波です。これは下壁梗塞が発症して2〜6日たった所見です。ST上昇は貫壁性虚血を表し、Q波はすでに心筋がそれだけ壊死していることを表しています。これだけ読めればとりあえず診療に差し支えなく、臨床的には合格です。

即ち、数日前に発症した急性下壁梗塞です。また、$V_{1\text{-}4}$のST低下は前壁側から見た下壁梗塞の鏡面像という人もいると思います。しかし、それだけでは不十分で、V_1，V_2のR波が高すぎるのです。これは進行中の後壁梗塞を表します。つまり急性下後壁梗塞だったのです。

ここで、現病歴を振り返りますと、数日前に胸痛があったとはどこにも書いてありません。ただ臥床しがちで食欲低下していただけです。このように高齢者では虚血性心疾患の胸痛が自覚できない、あるいは周囲に訴えることができないことが多いのです。

胸部レントゲン所見

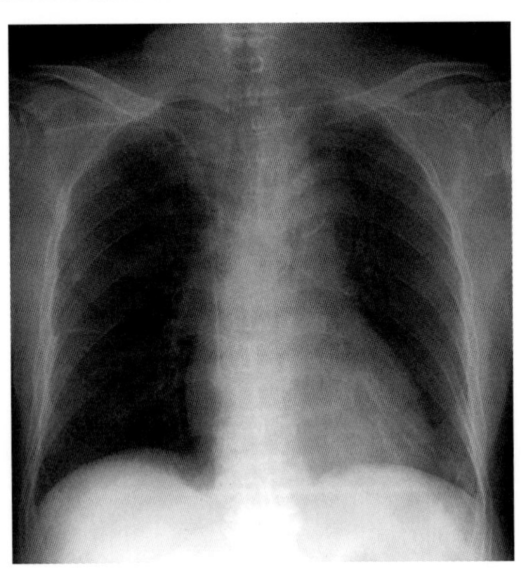

肺うっ血も胸水もありません。

動脈血ガス分析

(O_2 mask 2L/min)

pH	7.220	
$PaCO_2$	27.0	mmHg
PaO_2	93.4	mmHg
SaO_2	95.1	%
B.E.	-15.4	mEq/L

末梢血液

WBC	17,650	/μL
RBC	377	×10⁴/μL
Hb	11.6	g/dL
Ht	37.2	%
PLTs	28.5	×10⁴/μL

生化学

Na	140	mEq/L	(139−146)
K	4.2	mEq/L	(3.6−5.0)
Cl	103	mEq/L	(99−108)
LD	1,347	U/L	(132−248)
AST	104	U/L	(11−34)
ALT	61	U/L	(4−37)
CK	116	U/L	(47−212)
Glu	434	mg/dL	(60−110)
BUN	21	mg/dL	(8−23)
Cr	1.33	mg/dL	(0.6−1.1)

尿所見

蛋白	(−)
潜血	(−)
糖	(3+)
ケトン	(−)

血液所見

酸素吸入しているにもかかわらずSaO_2 95.1%とやや低値であることから、低酸素血症の存在がわかります。pH 7.22とアシドーシスが存在します。これは呼吸性でなく、代謝性です。その原因は血圧が低下し、腎血流量が減少し、HCO_3^-などのイオン交換が不能となったためです。

末梢血WBC が 17,650 /μL とかなり増加しています。感染症などによる強い炎症、循環障害による臓器壊死、外傷による臓器坐滅などを示唆します。しかし、急性心筋梗塞のみではここまで増加しません。LD 1,347、AST 104、ALT 61 と有意に上昇しています。しかしCKは正常範囲です。臓器壊死の源として、LDは肝、筋肉、心筋、肺、血球、ASTは肝、筋肉、心筋、ALTは肝、CKは筋肉、心筋が考えられます。ただ、AST、ALTはもともと慢性肝炎や脂肪肝などをもっていて少し上昇していた可能性もあります。

心電図から急性心筋梗塞による心原性ショックが第一に考えられます。

LD, AST, CK 上昇の程度とパターンから発症した時期が推定できます。CKは発症から数時間たって上昇しはじめ、ピークは12～20時間で、回復は3～4日です。ASTは上昇、ピーク、回復がこれより少し遅れます。LDは12時間で上昇しはじめ、2～4日でピークを作り、回復には10～14日かかります。それぞれ時間的にずれたピークを作ってから低下していきます。この症例ではLDのみがかなり高値であり、AST, CKはすでに低下しており、発症後少なくとも3～4日はたっている Recent MI です。

本朝発症した心原性ショックであるのに、梗塞が発症して数日たっているのです。いったいこの心原性ショックの原因は何でしょうか。

付け加えですが、意識障害をおこす原因として、代謝異常がありますが、血清Na、BUNは正常値です。また434mg/dLという高血糖があり、糖尿病を持っていたことがわかります。このくらいの血糖値で昏睡に陥る場合としてケトアシドーシスがありえますが、尿中ケトンは陰性でしたので否定されます。

Cr 1.33 という上昇は、腎血流低下による腎機能障害で説明できます。

本朝のショックの原因

本朝発症した心原性ショックの原因は何でしょうか。このような場合、臨床では一元的に説明しようと試みます。つまり、急性心筋梗塞の合併症が突然起こったということです。

教科書的にはまず心不全、心室性期外収縮あるいは心室頻拍などの不整脈、心破裂が上げられます。身体所見で整脈であったことから、不整脈は除外されます。急にショックに陥り遷延した原因としては心破裂が最も可能性が高いです。本日、排便時に腹圧をかけて血圧が上昇したときに壊死が進行していた梗塞巣に亀裂が入ったのです。このときショックに陥るメカニズムを考えてください。左心室から出た血液で血胸がおこるのではなく、心臓の周りを包んでいる心嚢で食い止められます。しかし心臓と心嚢の隙間に出血した血液が満ちて、心嚢を張り切らせ、逆に心臓を外から圧迫するのです。その結果、内圧の低い右心房、右心室が負けて圧排されます。正確に言うと静脈から還流してきた血液が右心系に入るのを障害します。いわゆる拡張障害です。そのため、出力としての心拍出量が減少し、血圧が低下するのです。心臓超音波検査で確定診断がつきます。

心臓超音波所見

これは左心室心尖部に近いところからみた断層エコー図ですが、後壁の後ろで心嚢との間にエコーフリースペースが存在します(▲黒矢頭)。傍胸骨アプローチでは右心室の前面にかなりのエコーフリースペースが存在し、内部にもやもや動く塊状のエコーがあります(⇧白矢印)。これは出血した血液とその凝固したものです。このため、矢印で示すように拡張期に右心室が後方へ押されて拡張しないというタンポナーデ所見が認められます。

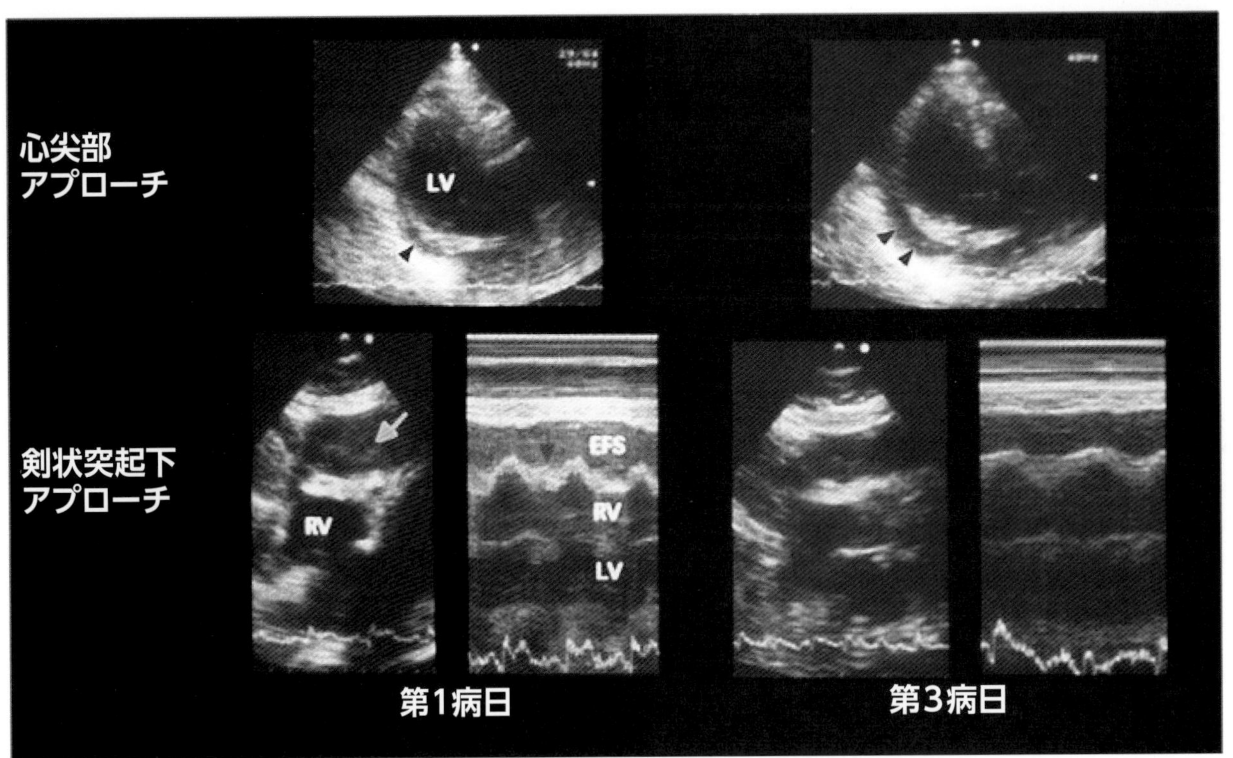

治療と経過

入院後、直ちに中心静脈カテーテルが挿入されました。測定圧は20mmHgでした。

確定診断のため、集中治療室で剣状突起下から超音波ガイド下にて心嚢穿刺がなされ、血性の液が吸引されました。この液はその後一晩常温放置しましたが、凝固しませんでした。検査室に血小板数を測定してもらったところ、$2\times10^4/\mu L$と非常に減少していました。

ドーパミン3μg/kg/min持続静注によって血圧は100mmHgにまで上昇し、利尿も得られるようになりました。中心静脈圧は7mmHgにまで低下しました。20時間後から血圧が再度徐々に低下しはじめ、24時間後には90mmHgとなってしまいました。中心静脈圧も24mmHgと上昇しました。ドーパミンを10μg/kg/minまで増量しましたが、血圧は上昇しません。緊急で心臓外科と相談、手術による治療法を考慮し、家族に説明しました。高齢であること、陳旧性脳梗塞と認知症があることで、周術期および遠隔期の生命予後に期待が持てないことは十分説明しましたが、家族は昨日まで元気であった人が急変したことで当面の救命を強く望み、手術してくださいと申し出られました。

まず、高齢医学科によって術前の冠動脈造影検査が施行されました。

心臓カテーテル・冠動脈造影検査所見

●左冠動脈　第1斜位

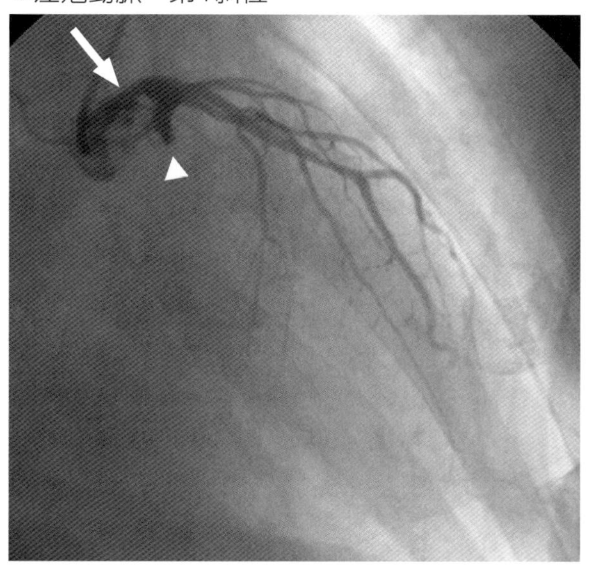

●右冠動脈

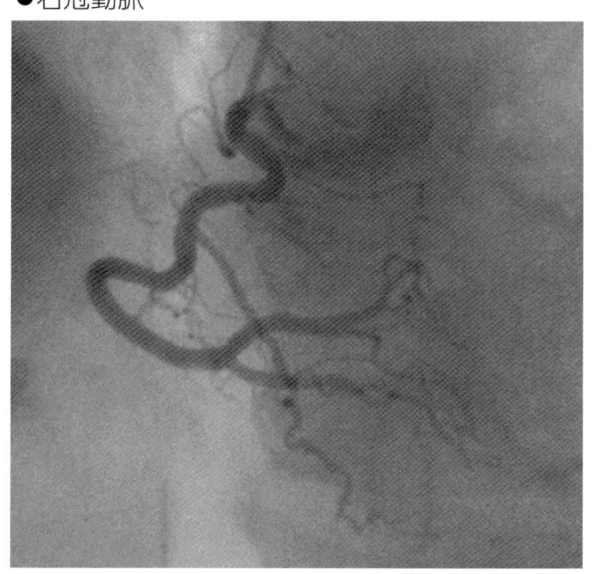

●左冠動脈　第2斜位

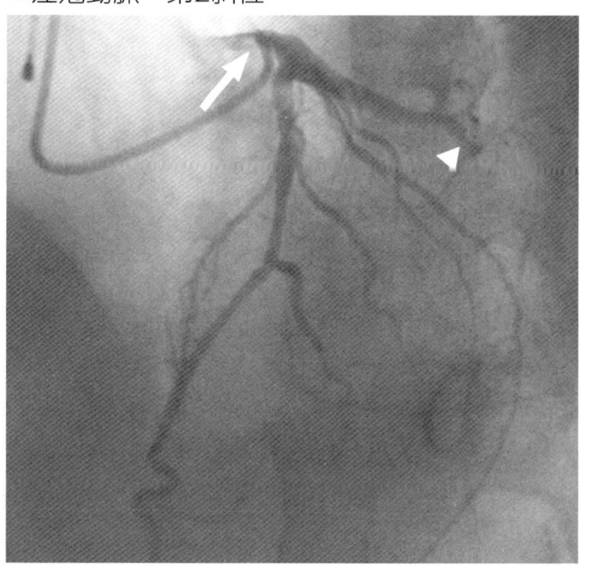

冠動脈造影検査所見

左回旋枝は13番で完全閉塞しており(△)、今回の責任部位と考えられました。

さらに、左主幹部は75%狭窄を呈していました(⇧)。左前下降枝および右冠動脈には有意狭窄はありませんでした。

緊急血腫除去・破裂部閉鎖・冠動脈バイパス術

心臓血管外科は即、麻酔導入後、人工心肺を回し、心停止させ、第一に心破裂部を閉じるため、心膜切開・血腫除去した後、後壁の梗塞心筋を切除し、フィブリン糊で閉鎖しました。次に冠血行再建としては、慢性期の生命予後の改善を図るため、冠動脈バイパス術を行いました。

左主幹部狭窄に対し、還流域の大きい重要な枝である左前下降枝には、右内胸動脈を利用した有茎動脈グラフトを施行し、閉塞した左回旋枝に対しては、その末梢部への大伏在静脈を利用したグラフト連結術を施行しました。

患者は術後、順調に回復し、血圧・尿量をはじめとして全身の循環動態も安定しました。抜管後、心配された感染症や認知障害による不穏も乗り越え、２週間で集中治療室を出ました。

まとめ

本症例にはすべての高齢者疾患を診療するときの特徴がよく現れています。

・動脈硬化は危険因子を放置すると、知らない間に進行し重症病変が形成される。

・認知症が臓器虚血症状を覆い隠してしまい、無痛性心筋梗塞となる。家族にも気づかれない。

・急変時に意識障害が前面に現れ、心筋梗塞からの心破裂によるショックという病態診断にたどり着くのが難しい。

・インターベンション治療に踏み切り、救命と根治が可能な症例が確かにある。

心筋梗塞経過中に心臓に起こる合併症：高齢者ほど起こりやすい

AMI・Recent MI (発症当日)

不整脈　心室性期外収縮, 心室頻拍, 完全房室ブロック
心不全
心原性ショック

Recent MI (発症3〜4日目)

不整脈
心不全
心破裂　自由壁破裂 (心タンポナーデ)
心室中隔穿孔, 乳頭筋断裂
心破裂は必ずショックになる, 手術を要する

OMI (発症後1週間以上)

不整脈　心室性期外収縮, 心室頻拍
心不全
左室壁在血栓の塞栓症

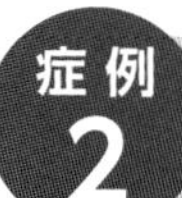

症例2 前胸部痛で受診した98歳

症例（98歳，女性）

- 主　訴：前胸部痛
- 既往歴・基礎疾患：高血圧近医通院中
  虫垂炎手術、子宮筋腫・摘出術
- 内服薬：ベニジピン塩酸塩 4 mg 朝
- 生活歴：
  ADL：屋内自力歩行し、屋外は杖歩行し、他のADLもすべて自立
  デイサービス：週2回
  認知症：なし
- 現病歴：X日夕から歯痛がしばしば起こっていました。
  X+1日朝6時に前胸部痛で目覚めました。8時に近医を受診しました。心電図をとって急性心筋梗塞と診断され、バイアスピリン100mg 1錠内服後に当院循環器内科に紹介、救急搬送されました。搬送中に胸痛は和らぎました。
- 身体所見(当院救急搬送時)：
  意　識：清明
  体　温：35.1℃
  血　圧：141/65 mmHg
  心拍数：48/分
  SpO_2：99%（RA）
  呼吸音：ラ音なし
  心　音：過剰心音なし、
  　　　駆出性収縮期雑音（Ⅲ/Ⅵ，4LSB）
  四　肢：浮腫なし、冷汗なし、チアノーゼなし
  両側大腿動脈：拍動触知良好

近医での心電図 (8時15分)

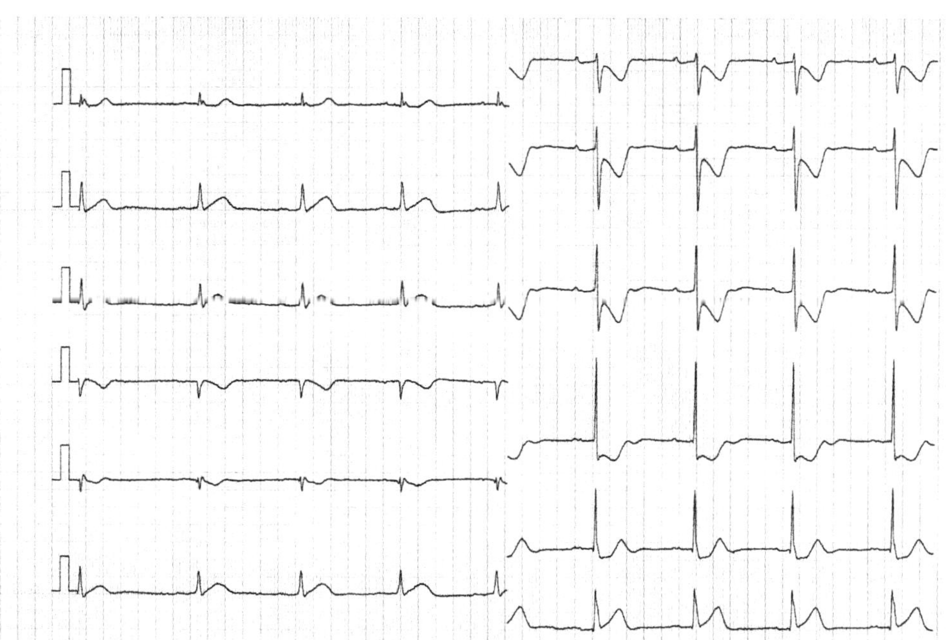

Ⅱ，Ⅲ，aVF，V_6 ST上昇、V_1，V_2，V_3，V_4，V_5：ST低下：急性心筋梗塞(下側後壁)と診断

心電図（搬送時：9時39分）

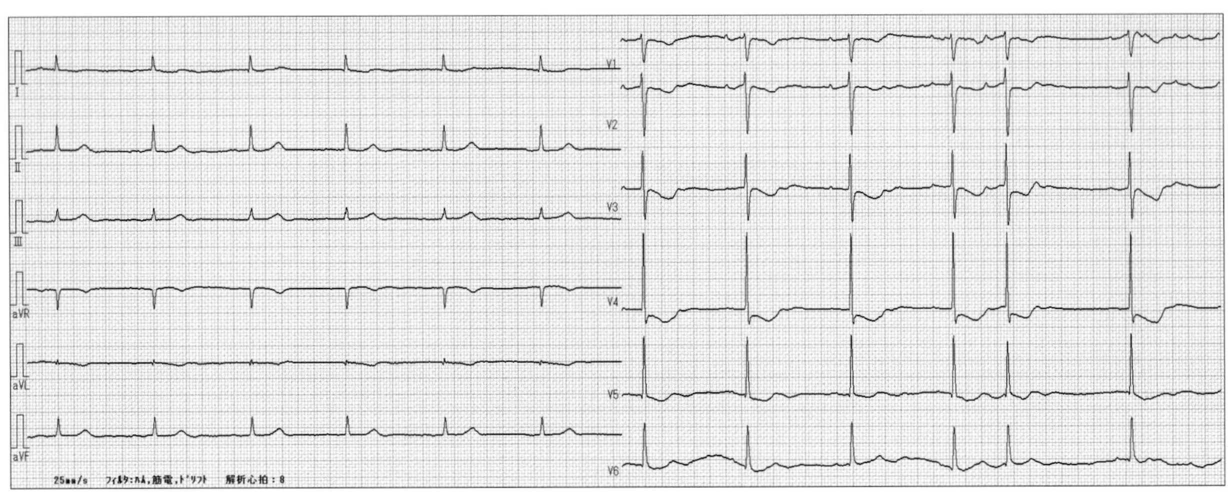

Ⅱ，Ⅲ，aVF，V_6 STは基線に復帰し、V_1，V_2，V_3，V_4，V_5 の ST低下も改善していました。内服したアスピリンの効果で閉塞冠動脈が再疎通してきている可能性が考えられました。

血液検査所見

RBC	3.19 $\times 10^6/\mu$L	Na	141 mEq/L	ALP	245 U/L
Hb	10.8 g/dL	K	4.0 mEq/L	CK	63 U/L
Ht	32.3 %	Cl	101 mEq/L	CK-MB	17 U/L
MCV	101.3 fL	BUN	24 mg/dL	Troponin-T	0.174 ng/mL
WBC	8,900 /μL	Cr	0.75 mg/dL	グルコース	145 mg/dL
Neut	81.6 %	eGFR	52.7 mL/min	HbA1c	6.2 %
PLTs	190 $\times 10^3/\mu$L	TP	6.6 g/dL	BNP	66.3 pg/mL
CRP	0.07 mg/dL	Alb	3.1 g/dL		
PT (INR)	0.91	LD	210 U/L		
PT	100 %	AST	20 U/L		
APTT	25.3 秒	ALT	14 U/L		
フィブリノゲン	303 mg/dL	γ-GTP	16 U/L		

採血ではWBC増多し、幸い心筋逸脱酵素：CK，AST，LDの上昇は認めませんでした。トロポニンTは軽度上昇していました(正常：0.10ng/mL以下)。BNPも有意に上昇していませんでした。

なお、腎機能は正常範囲でした。

紹介された循環器内科医は98歳であることから、心臓カテーテル検査および冠動脈インターベンション治療 (PCI) には耐えられないと判断しました。すぐ、ヘパリン2,000単位静注し、点滴で10,000単位/日で持続静注を開始し、高齢医学科に入院治療を依頼しました。

入院後、安静臥床で末梢からヘパリン持続点滴し経過観察していました。血圧と尿量は安定していましたが、しばしば前胸部絞扼感や左背部痛を訴えました。

心電図（X＋4日）

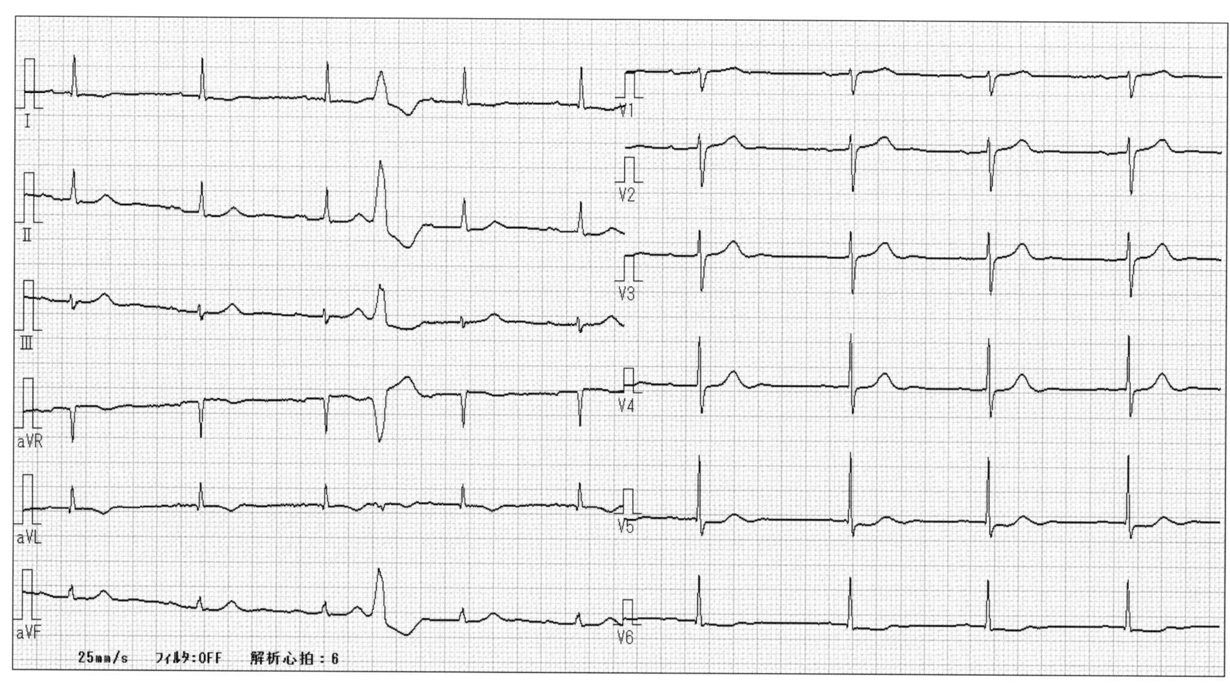

V4，V5，V6 でのST低下は改善してきていましたが、VPCが散発し、一過性に数秒間の心室頻拍を認め、メキシレチン投与も行いました。超高齢ですが、発症前のADLは自立し、認知症もなく、腎機能も正常であるので、心血管カテーテル科に冠動脈造影とインターベンション治療を依頼することにしました。

冠動脈造影検査（X＋6日）

〈左冠動脈〉

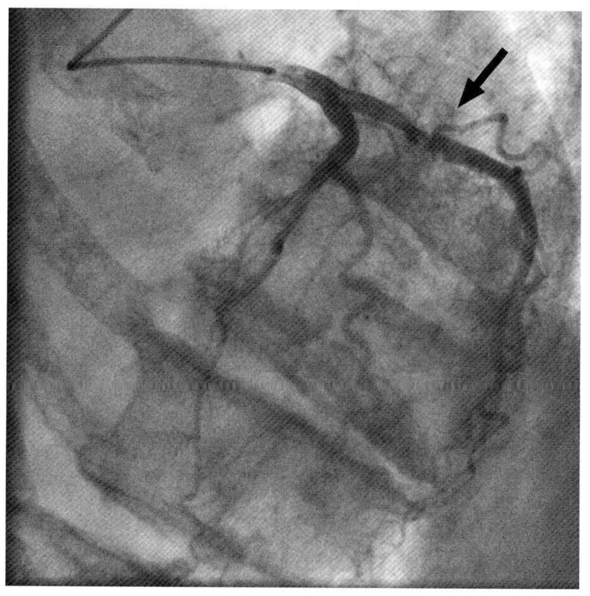

〈右冠動脈〉

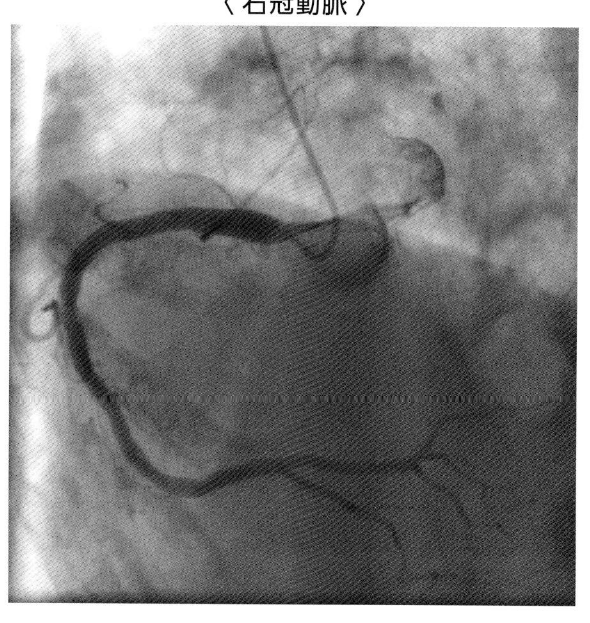

左橈骨動脈からアプローチし、左冠動脈造影では回旋枝 #11に99%狭窄を認めました。末梢の造影遅延はありませんでした。１枝病変であり，左主幹部，左前下行枝および右冠動脈には有意狭窄は認めませんでした。

冠動脈インターベンション直後

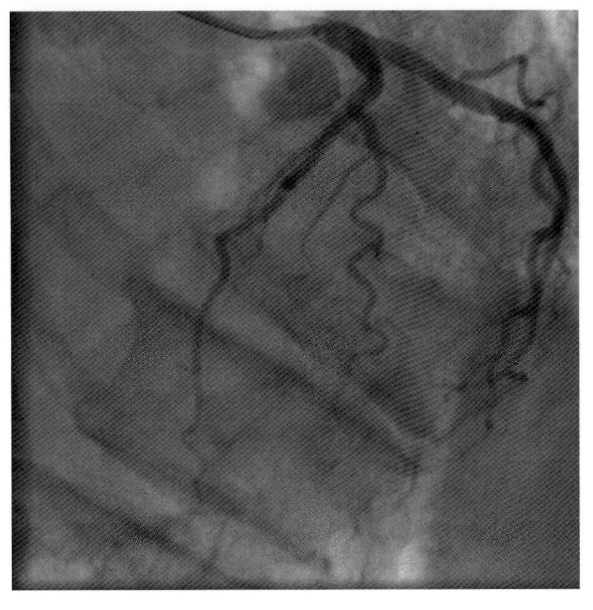

PCI：バルーン拡張後ステント留置し、狭窄率0％となりました。造影剤使用量は100ccで、術者は終始患者と話しながら施行していました。

血清心筋逸脱酵素とBNPの推移

	X＋1	2	4	5	PCI 6	7	日
LD	210	258	253	250	243	222	U/L
AST	20	57	32	31	32	32	U/L
ALT	14	16	14	14	15	16	U/L
CK	63	369	102	106	220	147	U/L
BNP	66	388	192			150	pg/mL

X+2日にCKとASTが少し上昇しただけで、心筋壊死は最小限に食い止められました。X+20日に歩いて自宅退院しました。

まとめ

歴年齢が100歳前後の超高齢者でも、生活年齢が若く臓器障害が軽微であれば冠動脈インターベンション治療は可能で、これによって予後に大きな利益を生むことができます。循環器内科医にとって一番重要なことは、勇気を持って診断治療を行うことと、自分の力の限界を知っていることです。

症例3 急性の呼吸困難、浮腫

症例（85歳，男性）

- ●主　訴：発熱，呼吸困難
- ●既往歴・基礎疾患：小脳梗塞，狭心症，高血圧，２型糖尿病
- ●現病歴：X日正午に起床後、倦怠感を自覚。
  昼食は摂取可能でしたが、夕方には安静時に呼吸困難を自覚し、38.6℃と発熱も認めたため当院に救急搬送されました。咳（－）痰（－）胸痛（－）
  なお、発症前ADLは自立し杖歩行していました。
- ●内服薬：
  アスピリン 100mg 朝，チクロピジン 100mg 朝，ニコランジル 5mg 朝，ベニジピン 4mg 朝，
  イフェンプロジル 20mg 3錠分3 各食後，シタグリプチン 50mg 朝，
  メトフォルミン 500mg 2錠分2 朝夕
- ●身体所見：
  意　識：清明
  体　温：38.2℃
  血　圧：121/82 mmHg
  脈拍数：110/分
  心拍数：190 /分、不整
  SpO_2：86%（RA）、96%（O_2mask 5L）
  外頚静脈怒張
  顔面浮腫（＋）
  呼吸音：両肺野で減弱、coarse crackles（＋）
  四　肢：両下肢浮腫（＋）、両下肢末梢冷感（＋）
  　　　　右臀部～大腿部に一部痂疲化した水疱の集簇

血液検査所見

RBC	4.53 ×10⁶/μL	PT（INR）	1.13	BUN	15 mg/dL	LD	227 U/L
Hb	13.6 g/dL	PT	76.4 %	Cr	0.79 mg/dL	AST	24 U/L
Ht	41.0 %	APTT	26.5 秒	TP	6.6 g/dL	ALT	20 U/L
WBC	8,130 /μL	フィブリノゲン	220 mg/dL	Alb	3.1 g/dL	γ-GTP	34 U/L
Neut	70.2 %	Na	137 mEq/L	グルコース	198 mg/dL	ALP	301 U/L
PLTs	179 ×10³/μL	K	4.7 mEq/L	BNP	1,090 pg/mL	CK	35 U/L
CRP	0.33 mg/dL	Cl	106 mEq/L			CK-MB	4 U/L

採血ではWBC増多を認めましたが、CKをはじめとして心筋逸脱酵素の上昇は認めませんでした。BNPは1,090pg/mLと高値を認めていました。

胸部Xp（臥位）

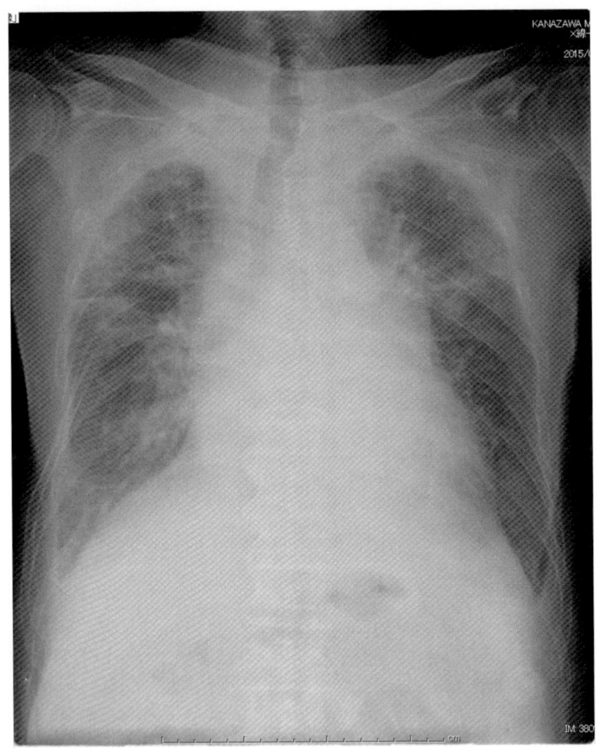

胸部X線ではCTR60%と拡大、肺うっ血があり胸水貯留も疑います。

胸部CT

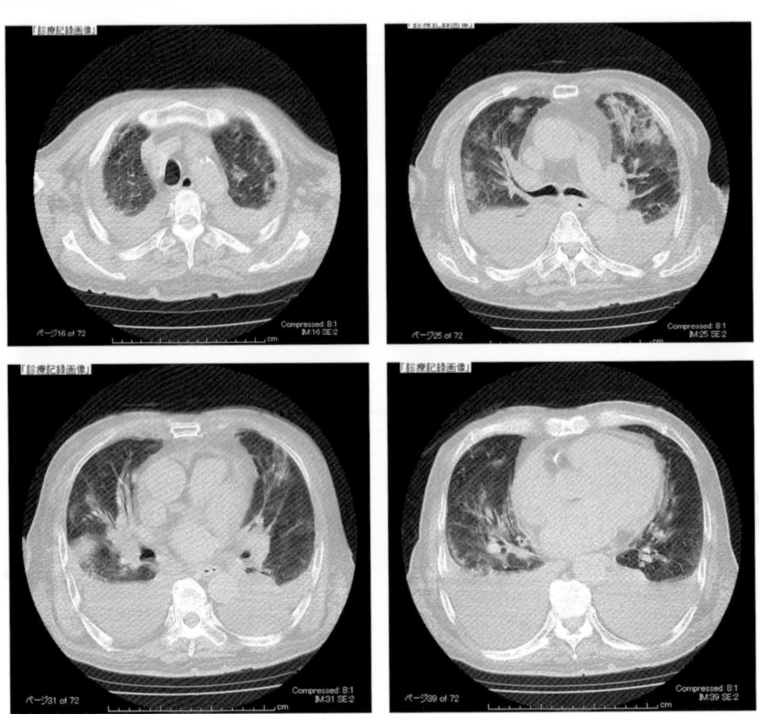

胸部CTでは両側胸水を多量に認め、心嚢液貯留あり、高度の肺うっ血も認められます。

心電図① (X日)

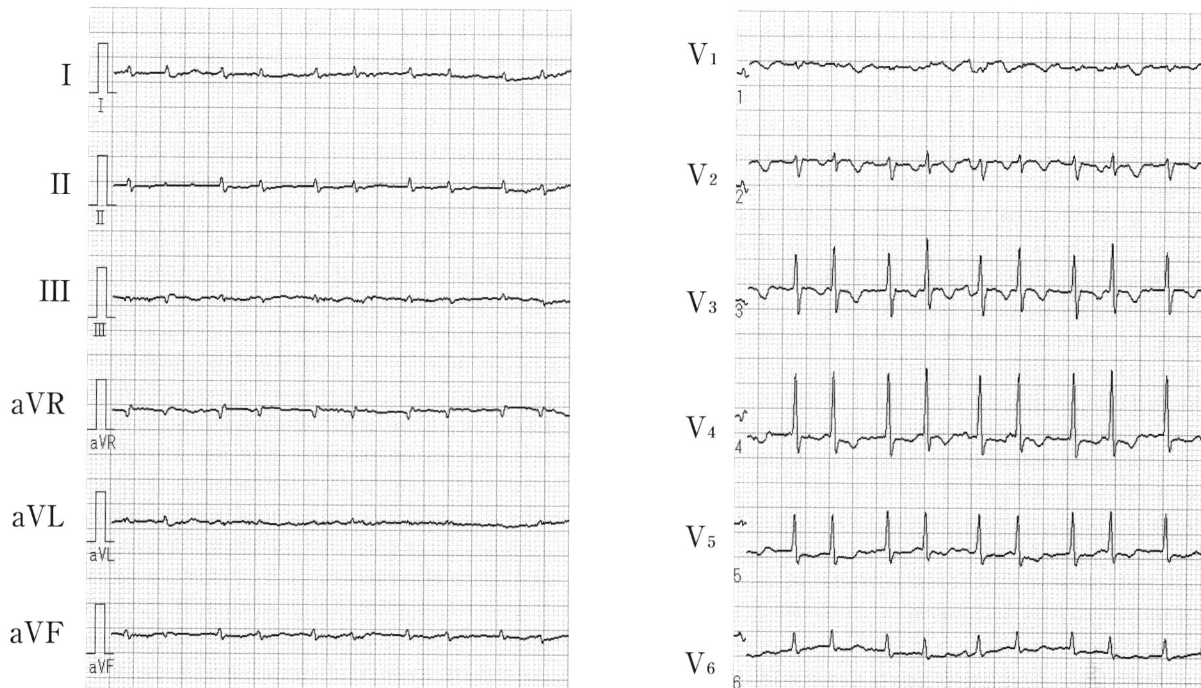

入院時の心電図ではHR 154/min 心房細動で、四肢誘導でlow voltage、II, aVF、V_3〜V_5でST低下とV_2〜V_5で陰性T波があります。

心エコー①

〈拡張期〉　〈収縮期〉

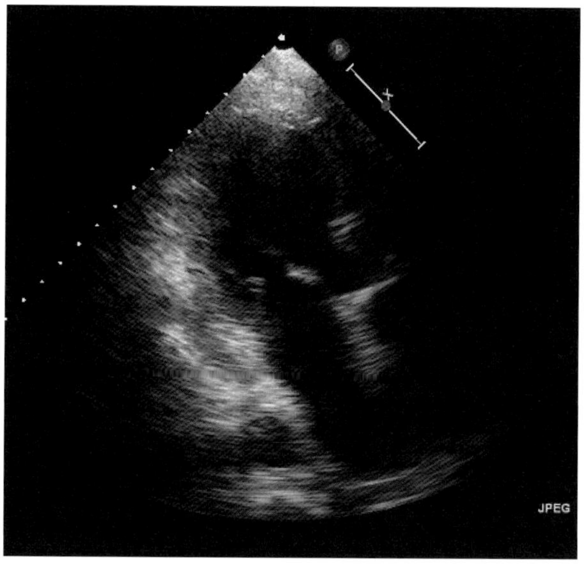

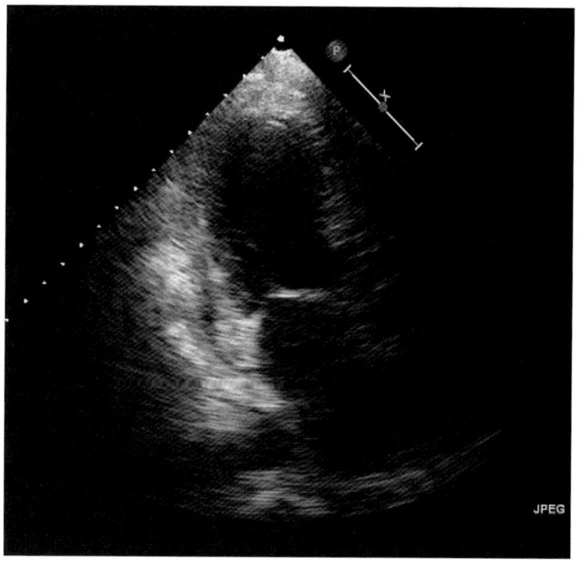

LVDd/Ds：46/37 mm
LAD：44 mm

IVST/PWT：7/10 mm
心基部でのEF：40 %

心エコーでは左室内腔は拡大し、中隔・前壁・心尖部を中心に広範囲に壁運動が低下していました。さらに心尖部には壁在血栓を疑わせる輝度の高い構造物を認めました。

診断・治療

急性冠症候群による広範囲の心筋虚血疑い → ヘパリン持続点滴
心腔内血栓

うっ血性心不全 → フロセミドによる利尿

心房細動 → ジゴキシンによる心拍数コントロール

診断としては、心電図ST-T異常を伴う急性のうっ血性心不全であり、まず急性冠症候群の可能性を考えました。予想される冠動脈内血栓と心腔内血栓に対しヘパリン持続点滴、フロセミドによる利尿、頻脈性心房細動に対してジゴキシンを投与しました。

経過

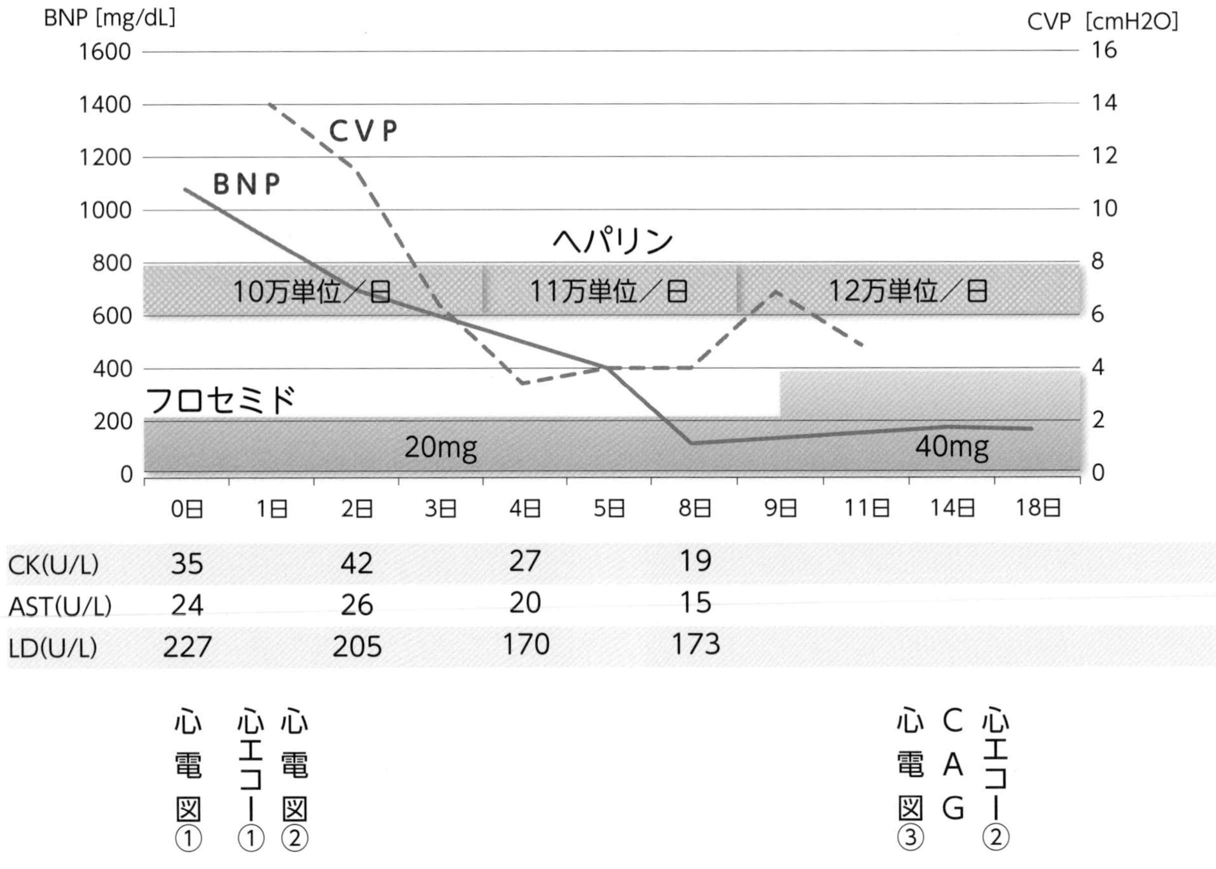

	0日	2日	4日	8日
CK(U/L)	35	42	27	19
AST(U/L)	24	26	20	15
LD(U/L)	227	205	170	173

その結果、中心静脈圧（CVP）は低下し、うっ血は改善し、低酸素血症も改善していきました。BNPも順調に低下しました。CK, AST, LDは経過を通じて有意な上昇は認めませんでした。

心電図② (X+1日)

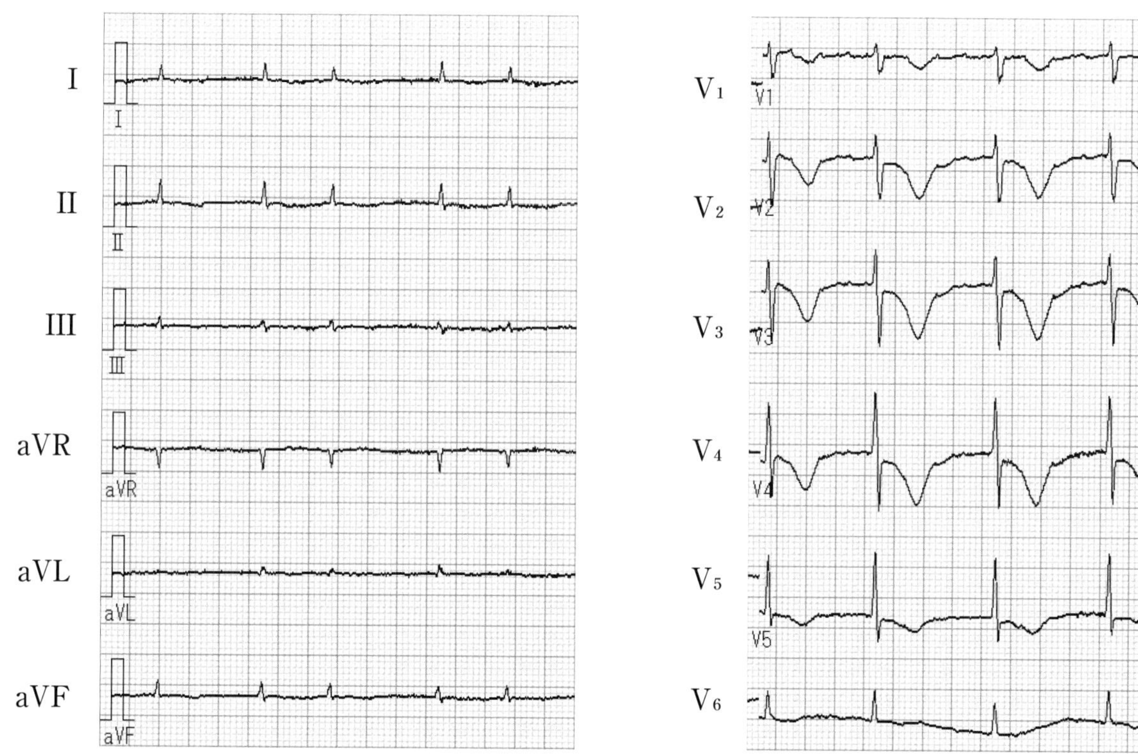

洞調律に復帰しました。APCの2段脈が見られます。しかし胸部誘導の陰性T波が深くなりました。

心電図③ 再検 (X+12日)

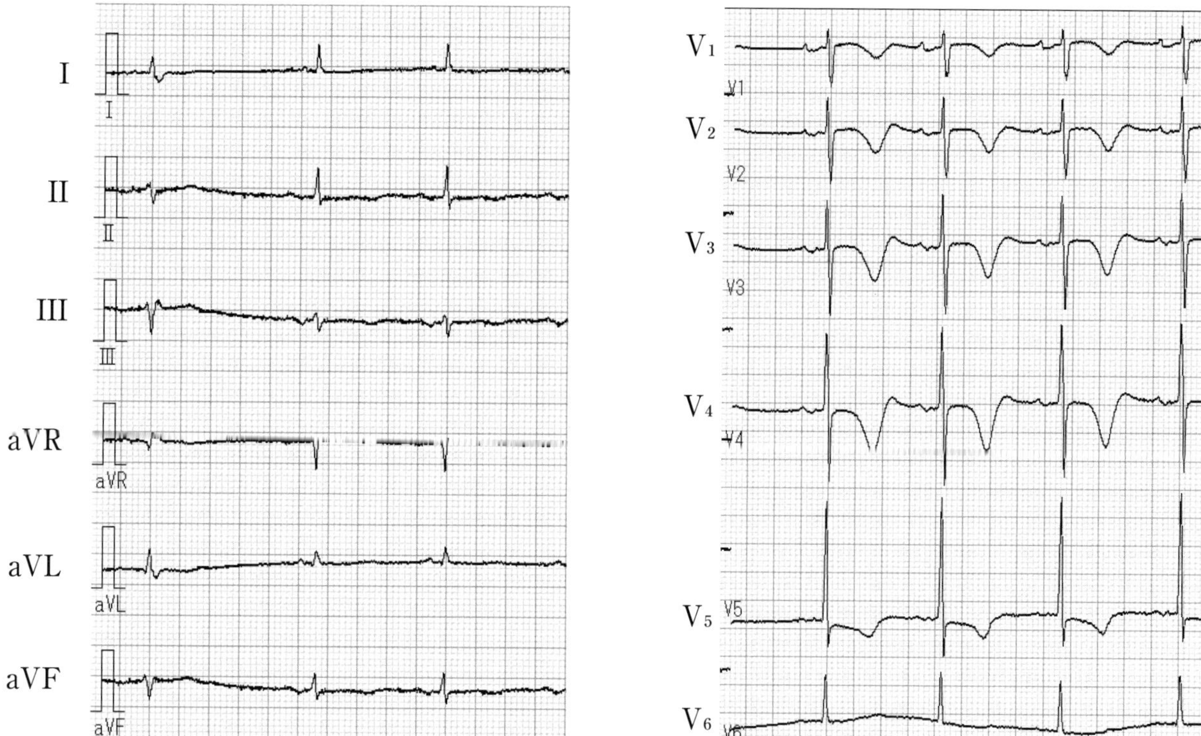

12日目の心電図でも依然、巨大な陰性T波は残存していました。

心エコー② 再検（X+14日）

〈拡張期〉

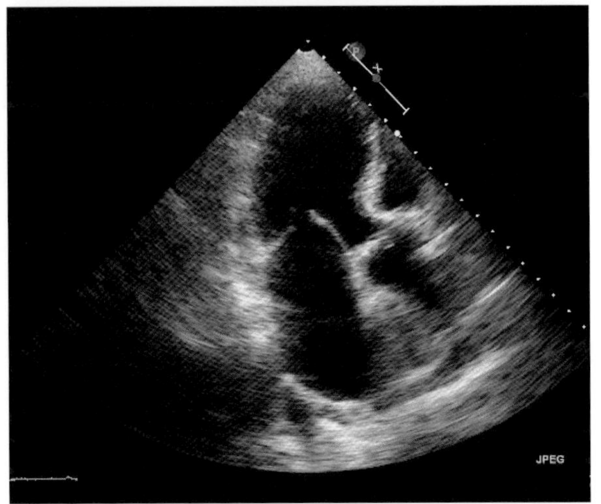

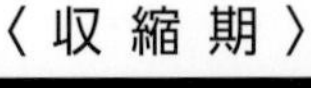

〈収縮期〉

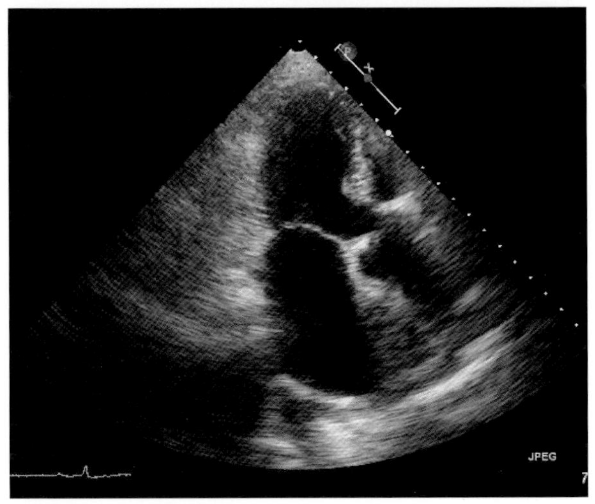

LVDd/Ds：54/41 ㎜　EF：47 %　IVST/PWT：9/10 ㎜　LAD：49 ㎜

心エコー再検では、壁運動の著明な改善を認めました。また、血栓も認められておりません。

心臓カテーテル・冠動脈造影検査結果（X+16日）

左前下行枝には有意狭窄は認めませんでした。左回旋枝には＃13に75%狭窄を認めましたが、エコーの壁運動低下を説明するものではありません。右冠動脈にも有意狭窄は認めませんでした。

経過

・心電図は胸部誘導で巨大陰性T波が出現しましたが、異常Q波は形成されず、心筋酵素逸脱も起こりませんでした。
・心機能の改善とともに、うっ血所見も改善しました。
・回復期に冠動脈造影検査を施行しましたが有意狭窄は認められなかったことから、急性冠症候群は否定的で、たこつぼ型心筋症が強く示唆されました。

まとめ

・たこつぼ型心筋症は中高年女性に多くみられ、精神的・肉体的ストレスを誘因とし、広範囲な左室収縮機能障害を呈する一過性心筋症であり、心電図でST上昇、陰性T波を伴うことから急性冠症候群との鑑別が重要となります。

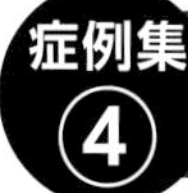

症例集④ 超高齢発症大動脈弁狭窄症の特徴と内科的治療について

大動脈弁狭窄症5例：初発所見の概要

	初発年齢	主　訴	胸部X－p所見	
			肺うっ血	胸　水
症例 A	90歳・F	呼吸困難，浮腫	（＋）	（＋）
症例 B	88歳・F	労作時胸痛，失神	（＋）	（－）
症例 C	85歳・F	呼吸困難，咳嗽	（＋）	（＋）
症例 D	80歳・M	呼吸困難	（－） 肺炎像もなし	（－）
症例 E	89歳・F	呼吸困難，浮腫	（＋）	（＋）

大動脈弁狭窄症５症例を提示します。

５例中４例の初発が85歳以上の超高齢期であり、4例が初発時から呼吸困難があり、うっ血性心不全を呈していました。胸痛が確認出来たのは症例Bだけでした。なお、症例Cの呼吸困難は肺炎によるものであり、大動脈弁狭窄症はたまたま合併しているのが見つかったものです。以下、症例Aと症例Bを提示します。

症例 A

症例（90歳，女性）

- ●主　訴：呼吸困難（NYHA Ⅲ）
- ●現病歴：2ヶ月ほど前から冷汗、嘔吐を起こすことがしばしばありました。
  さらに下肢と顔面の浮腫、労作時息切れ、歩行困難が出現するようになったため当科受診、入院となった。認知症も指摘されていました。
- ●身体所見：

意　識：清明
血　圧：120/90 mmHg
SpO_2：93%
心　拍：50/分、不整
心　音：心尖部を中心に収縮期駆出性雑音（Levine Ⅲ/Ⅵ）
呼吸音：左上肺野にfine crackle聴取
四　肢：両下肢に浮腫（＋＋）

収縮期雑音の最強点は教科書的には第2肋間胸骨右縁ですが、高齢者ではかなりの割合で心尖部となります。

症例Aの各所見（胸部Xｐ・CT）

血液所見

BNP：295 pg/mL

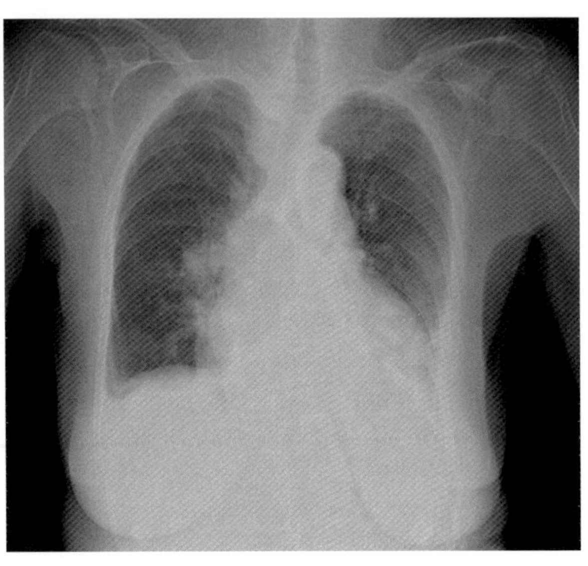

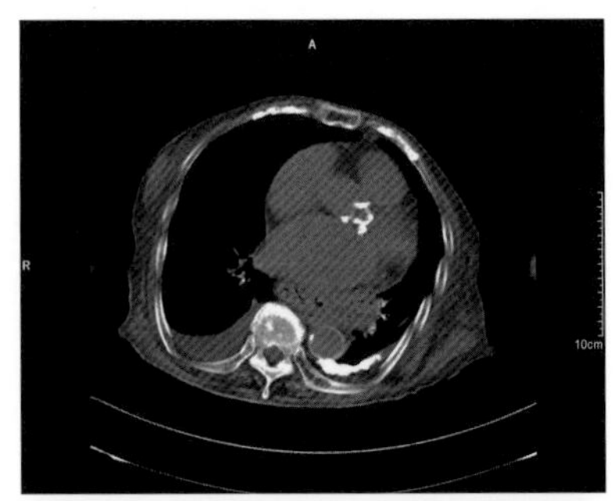

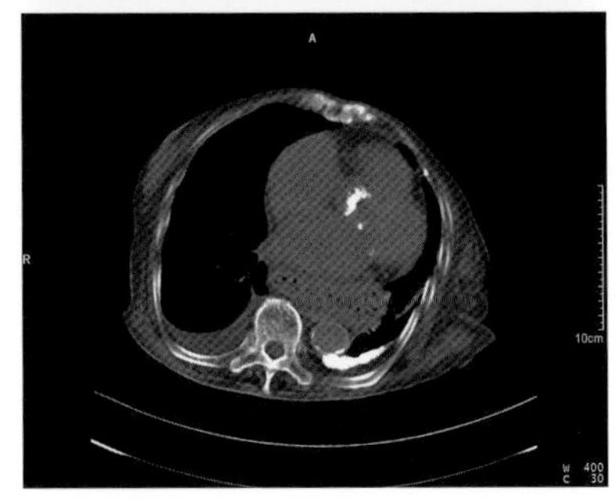

血液検査ではBNPが295pg/mLと経度高値でしたが、血算・電解質は基準値内、炎症反応・心筋障害・腎障害を疑う所見はありませんでした。胸部X線ではCTR 70.0%、肺うっ血，両側胸水貯留を認めました。CTでは大動脈弁の著しい石灰化も認めました。**一般に大動脈弁に石灰化が存在するときは必ず狭窄もあると考えられます。**

なお、心電図は心房細動でした。

心臓超音波検査所見

〈収縮期：短軸断面〉

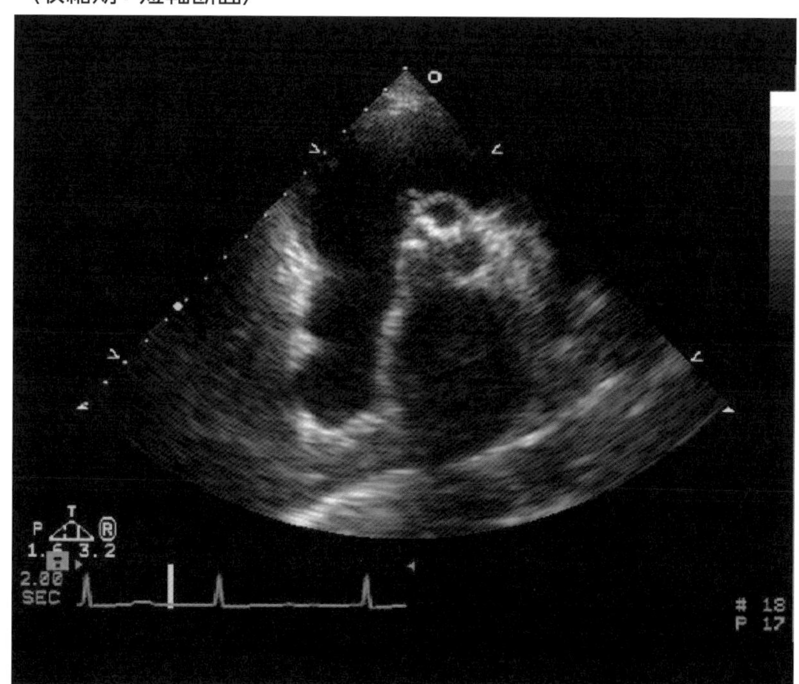

〈大動脈弁：Mモード〉

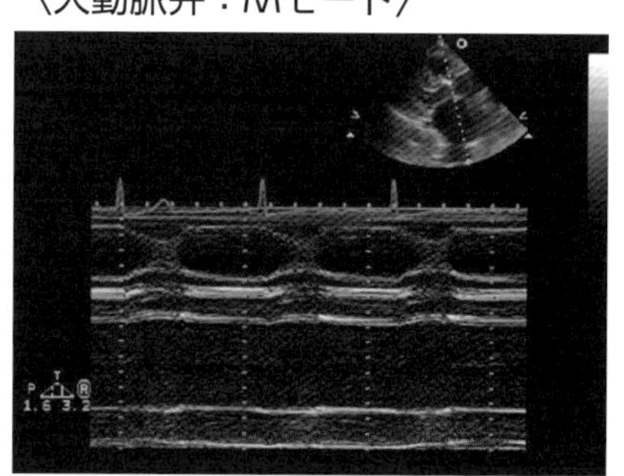

- 左室径 (Dd/Ds)　：32 /16 ㎜
- 駆出率　：75.8 %
- 左房径　：47 ㎜
- 大動脈弁に強い石灰化，弁尖の癒合
- 大動脈弁口面積　：0.58 ㎠
- 左室-大動脈圧較差　：73.0㎜Hg

心臓超音波検査では、左房径47と拡大、左室径32/16と拡大しておらず、駆出率75.8%と左室収縮能には異常ありませんでした。短軸断面・Mモードにて大動脈弁の石灰化・癒着が見られ、大動脈弁口面積0.58㎠と縮小しており、左室-大動脈圧較差は73.0㎜Hgでした。以上の点から大動脈弁狭窄症と診断しました。

●大動脈弁の動き

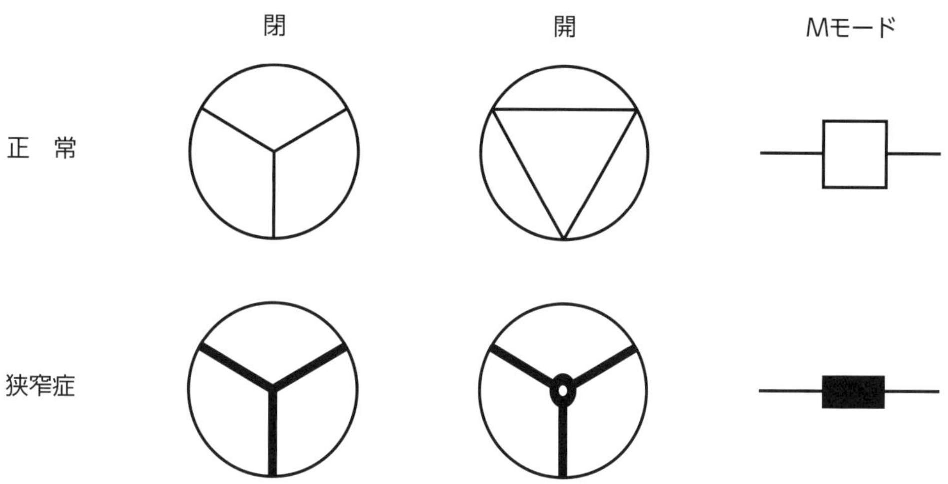

上段の正常A弁のときは３つの弁尖が柔軟に十分開口しています(Bモードで逆三角形、Mモードで四角形)。下段のASのときは輝度の高い弁尖が融合したようになってほとんど開きません(Bモードで小さい孔あるいは孔も見えない、Mモードで輝度の高い横線)。

症例Aの経過

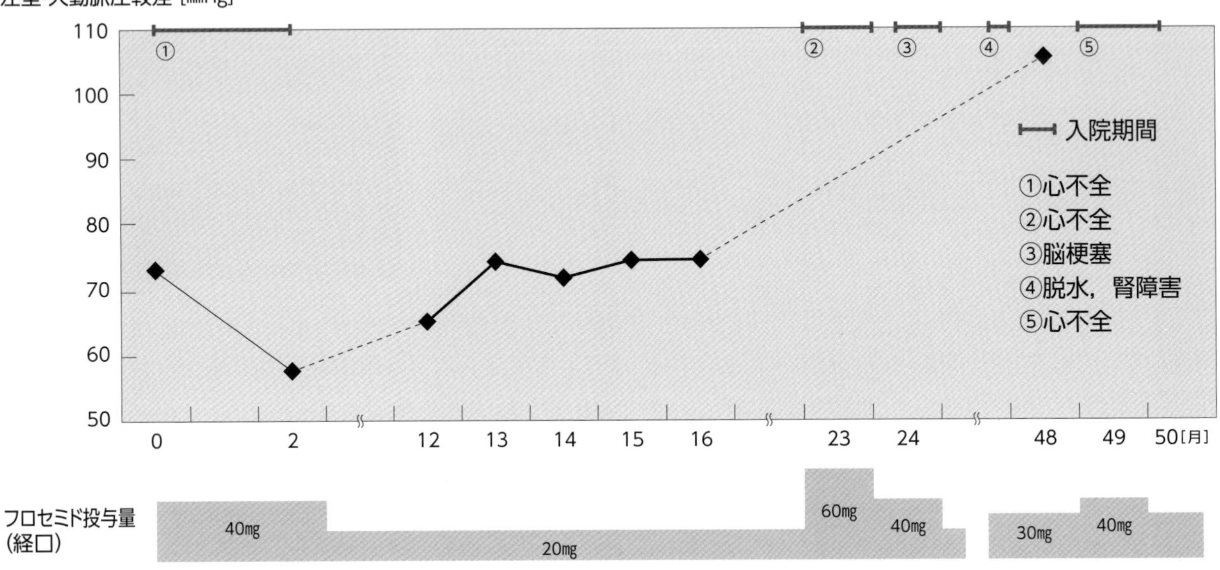

フロセミド40mg投与で自覚症状・胸水は改善し、また体重増加や浮腫などのうっ血は消失しました。

この後フロセミド20mg継続とし、外来にてFollow upしていましたが、2年後、4年後にも心不全症状発症のため再入院、フロセミド増量にて改善しました。また発症から2年後には脳梗塞、3年後には脱水・腎障害を起こして入院しました。これらは胸水改善を目的としたフロセミド増量が一因であると考えられました。

その後心不全が重症化したため他院にて入院治療続けていましたが、コントロール不能となり、発症から6年後に永眠しました。

症例B

症状・所見

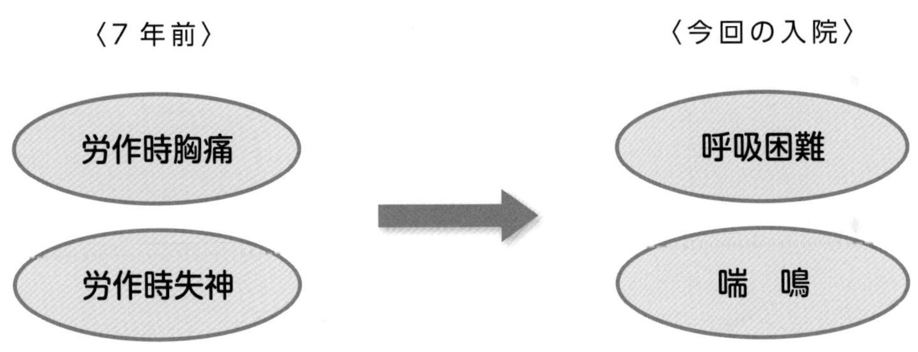

症例Bは88歳女性、主訴は何かしようと思って動いた直後に生じる前胸部絞扼感、あるいは失神を起こして倒れるということを繰り返していました。7年後には労作時喘鳴聴取、呼吸困難にて入院となりました。第2肋間胸骨右縁に収縮期駆出性雑音（Ⅳ/Ⅵ）を聴取しました。入院時はBNP 670pg/mLと上昇していました。

症例B　7年後胸部CT所見

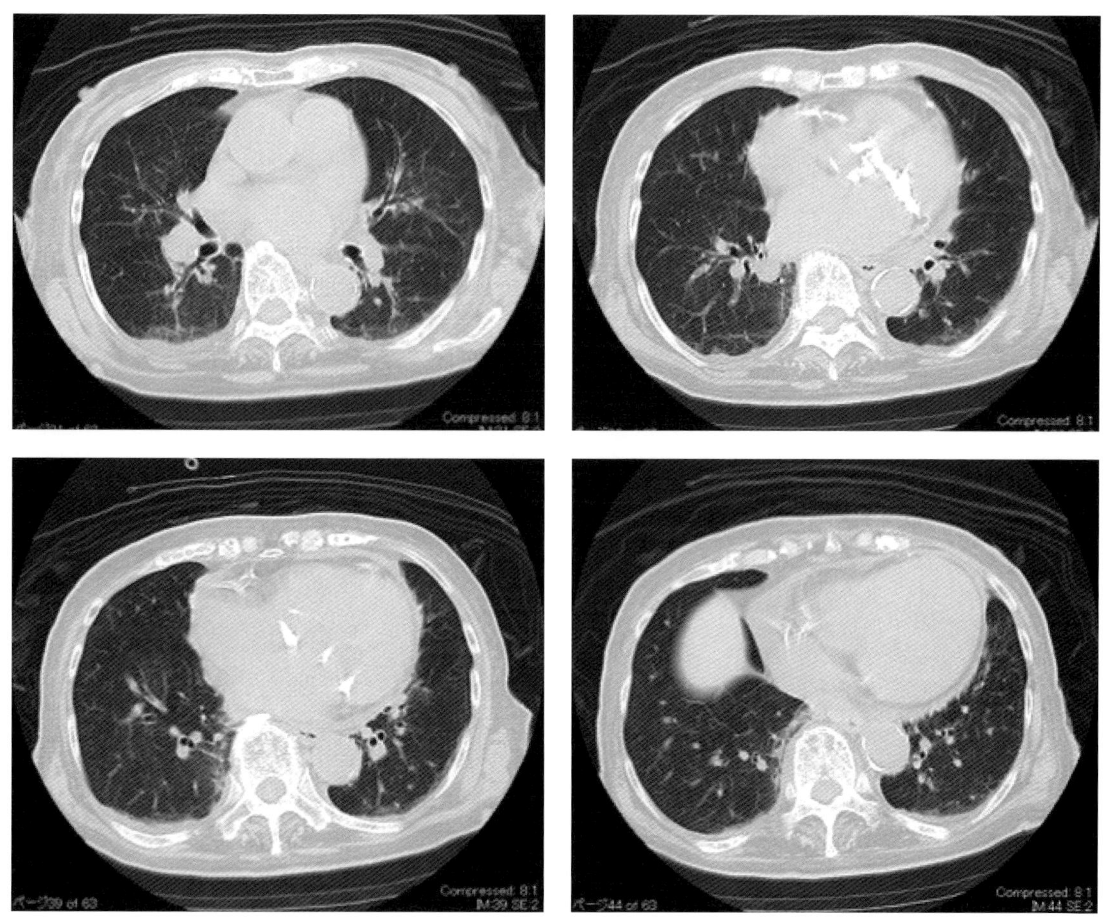

肺血管断面の拡張はありますが肺間質うっ血は軽度でした。

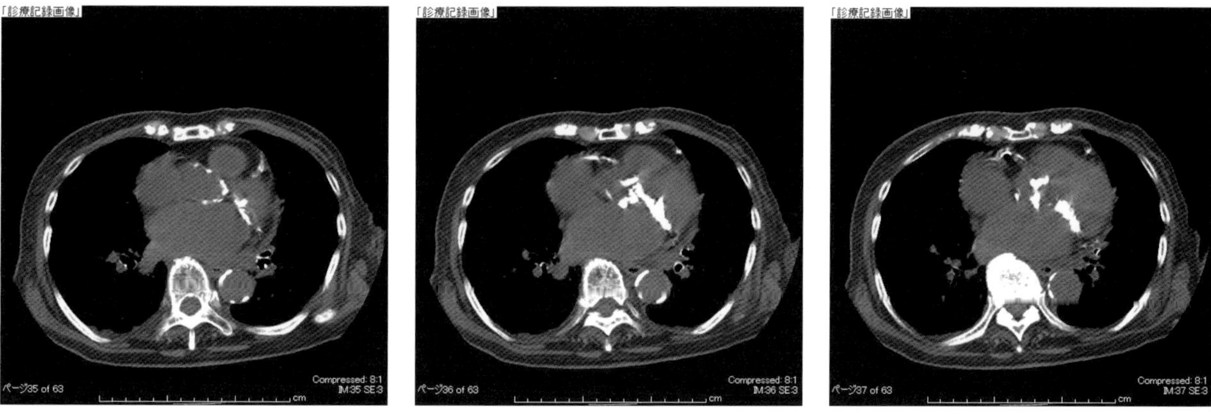

大動脈弁とその周囲の著しい石灰化を認めました。

症例B　心臓超音波検査所見

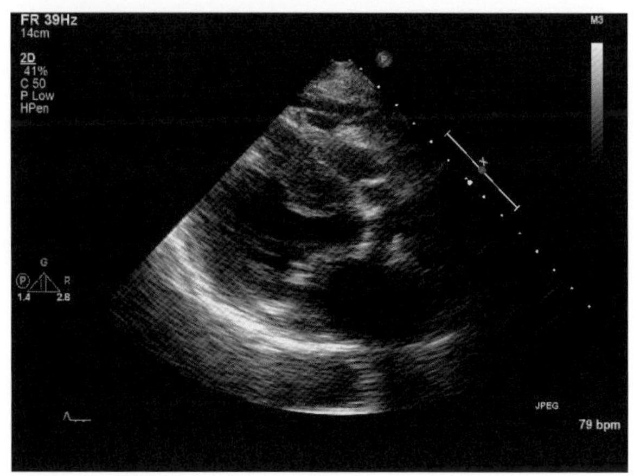

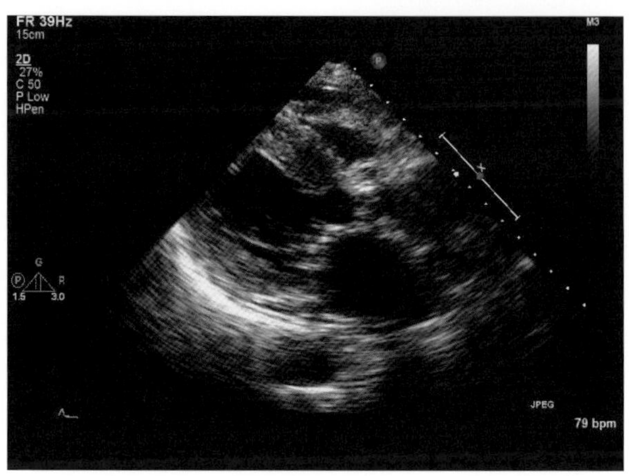

＜7年前＞
左室－大動脈圧較差：83.2㎜Hg
左室径(Dd/Ds)　：43/19
駆出率(EF)　：87%
中隔/後壁　：11/11

＜現　在＞
左室－大動脈圧較差：136.4㎜Hg
左室径(Dd/Ds)　：48/30
駆出率(EF)　：58%
中隔/後壁　：16/16

左室拡張末期径/収縮末期径は43/19から43/30と大きな変化は認めませんでしたが、左室－大動脈圧較差は83.2㎜Hgから136.4㎜Hgと上昇していました。すなわち大動脈弁狭窄は進行してきたと考えられます。それに伴い、左室壁厚は11㎜から16㎜と全周性の肥大が進行していました。

大動脈弁狭窄症 各症例の経過

	血　圧 [㎜Hg]	左室－大動脈圧較差 [㎜Hg]	左室径 (Dd/Ds) [mm]	左室収縮障害	合併する他の弁膜症	フロセミド投与量 [mg/day]	初発からの生存年数
症例A	120/60	73 → 105.7	32/16 → 28/14	(－)	TR，PR	30 (経口)	5年以上
症例B	114/62	83.2 → 136.4	43/19 → 48/30	(－)	MR	20 (経口)	7年以上
症例C	170/80	99.2	57/49 → 56/48	(＋)	MR，AR	20 (経口)	4年以上
症例D	148/90	95.6 → 93.7	41/24 → 39/26	(－)	な　し	な　し	2年以上
症例E	170/100	71.2 → 99.6	50/39 → 39/30	(＋)	な　し	20 (静注)	脳梗塞により永眠 (初発から3ヶ月)

症例A, B, Cは入院後フロセミド投与にて心不全は改善し退院しましたが、いずれも再発し再入院を繰り返しました。これらの症例は超高齢初発にもかかわらず4〜7年以上生存しました。また症例Dは初発から2年経過しましたが、BNP300台と高値である以外には現在まで心不全徴候を認めていません。

症例A, Eにおいて左室－大動脈圧較差は経年的に増悪し、フロセミドの増量を必要としました。症例A, Eは胸水減量を目的としてフロセミド増量直後に脳梗塞を起こしており、症例Eは脳梗塞により初発から3ヶ月後に永眠しました。これらの症例ではフロセミド増量前の問題点は胸水貯留のみで、呼吸困難はなくADLは保たれていました。

なお、症例Dはフロセミドによる治療を必要としていません。

まとめ

・大動脈弁狭窄症は一般に胸痛、失神、うっ血性心不全と段階的に症状が進行するとされていますが、超高齢になってからうっ血性心不全の症状を初発とするものも多いです。

・収縮期駆出性雑音は必発ですが、最強点は第2肋間胸骨右縁とは限らず、心尖部である症例も多いです。

・弁置換術を施行しない場合の予後は2〜3年とされていますが、内科的コントロールにて、それ以上長期間心不全による死亡を免れることができました。

・胸水減量のみを目標としてフロセミド投与量を決定すると脱水、脳梗塞などを引き起こす可能性があるため、ADLを重視した投与量に設定する事が肝要と思われます。

高齢者大動脈弁狭窄症の重症度と大動脈弁置換手術の適応

・心臓超音波検査による重症ASとはA弁弁口面積<1㎠、A弁最大血流速度>4m/秒、LV-Ao平均圧較差>40㎜Hg となっています。
(注意点：左室収縮能低下があると圧較差が上がらず3つにミスマッチが生じます)

・有症候で重症のASに対する手術療法はQOLと生命予後を改善します。
無症状でも重症ASで、左心機能低下あるいは運動負荷後血圧低下が見られる症例には手術が有効です。

・大動脈弁置換術には全身麻酔下に開胸し人工弁置換をする従来からの**外科的大動脈弁置換術(SAVR)**とカテーテルで弁を運搬して置換する**経カテーテル的大動脈弁留置術(TAVI)**があります。SAVRよりTAVIの方が全身への侵襲が少ない利点があるので、フレイルを有する高齢者には良い適応です。
一般的には75歳以下にはSAVR、80歳以上にはTAVIが勧められますが、技術に長けた医師・グループを有する施設で、個々の症例に応じて適応を検討する必要があります。

症例5 不明熱・衰弱

症例（60歳，男性）

●主　訴：全身倦怠感，体重減少，不明熱

●既往歴：特にありません

●現病歴：

X年10月頃咳、痰などの上気道炎症状があり近医受診し、ニューキノロン剤投与にて軽快しました。11月中旬ごろより夜間の38.5℃以上の発熱が続き、全身倦怠感が増悪するため、他の近医を受診しました。各種経口抗生剤を処方されましたが軽快せず、PIPCを4日間そしてIPM/CSを6日間点滴投与されました。点滴投与中は一旦は37℃台まで解熱はしたが、中止すると再び38℃以上に上昇しました。

食欲が著しく減退し体重が5kg（1ヶ月間）減少し、12月12日当科精査治療入院となりました。

●入院時身体所見：

意　識：清明
血　圧：118/70 mmHg
心　拍：60/分、整
体　温：37.8 ℃
SpO_2：98 %
呼　吸：20回/分　整
眼瞼結膜：貧血なし

心　音：心尖部；粗い全収縮期雑音　V/Ⅵ
左第3肋間鎖骨中線上；
拡張期高調の漸減性潅水様雑音 Ⅳ/Ⅵ
呼吸音：異常なし
腹　部：グル音異常なし、平坦、軟、圧痛なし、肝脾・腫瘤触知せず
四　肢：浮腫なし、発赤・チアノーゼなし
頸部リンパ節：両側腫大、弾性硬、圧痛あり
咽　頭：異常所見なし

患者を見た印象は、著しいるい痩があり顔色不良で倦怠感に包まれ、悪液質様でした。

SpO_2 98%で呼吸雑音は聴取しませんが、収縮期には心尖部中心に全収縮期雑音、拡張期には左第3肋間鎖骨中線上に漸減性の高調性雑音を聴取しました。

前者は僧帽弁閉鎖不全（MR）、後者は大動脈弁閉鎖不全（AR）を示唆しました。浮腫は認めませんでした。

血液検査所見

［血液・炎症］

RBC	389 $\times 10^4/\mu L$	WBC	9,140 $/\mu L$	PLTs	21.2 $\times 10^4/\mu L$
Hb	11.3 g/dL	Neut	78.3 %	CRP	9.8 mg/dL
Ht	35.6 %	Lymp	15.2 %	赤沈(1hr)	102 mm
		Mono	4.0 %		
		Eos	1.0 %		
		Baso	0.3 %		

[生化学]

Na	139 mEq/L	T-Chol	149 mg/dL		
K	4.3 mEq/L	TG	73 mg/dL		
Cl	101 mEq/L	Glu	06 mg/dL		
BUN	12 mg/dL	Lues定性	(−)		
Cr	0.72 mg/dL	HBs−Ag	(−)		
TP	7.3 g/dL	HCV−Ab	(−)		
Alb	3.4 g/dL				
LD	279 U/L	CEA	3.7 ng/mL		
T-Bil	0.6 mg/dL	CA19-9	36 U/mL		
AST	25 U/L	SCC	0.4以下 ng/mL		
ALT	41 U/L				
ALP	266 U/L	RF	10以下 IU/mL		
CK	100 U/L	抗核抗体	(−)		
γ-GTP	14 U/L	LEテスト	(−)		
LAP	153 U/L				

[動脈血ガス]

pH:	7.452
$PaCO_2$:	41.5 mmHg
PaO_2:	82.4 mmHg
BEb:	+1.6 mEq/L
SaO_2:	98.6 %

[尿検査]

色調	黄色
混濁	無し
pH	8
蛋白	(−)
糖	(−)
ケトン	(−)
細菌	(−)
白血球	1/1視野

血液検査では、白血球増多とCRPが9.8mg/dLと炎症があり、Hbが11.3g/dLと貧血を認めました。心筋逸脱酵素の上昇は認めませんでした。

胸部Xp

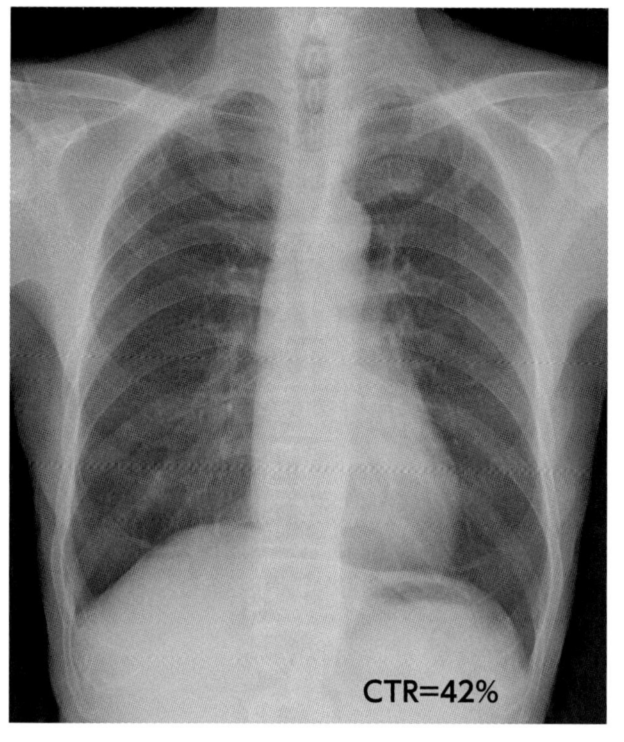

ECG

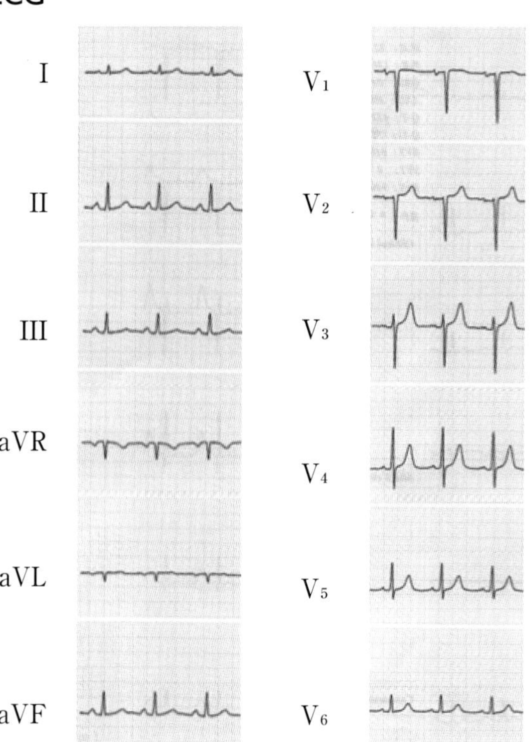

胸部レントゲンでは心陰影拡大はなく、うっ血も存在しませんでした。
心電図は洞調律で虚血性変化や肥大などは認めませんでした。

心臓超音波検査

壁運動

中隔：mild hyperkinesis
前壁：mild hyperkinesis
後壁：mild hyperkinesis
側壁：good
下壁：good

LVDd：56㎜
LVDs：32㎜
L A D：36㎜
駆出率：73%

〈拡張期〉

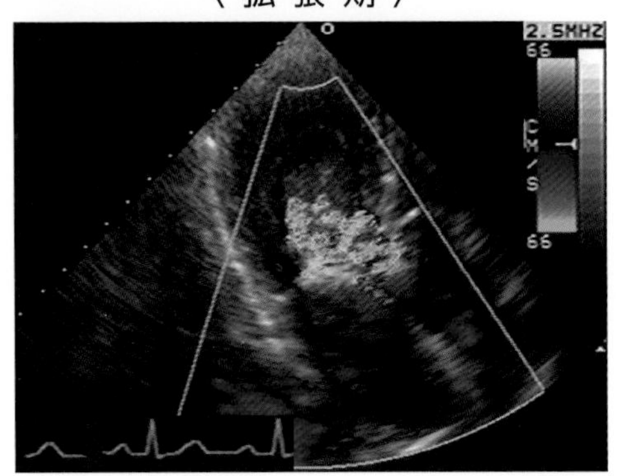

〈収縮期〉

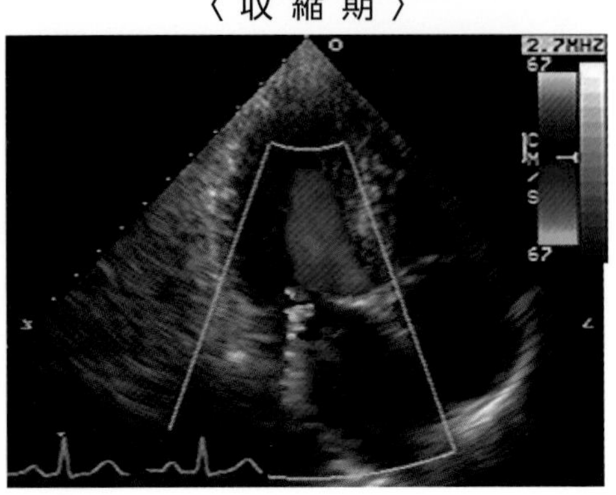

心臓超音波検査では左室内腔は軽度拡大し、前壁中隔後壁の壁運動はやや過収縮でした。ドプラーで高度な僧帽弁逆流と大動脈弁逆流を認めました。

傍胸骨長軸断面像

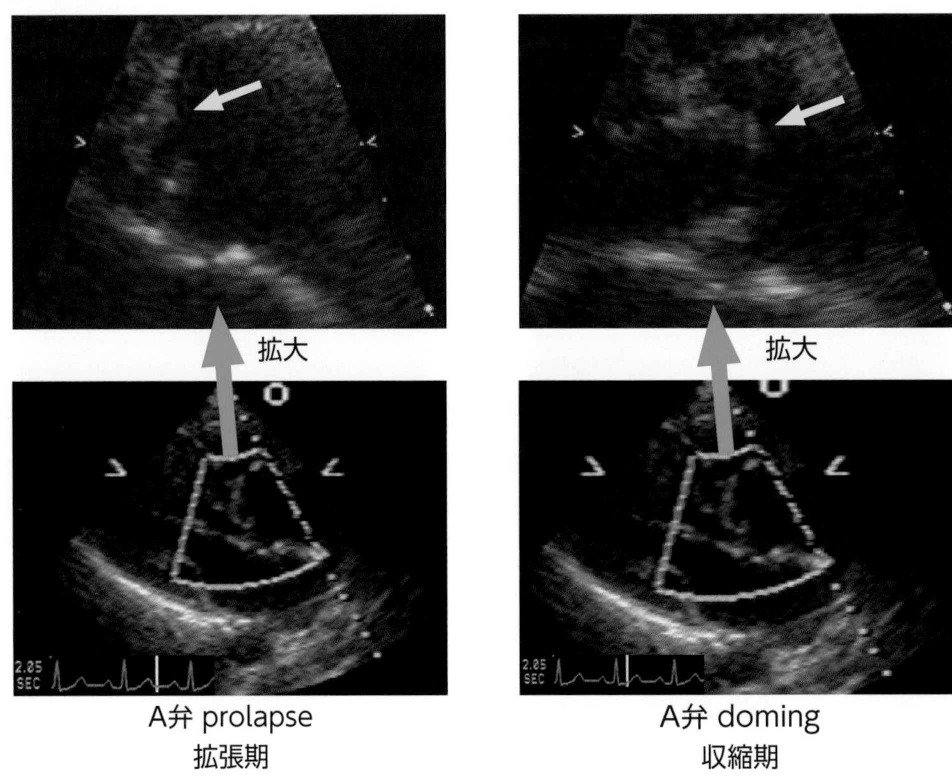

A弁 prolapse
拡張期

A弁 doming
収縮期

●動脈血培養

α- streptococcus　　3回検出

●歯

・下顎右側前歯1 2、左側前歯1の慢性歯根膜炎
・下顎左側5（第2小臼歯）の残根認める

さらに、大動脈弁は拡張期に左室内に落込む prolapse と、収縮期に弁尖が膨れ上がる doming を認め、弁構造の破壊を示唆しました。動脈血培養で α -streptococcusを検出しました。また、歯科診察で慢性歯根膜炎と診断されました。

以上、歯根から血中に入った α -streptococcusが心臓弁に炎症を起こした細菌性心内膜炎と診断しました。おそらく脱水がかなり存在したため、うっ血性心不全に陥ることから免れていたたと考えられます。

経過図

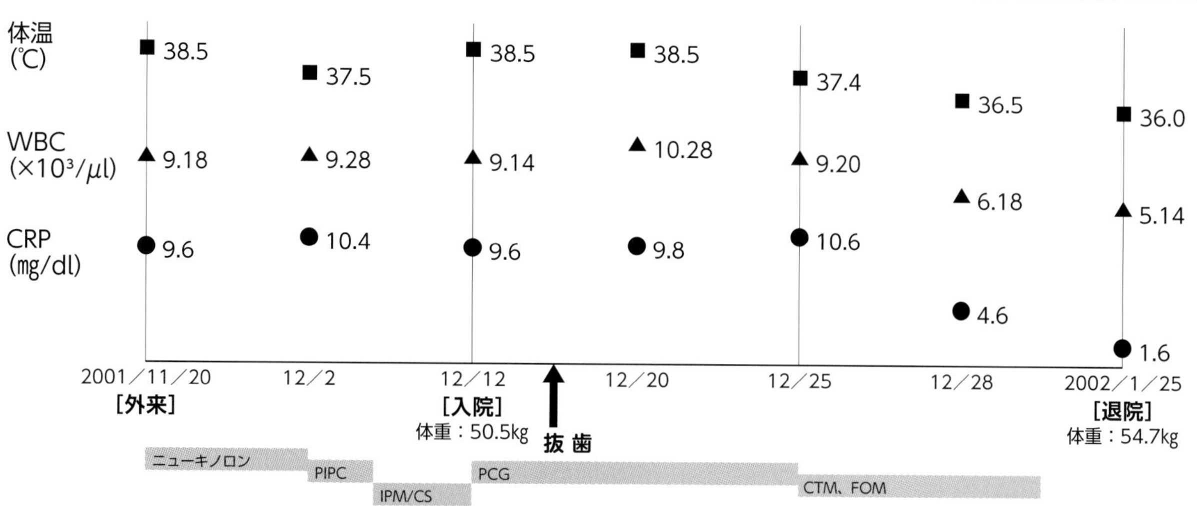

まず、炎症を鎮めてから弁に対する手術を計画しました。抜歯を行い、ペニシリンG投与開始しました。しかし効果不十分で、病態に時間的余裕がなかったため、大動脈弁および僧帽弁に対して人工弁置換術を施行し、その後第二世代セフェム系抗生剤に変更して炎症を完全に抑え込むことができました。

摘出弁

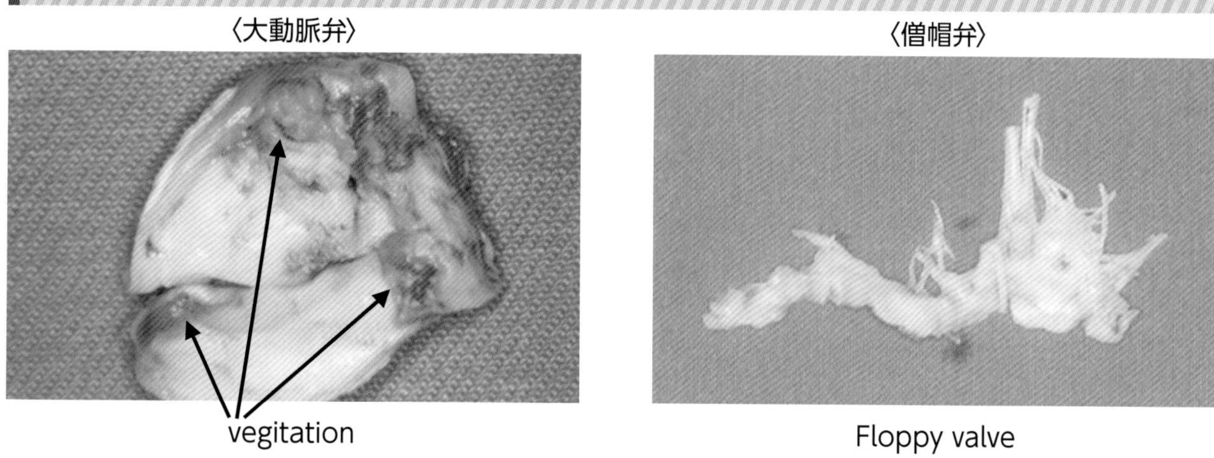

摘出された大動脈弁には細菌による疣贅を認め、僧帽弁は高度に破壊されていわゆる Floppy valve となっていました。

まとめ

・未治療の慢性歯根膜炎から典型的な感染性心内膜炎を引き起こした症例でした。

・長期の抗生物質耐性の不明熱を診断するにあたっては感染性心内膜炎を考慮すべきです。そのとき、新たに出現した心雑音は重要な所見になります。

・本症例は、脱水が高度であったため、うっ血性心不全とはなっていませんでしたが、弁の破壊が高度であり置換術を優先して完治させました。

症例 6 急性の意識障害・片麻痺

症例（82歳，男性）

- 主　訴：急性の意識障害，左片麻痺
- 既往歴：慢性心不全，腎不全（内服：フロセミド40mg 朝）
- 現病歴：自宅からデイケアセンターに通院していました。
  座位での食事中に意識が朦朧として、くずおれました。
  左片麻痺が認められ、当科にすぐ救急搬送されました。
  胸部症状は訴えません。
- 身体所見：
  平均HR（mHR）：150/分
  BP：136/90mmHg
  SpO_2：89%（RA）
  意識：呼びかけに薄目をあけ、追視運動す（Ⅱ-30）
  両側瞳孔：縮瞳
  対光反射：右（－）　左（±）
  呼吸音：両側 crackles（＋）

血液検査所見

RBC	419 ×10^4/μL				
Hb	12.8 g/dL	WBC	6,440 /mL	CRP	<0.5 mg/dL
CK	108 U/L	AST	33 U/L	ALT	21 U/L
LD	517 U/L	BUN	29 mg/dL	Cr	1.94 mg/dL

頭部CT

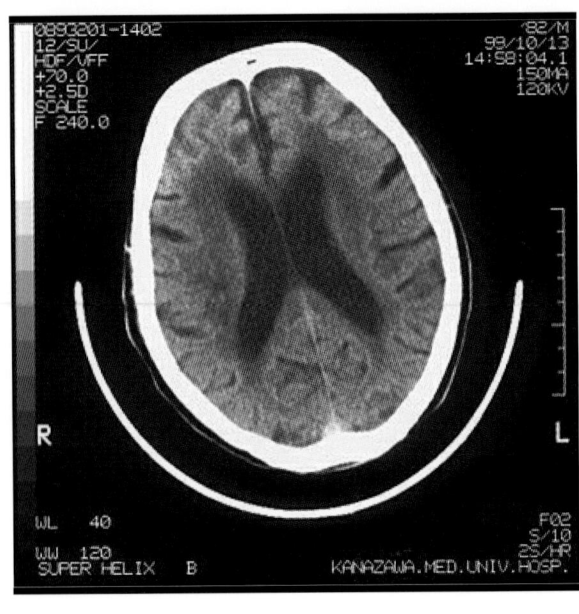

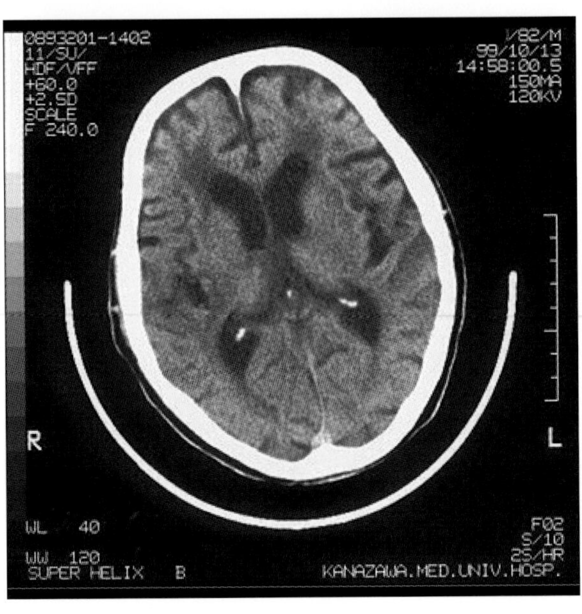

CTで脳には出血は認めず、梗塞であったとしても早期なため、その徴候を認めませんでした。

胸部Xp・心電図

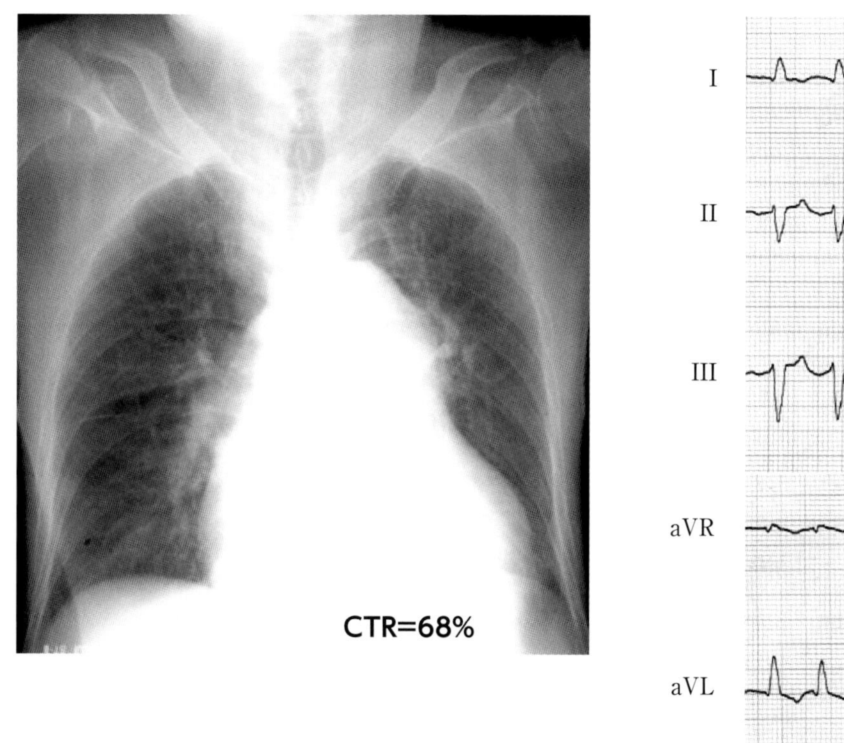

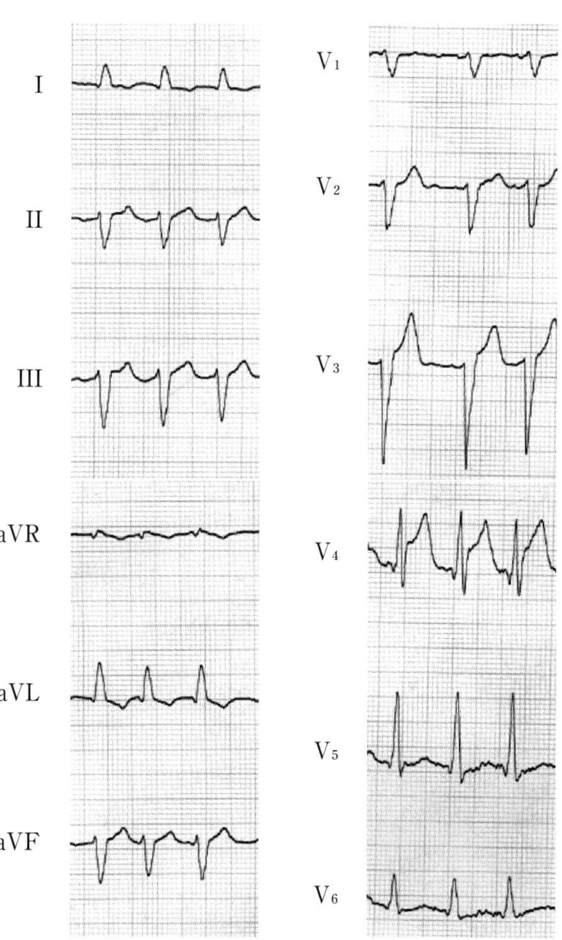

Xpで心拡大と肺うっ血を認めました。心電図は頻脈性心房細動でV_3, V_4 でST上昇を認め、急性心筋梗塞と診断しました。**同時に脳梗塞と心筋梗塞が起こった病態を一元的に説明できるでしょうか。**

心臓超音波

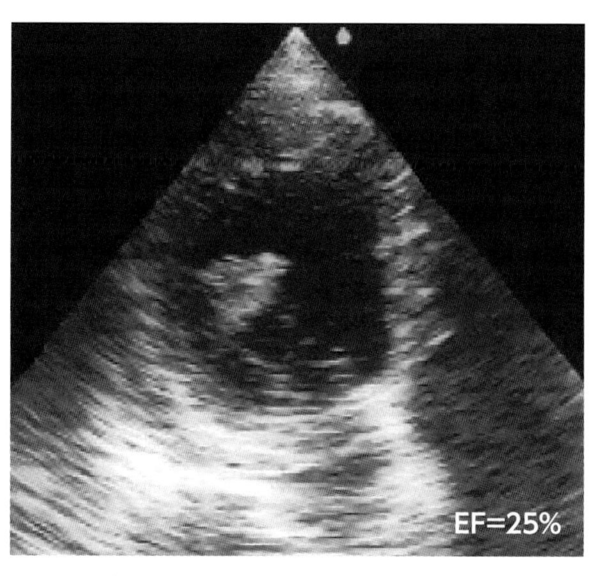

心臓超音波検査所見

左室内に巨大血栓と思われる腫瘤が壁から茎を持ってゆらゆら揺れていました。左室内血栓が塞栓として脳動脈に飛び脳梗塞を、冠動脈に飛び急性心筋梗塞を起こしたと考えました。

左室壁運動は全周性に低下し、駆出率は25%でした。血清の心筋逸脱酵素流出量が少量であったことから急性心筋梗塞の範囲はせまく、左室収縮能低下は慢性心不全によるものが大きいと考えました。

入院後経過

		1	2	3	4	10	18	19	33	60	100	200 (病日)
意識障害・片麻痺		+	−									
傾眠傾向・活力低下						+	+	−	−			
左心室内血栓		+++	+++	++	−							
心機能	CVP	**12**	**11**	**10**	12	17	5	4	6			
	PCWP						17	13	19			
	CI						1.5	1.9	1.9			
LD		517	730	662	575							
CK		108	238	113	66							
PT			77	29			32		29			
治療	ドパミン(μg/kg/min)	3	3	3	3		3	5	3	0		
	ドカルパミン(g)PO								3	3	0	
	ピモベンダン(mg)PO									2.5	5	2.5
	ジゴキシン(mg)									0.08	0.05	0.04
	フロセミド(mg)	60	40	40	40		40	40	40	40	60	60
	ヘパリン(10^3U)	5	15	7.5	0							
	ワーファリン(mg)	5	5	3	2		2.5	2.5	2.5	2.5	2.5	2.5

治療経過

左室内血栓に対して抗凝固療法としてヘパリンの持続点滴を開始しました。
うっ血性心不全に対してはフロセミド静注とドーパミン持続点滴を行いました。

抗凝固療法　48時間後

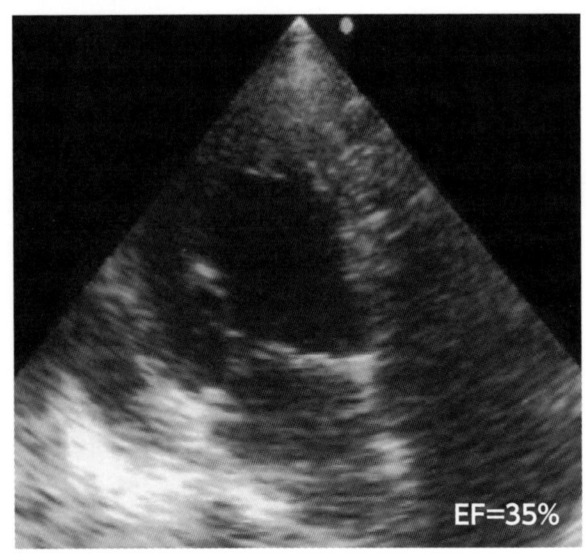

治療経過

左室内血栓は徐々に薄くなり48時間後には消失しました。意識は清明となり、片麻痺は軽快しました。さらにST上昇も回復しました。脳、心臓へ飛んだ塞栓も融解したと思われました。

ドーパミンはピモベンダン内服に切り替え、利尿薬と併用しました。左室収縮能は少し回復しました。

まとめ

- 意識障害と片麻痺が前面に現れたので脳梗塞だけで診断を終えてしまいそうですが、同時に急性心筋梗塞も合併しており、さらに全身性の塞栓症であると診断することが重要です。
- 心房細動に左室収縮能が低下したときは左室内巨大血栓が生じるリスクがあり、抗凝固療法の重要性が改めて指摘されました。

症例7 くり返すふらつき・持続する呼吸困難・全身倦怠

症例（97歳，男性）

- ●主　訴：頻繁に起こる一過性のふらつき
- ●既往歴：高血圧，認知症，難聴，前立腺肥大症
- ●現病歴：

X年1月、高血圧で通院中の近医外来で無症状でしたが、一過性心房細動がとらえられていました。これは自然に洞調律に復帰、血圧の低下は認めませんでした。

2月上旬より立位歩行中のふらつきを毎日自覚するようになりました。ふらつきは数秒から数十秒の持続で一過性でした。2月下旬より労作時呼吸困難感と全身倦怠感、および食欲低下が出現しました。さらに尿回数減少、下肢浮腫を認めるようになり、3月2日近医を受診しました。

- ●薬　歴：

テルミサルタン 20mg 朝、アムロジピン 2.5mg 朝、アスピリン 100mg 朝

- ●身体所見：

意　識：清明	眼瞼結膜：貧血なし	胸　部：収縮期雑音（Levine Ⅰ/Ⅵ、4 LSB）
体　温：36.1℃	眼球結膜：黄染なし、充血なし	
血　圧：142/31mmHg	舌：乾燥なし	呼吸音：ラ音（－）
脈　拍：28/分	頚　部：静脈怒張なし　血管雑音聴取せず	腹　部：平坦・軟、圧痛なし
呼吸数：16/分		両側下腿：浮腫かなりあり
SpO_2：94%（RA）	甲状腺：腫大なし	神経学的所見：特記事項なし

血圧は142と異常ありませんでしたが、脈拍数が28/分と著しい徐脈を認めました。さらに酸素飽和度が94%と経度低下しており、両下肢に浮腫がありました。

入院時心電図

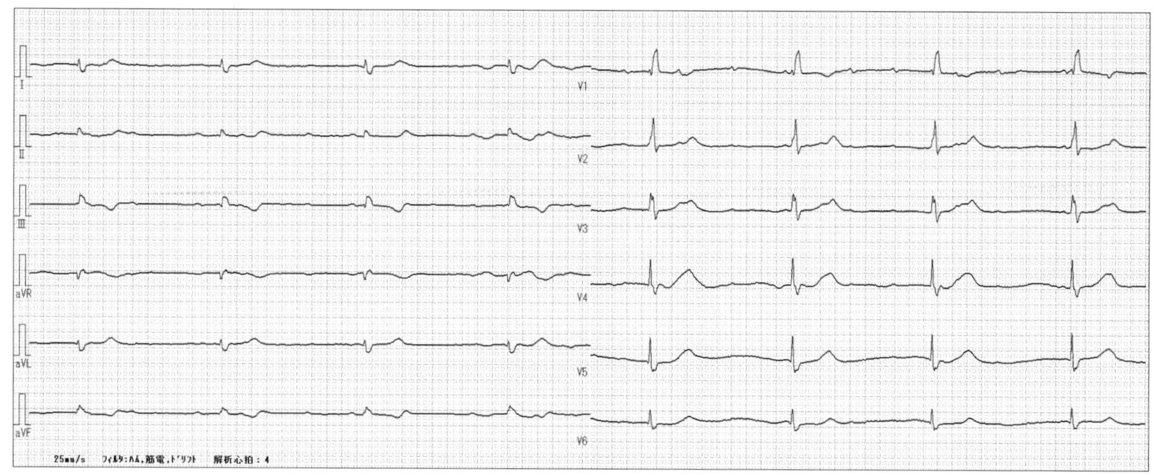

今回は心拍数31で整、P波とQRS波は解離し、P rateはQRS rate の約2倍でした。

２年前は心拍数68の洞調律で完全右脚ブロックでした。

入院時心電図

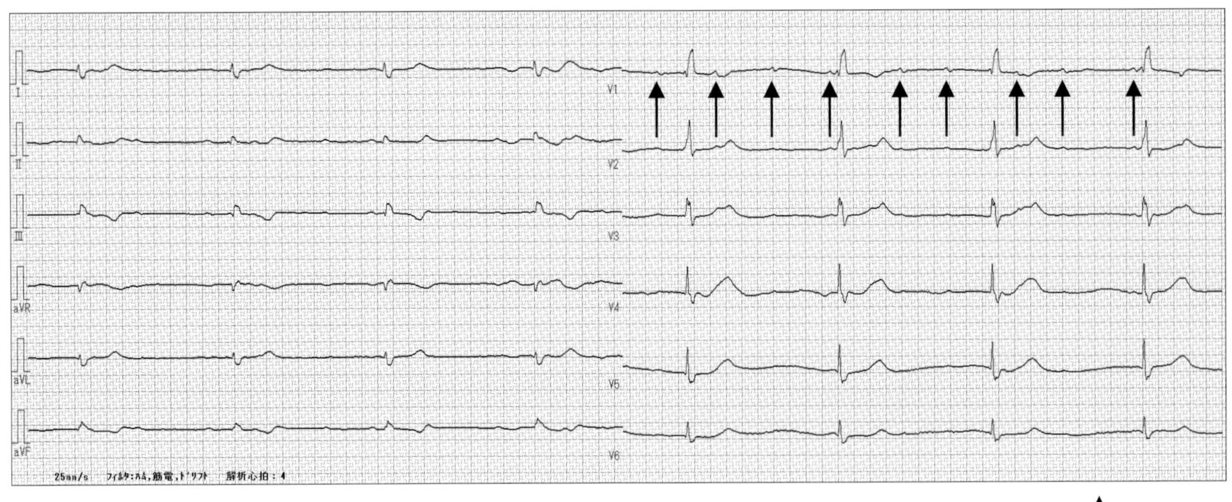

完全房室ブロックと診断しました。

胸部Xp

〈入院時：臥位〉

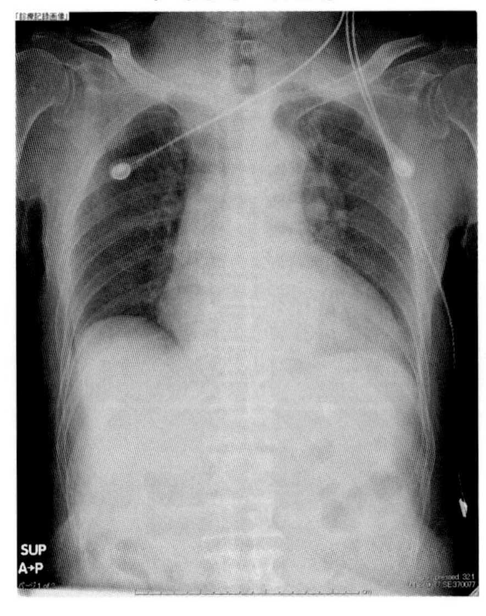

今回入院時には心拡大は認めましたが、明らかな肺うっ血や胸水は認めませんでした。

入院時血液検査所見

WBC	7,450 /μL	RBC	463 ×10⁴/μL	CRP	0.7 mg/dL	Cr	1.55 mg/dL	AST	118 U/L
Neut	65.7 %	Hb	11.9 g/dL	Na	137 mEq/L	Alb	3.5 g/dL	ALT	190 U/L
Lymp	23.9 %	Ht	38.6 %	K	4.7 mEq/L	T.Bil	1.0 mg/dL	アミラーゼ	51 U/L
Mono	7.5 %	PLTs	12.7 ×10⁴/μL	Cl	108 mEq/L	CK	76 U/L	グルコース	100 U/L
Eos	0.8 %			Ca	8.8 Mg/dL	CK-MB	13 U/L		
Baso	0.3 %			BUN	49 mg/dL	LD	265 U/L	BNP	1,385 pg/mL

貧血、炎症はなく、BUN/Cr比が上昇した腎機能低下とうっ血間を示唆する肝機能異常を認めました。CKは正常範囲内でした。BNPの著しい高値を認めました。

入院後経過

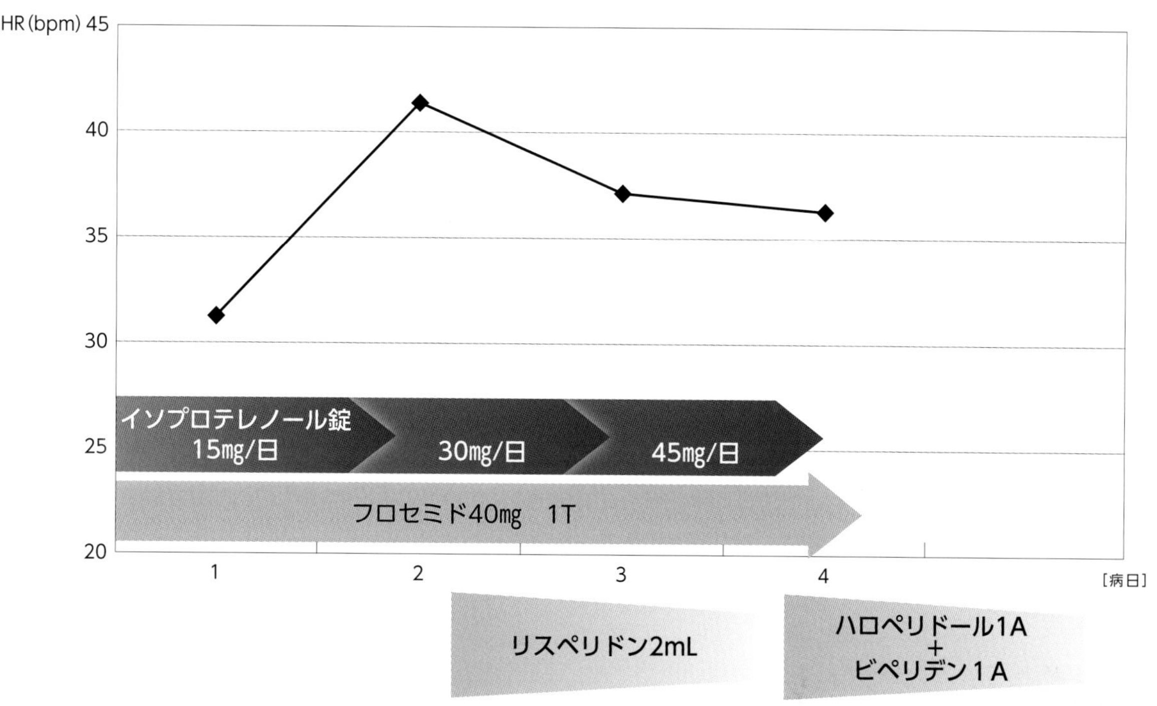

認知症が強く、せん妄を起こし点滴には拒否的態度であったため、とりあえずペースメーカー治療はしませんでした。内服薬としてイソプロテレノール錠を投与しました。同時に利尿薬も投与しました。せん妄に対し、リスペリドン、ハロペリドールを投与せざるをえず、入院維持に苦労しました。

心電図（第2病日）

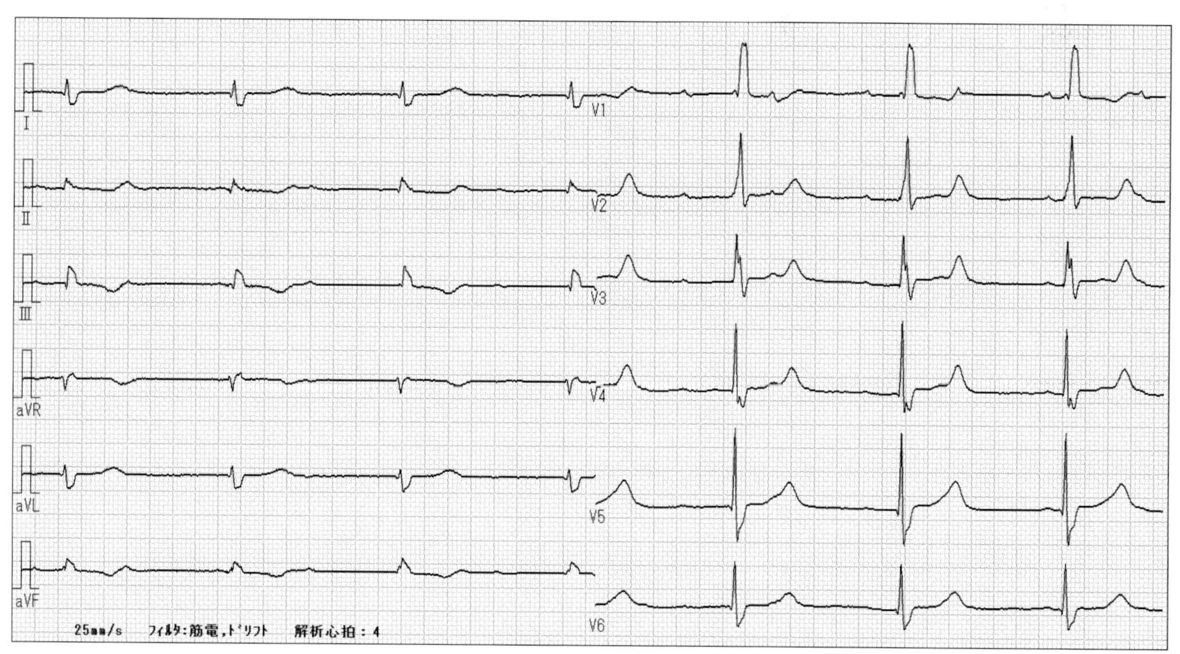

心拍数は少し増加し第二病日には42となりました。完全房室ブロックのままで補充調律が増加したのです。

心電図（第4病日）

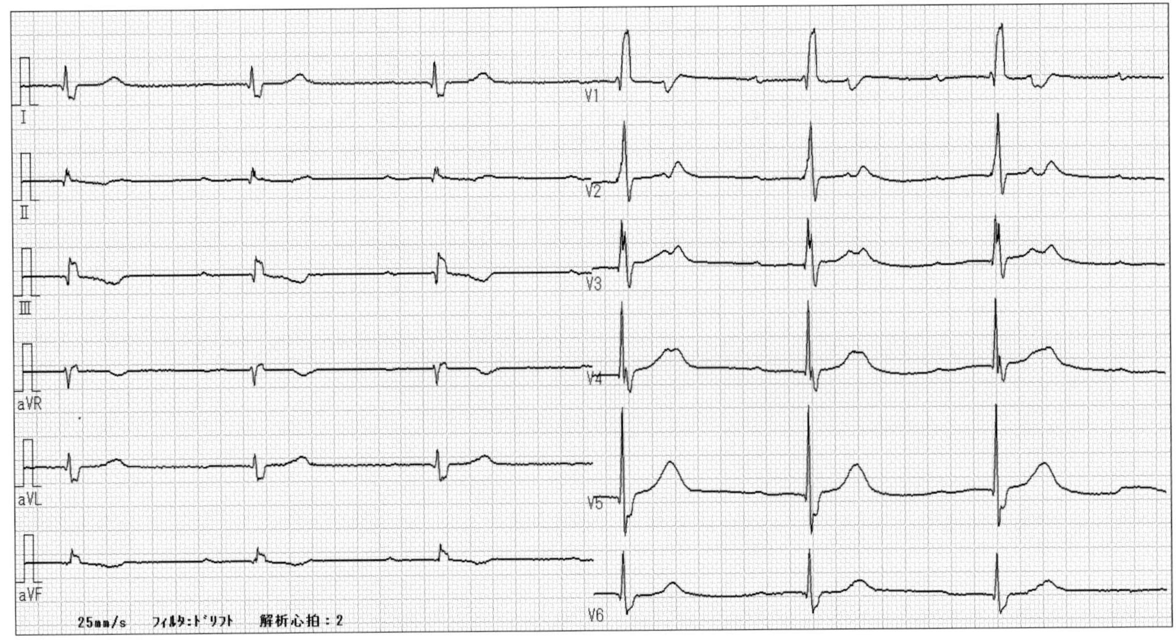

その後少し減少しましたが、何とか30台後半を維持できました。

当院退院後経過

- 療養型病院に転院し、ベッド上座位とポータブルトイレの生活を行い、呼吸困難の自覚なく、バイタルも安定していました。精神的にも落ち着いたが、心臓病であること、当院に入院したことはまったく忘れてしまっていました。
- 1ヶ月後退院し、在宅となり、杖歩行しても呼吸困難やふらつきは訴えませんでした。

まとめ

- 本症例は完全房室ブロックであり、徐脈による臨床症状を有するため、永久ペースメーカーの適用です。
- しかし、高度認知症のためペースメーカー周術期管理が困難であることより、挿入をあきらめました。
- イソプロテレノールによる薬物療法により心拍数は40bpm近くに維持でき、臨床症状は消失しました。
- 最近ではシロスタゾール（100-200mg/日）がよく使用されます。
- 超高齢完全房室ブロック症例では、薬物療法のみでQOLを保つことができる可能性があります。

症例 8　急性の呼吸困難・チアノーゼ

症例（77歳，男性）

●主　訴：呼吸困難，チアノーゼ

●既往歴：慢性心房細動、高血圧、脳梗塞後（右上肢麻痺）、小脳出血術後
　胃瘻造設 ⇒ 寝たきり状態で老人病院入院中

●現病歴：以前から胃瘻栄養投入直後に下痢を頻回に起こしていました。
　そのときよく下肢チアノーゼが認められました。
　X年8月にも強度のチアノーゼがありましたが、酸素投与のみで軽快しました。
　11月9日夕方より呼吸困難、チアノーゼが出現、酸素投与（9L）しても改善しない為（SpO_2 76%）、当院救急外来を受診しました。
　肺炎、敗血症を疑われ当科に入院となりました。

●身体所見：
　意　識：JCS Ⅲ-200
　呼　吸：30/分　努力様
　血　圧：160/90 mmHg
　心　拍：90/分、不整
　SpO_2：60-70%
　体　温：35.5℃
　皮　膚：冷汗、全身チアノーゼ
　胸　部：左下肺野　crackle聴取
　腹　部：平坦、軟

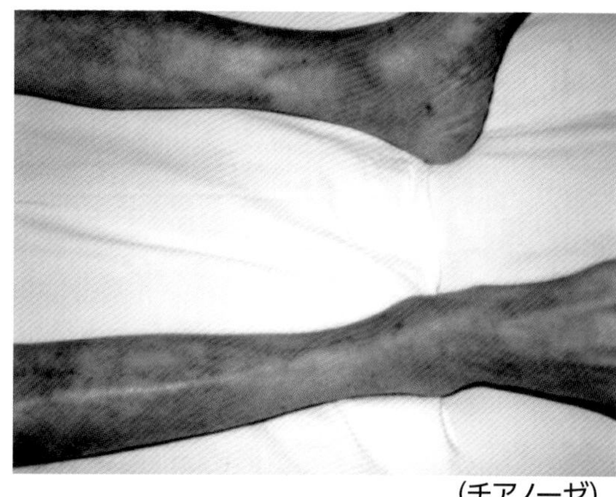

（チアノーゼ）

血液検査所見

［生化学］

Na	125	mEq/L	AST	31	U/L
Cl	91	mEq/L	ALT	27	U/L
K	4.0	mEq/L	γ-GTP	35	U/L
Ca	9.1	mg/dL	ALP	228	U/L
BUN	29	mg/dL	LAP	160	U/L
Cr	1.1	mg/dL	Ch-E	102	U/L
UA	4.6	mg/dL	CK	143	U/L
Fe	24	μg/dL	AMY	359	U/L
TP	6.5	g/dL	T-Chol	154	mg/dL
T-Bil	0.7	mg/dL	TG	38	mg/dL
LD	651	U/L	Glu	158	mg/dL

［血算］

RBC	537	×10⁴/μL
Hb	16.6	g/dL
Ht	51.2	%
WBC	1.93	×10⁴/μL
Neut	92.5	%
Lymp	3.3	%
Mono	3.6	%
Eos	0.2	%
Baso	0.3	%
PLTs	32.7	×10⁴/μL
CRP	14.2	mg/dL

［動脈血ガス分析］
（O_2 mask 10L/min）

pH	7.303	
$PaCO_2$	30.5	mmHg
PaO_2	67.3	mmHg
B.E.	-7.5	mEq/L
HCO_3^-	16.3	mEq/L
SaO_2	78.0	%

心電図

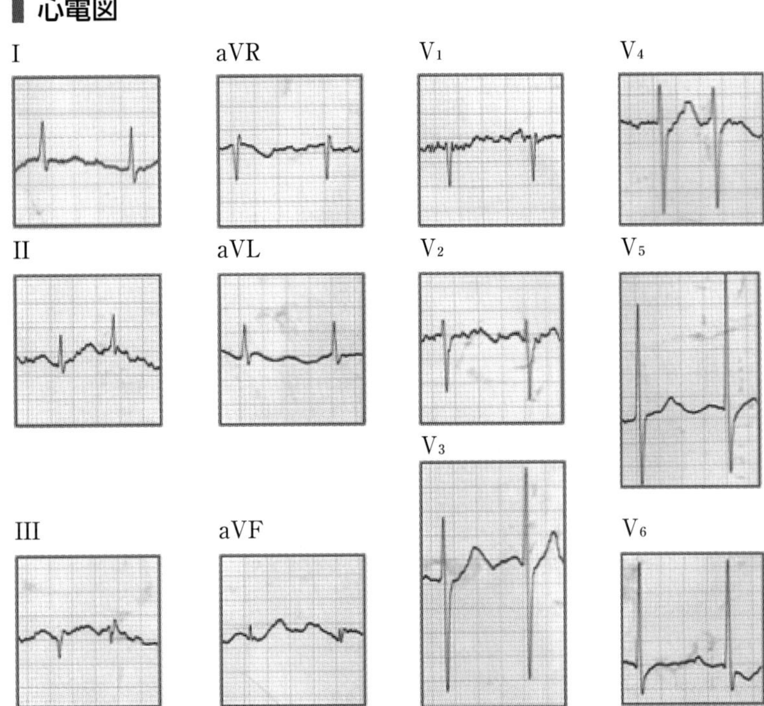

酸素マスク10L投与にもかかわらずSaO_2は78%と高度な低酸素血症が改善されなかったため、気管挿管を施行し、自発呼吸のままインスピロンにより送気しました。BUN/Cr 29/1.1、Hb 16.6と脱水が示唆されました。WBC 19,300、CRP 14.2と高度な炎症も認めました。酵素はLD 651と高値でした。心電図は心房細動でしたが、有意なST-T異常は認めませんでした。

胸部単純Xp及びCT

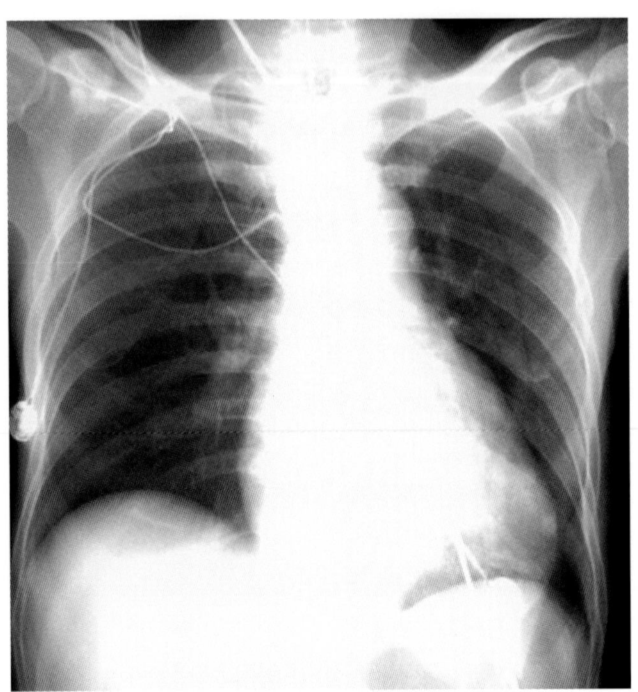

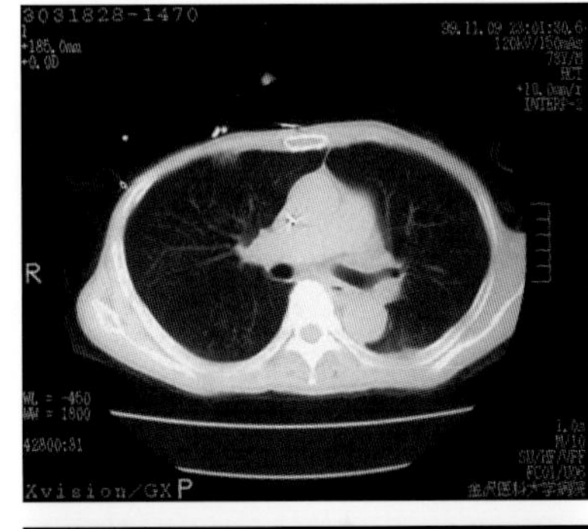

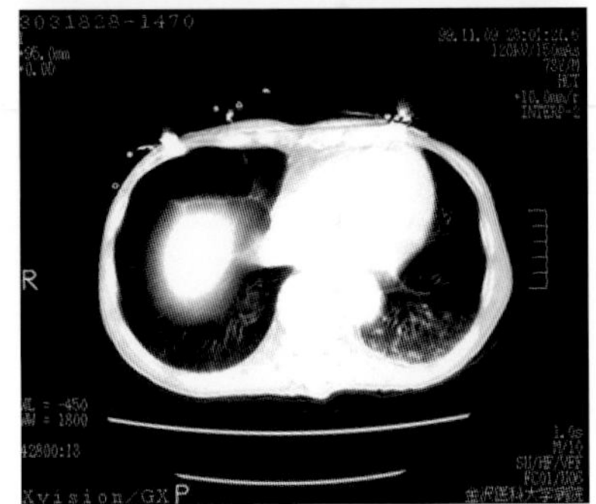

胸部レントゲン所見は肺野に異常を認めませんでしたが、CTで左下肺野の限定領域に肺炎を認めました。肺うっ血、胸水は認めませんでした。この時点で**急性肺塞栓症**を疑い末梢からヘパリン3,000単位を静注し、1万単位/日の持続投与を開始しました。

心臓超音波所見

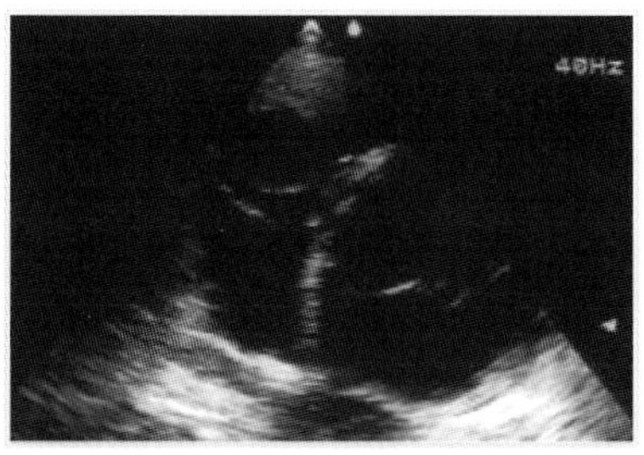

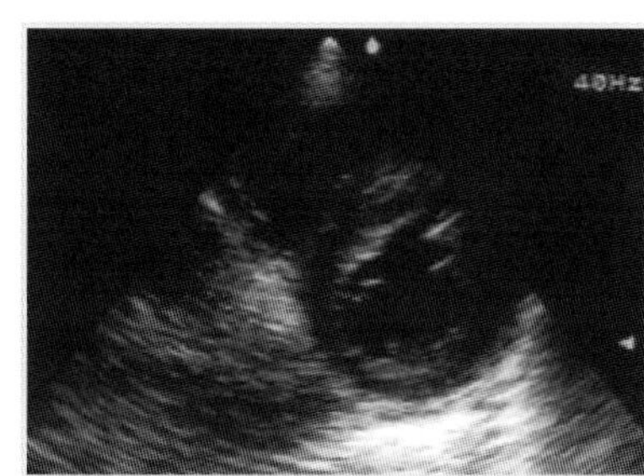

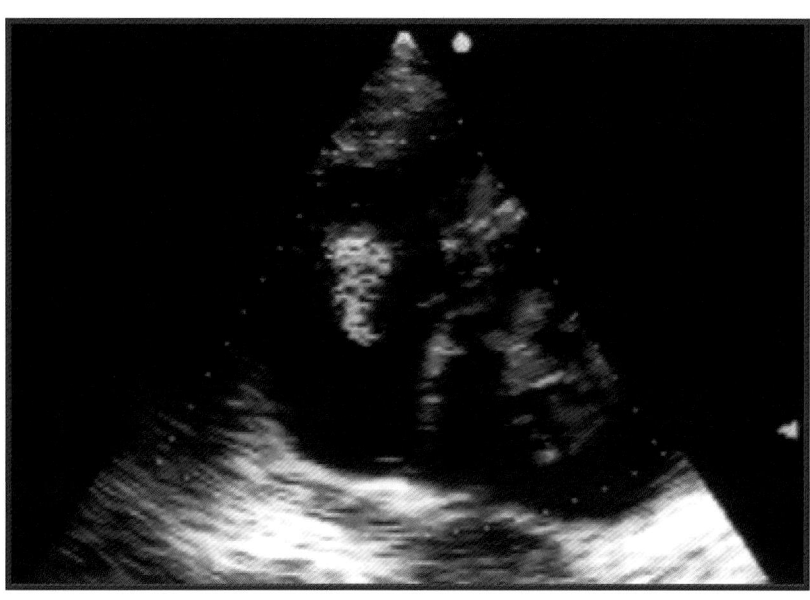

心臓超音波検査では左室壁運動には異常を認めず、強い三尖弁逆流が見られました。

Tc MAA　肺血流シンチグラム

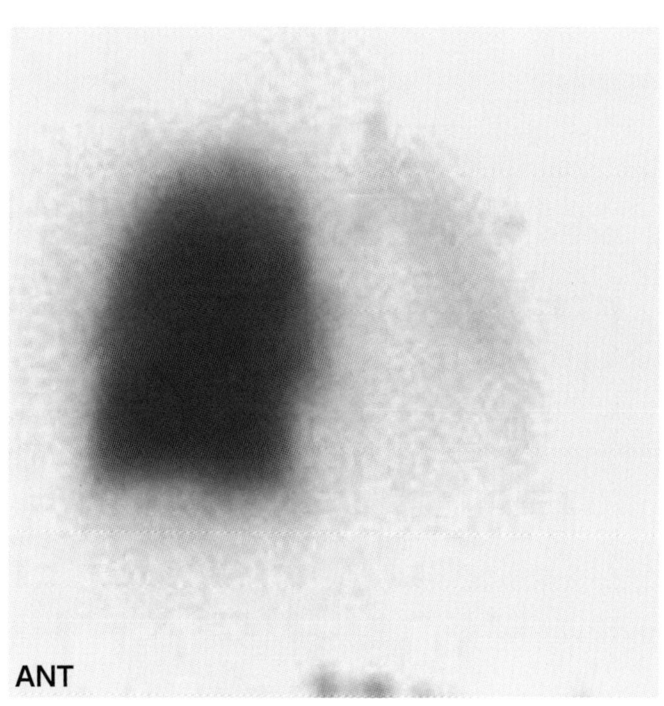

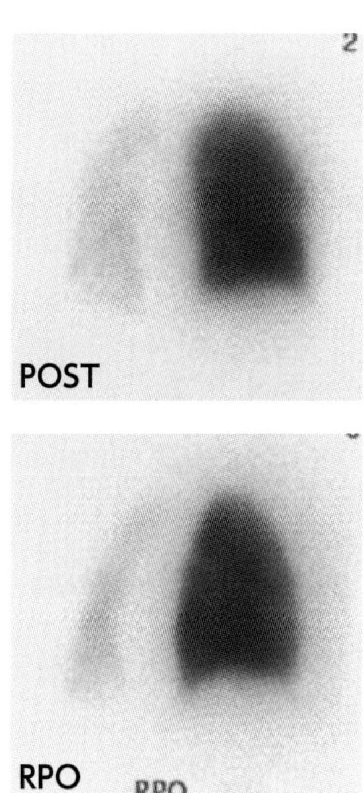

入院当日肺血流シンチグラフィーを施行した結果、左肺血流が全く欠損していたため、左肺動脈主幹部閉塞を強く疑いました。

カテーテルによる肺動脈造影と下肢静脈造影

〈肺動脈造影（第2病日）〉

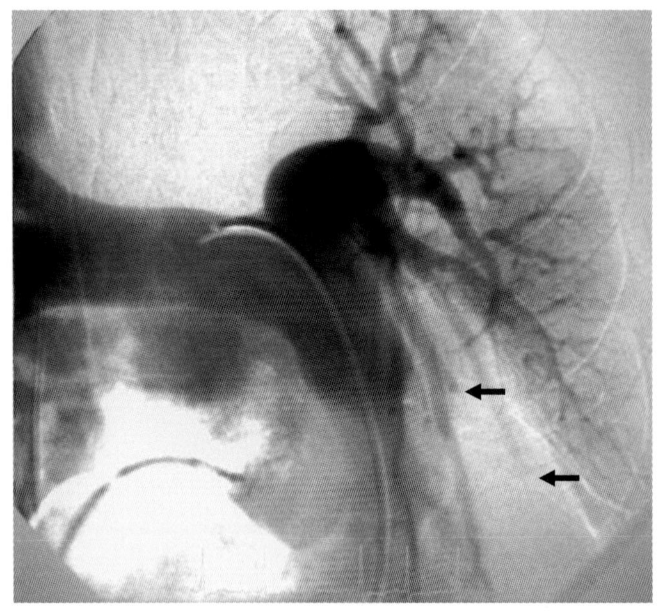

〈下肢静脈造影（第16病日）〉

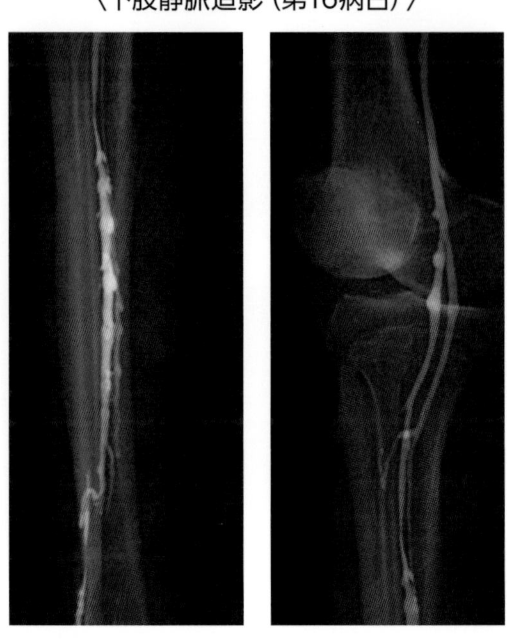

第２病日に施行したカテーテルによる肺動脈造影では左肺動脈主管部からの血流は十分存在し、再疎通を示唆しましたが、末梢の枝2本はまだ閉塞していました（⬅）。

第16病日の下肢静脈造影では血栓性の閉塞は認めませんでした。

治療経過と効果

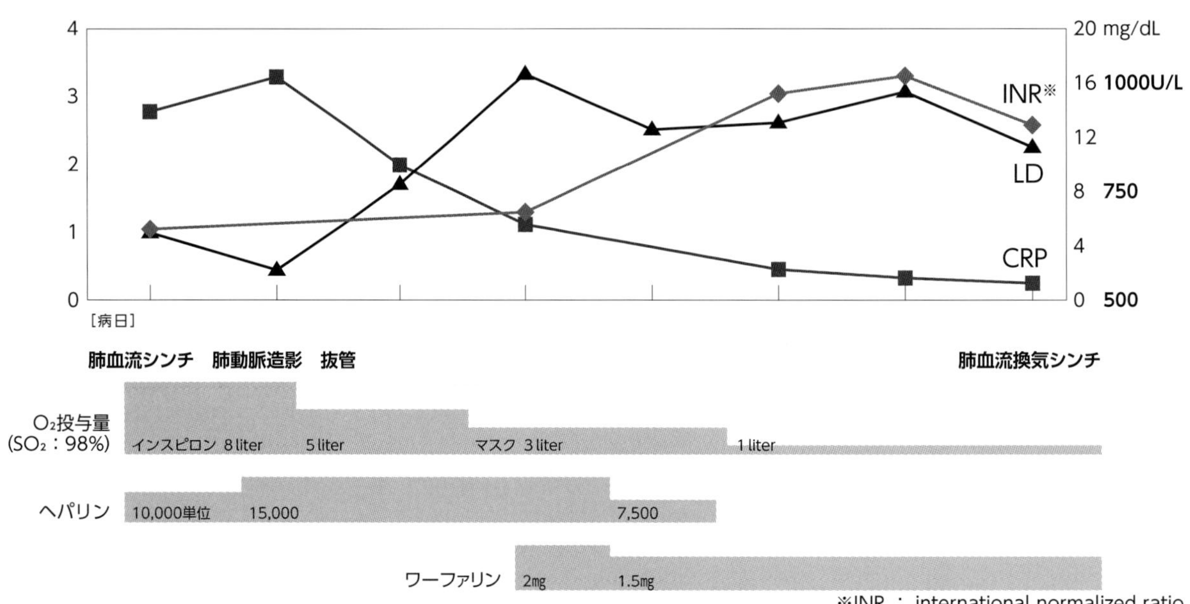

※INR ： international normalized ratio

ヘパリンを1日1万単位から1万5千単位まで持続投与していったところ、数日かけてすみやかに酸素飽和度が上昇し抜管でき、マスク酸素投与に切り替えられました。ヘパリンは胃瘻からのワーファリン投与に切り替えました。

肺血流・換気シンチグラムの経過

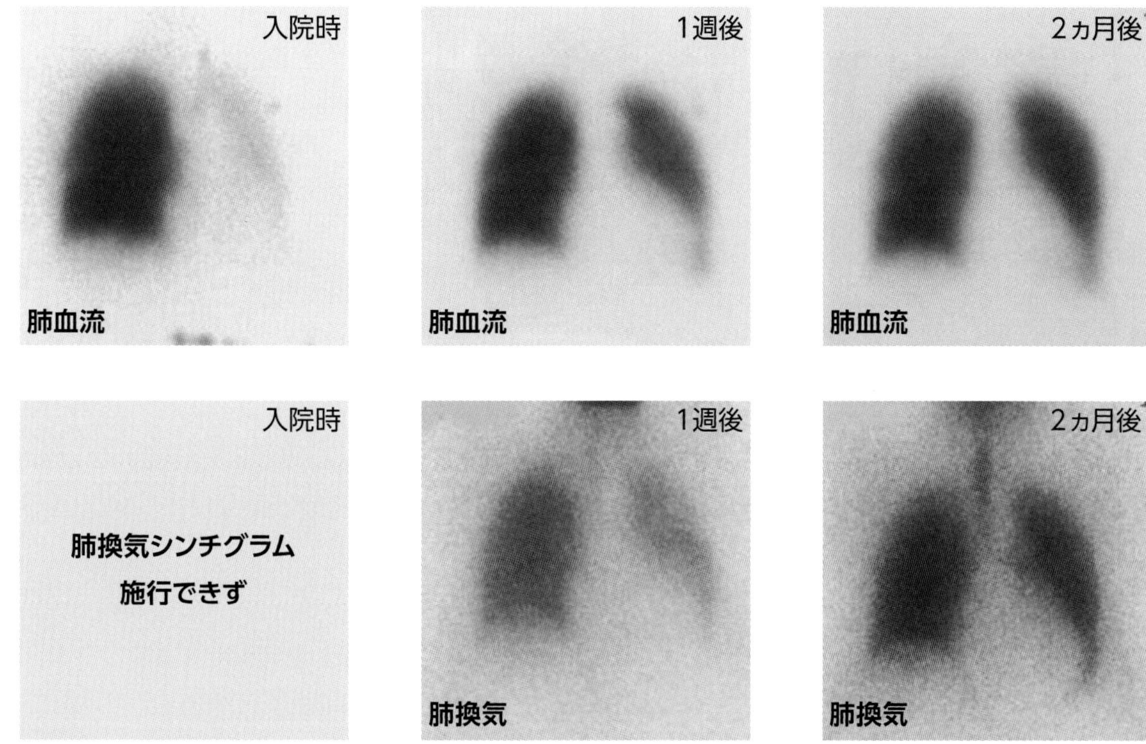

肺血流シンチと換気シンチの画像の推移を示します。
1週間後には左肺血流がかなり改善され、2か月後にはほぼ正常になっていました。

まとめ

- 心房細動や長期臥床、脱水という下肢静脈血栓形成のリスクファクターを有していました。
- 本症例は早期より肺塞栓症を疑うことで、迅速に診断、治療することができました。症例によっては主肺動脈分岐部に塞栓し（suddle thrombus）突然死を起こすこともあります。

症例 9 慢性に増悪する呼吸困難と浮腫

症例（82歳，女性）

●主　訴：浮腫，労作時呼吸困難

●既往歴：特にありません

●現病歴：

3年前から早歩きで息切れを自覚し、2年前には畑仕事中にも呼吸困難を自覚するようになりました。しばしば顔面と下肢に浮腫が出現していました。近医を受診し心不全と診断され、利尿薬（フロセミド 40mg）を投与開始されました。そして一旦症状が軽快したので自己中断しました。その後症状が再発しては服薬し、軽快しては自己中断するという服薬コンプライアンスの悪い状態が続きました。1週間前から浮腫が増悪し、室内の軽労作でも呼吸困難を自覚するようになったため、利尿薬を増量投与され（フロセミド60mg+トラセミド4mg)、当院紹介、精査目的入院となりました。入院時、NYHA Ⅲ度でした。

●身体所見：

意　識：清明	眼瞼結膜：貧血あり、黄疸なし
身　長：146cm、体　重：48kg	頚　部：頚静脈怒張あり
呼　吸：16/分	胸　部：心音 異常なし
SpO_2：88%	心尖部収縮期駆出性雑音（Ⅱ/Ⅵ）
血　圧：90/58mmHg（臥位）	呼吸音：清、crackles聴取せず
82/50mmHg（座位）	腹　部：平坦、軟、圧痛なし、肝腫大
脈　拍：95/分、整	下　肢：両側下腿および足背に浮腫あり
体　温：35.9℃	チアノーゼなし

高度な低酸素血症があるにも関わらず、呼吸雑音は聴取しないことと低血圧が特徴でした。

血液検査所見

[血算]				[炎症]		[生化学]			
RBC	349 ×10⁴/μL	WBC	3.57 ×10³/μL	CRP	0.1 mg/dL以下	Na	135 mEq/L	LD	255 U/L
Hb	7.7 g/dL	Neut	74.1 %			K	4.4 mEq/L	AST	39 U/L
Ht	26.2 %	Lymp	13.5 %			Cl	103 mEq/L	ALT	26 U/L
MCV	74.9 fL	Mono	6.1 %			BUN	44 mg/dL	γ-GTP	29 U/L
MCH	22.1 pg	Eos	3.7 %			Cr	0.75 mg/dL	Ch-E	66 U/L
MCHC	29.5 %	Baso	1.2 %			TP	4.9 g/dL	CK	120 U/L
		PLTs	21.7 ×10⁴/μL			ALB	1.8 g/dL	AMY	33 U/L
						T-Bil	1.4 mg/d		

Hb が7.7g/dL と貧血でした。WBCは3,570 μL、CRP0.1mg/dL以下で炎症はありませんでした。ALBが1.8g/ d Lと低栄養でした。BUN 44mg/dL、Cr 0.75 mg/dLと脱水が示唆されました。

[動脈血ガス分析(room air)]

pH	7.423
$PaCO_2$	33.7 mmHg
PaO_2	54.2 mmHg
SaO_2	87.6 %
B.E.	−2.5 mEq/L
HCO_3	21.5 mEq/L

[凝固]

PT	64.4 %
PT(INR)	1.26
APTT	35.4 秒
D-dimer	10.62 μg/mL

[免疫]

抗核抗体(−)

[内分泌]

BNP	1,793 pg/mL
Free T3	2.47 pg/mL
Free T4	1.35 ng/mL
TSH	6.44 μIU/mL

ルームエアーでPaO_2が54.2mmHg、SaO_2が87.6%と高度の低酸素血症があり、D-dimerが10.62μg/mLと線溶系が亢進していました。

BNPが1,793pg/mLと著しく上昇していました。甲状腺機能は正常で、抗核抗体も陰性でした。

心電図

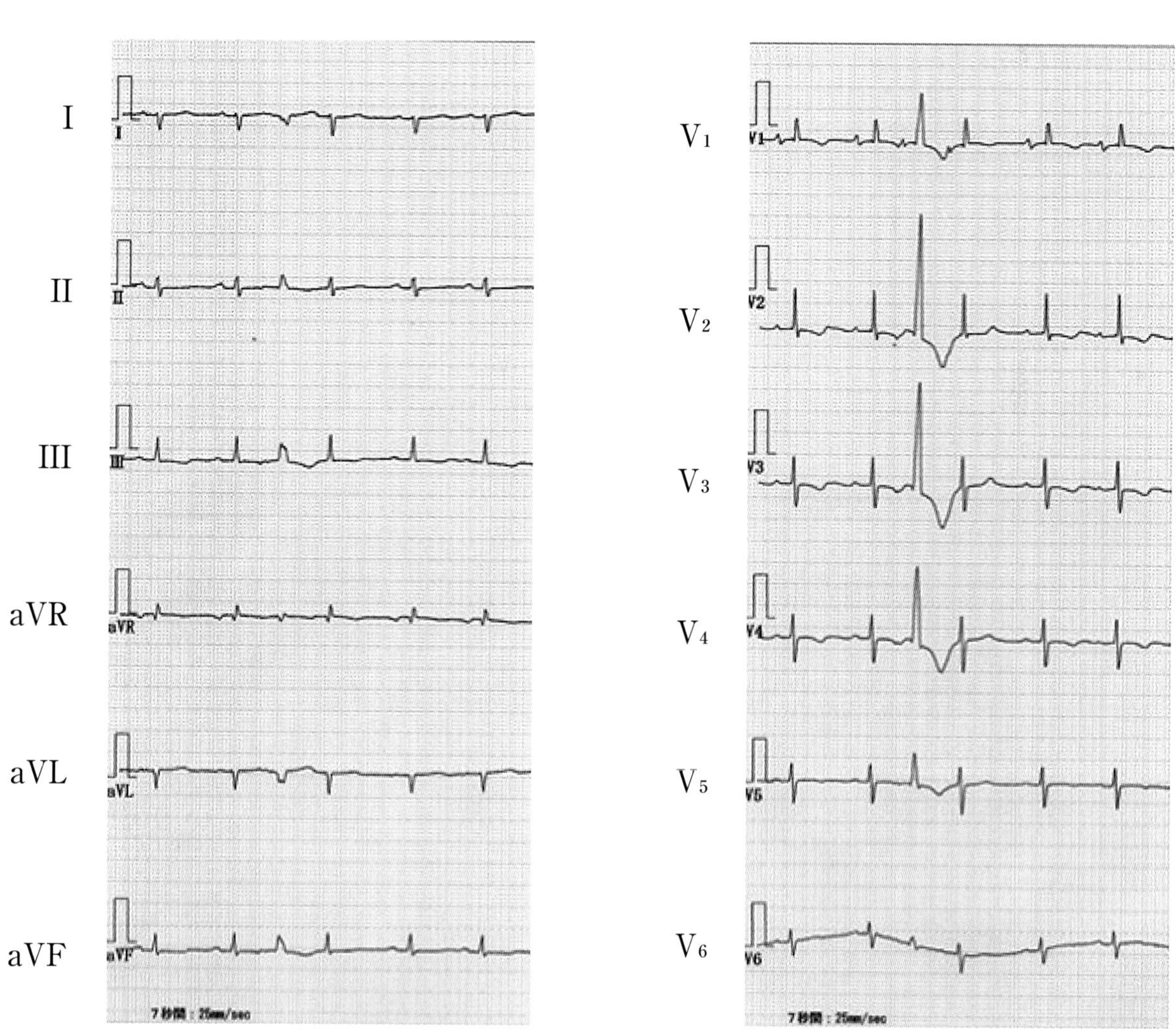

入院時心電図は、洞調律で、高度の右軸偏位、V_1, V_2でRが高く、右室肥大が示唆されました。心室性期外収縮が散発していました。

胸部単純Xp 及び CT

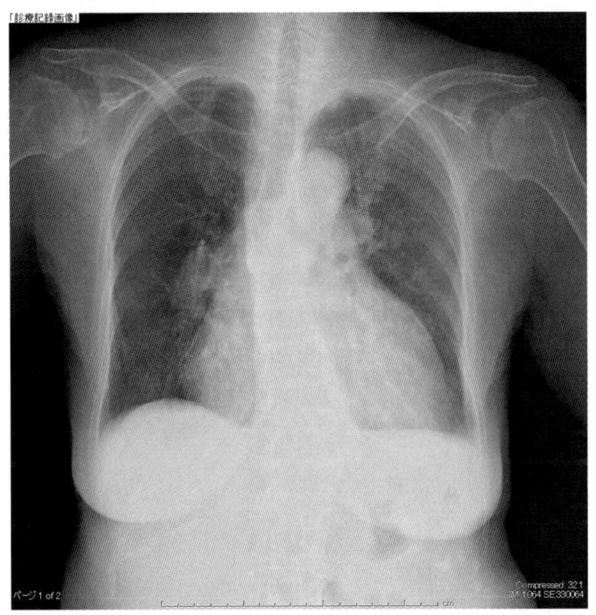

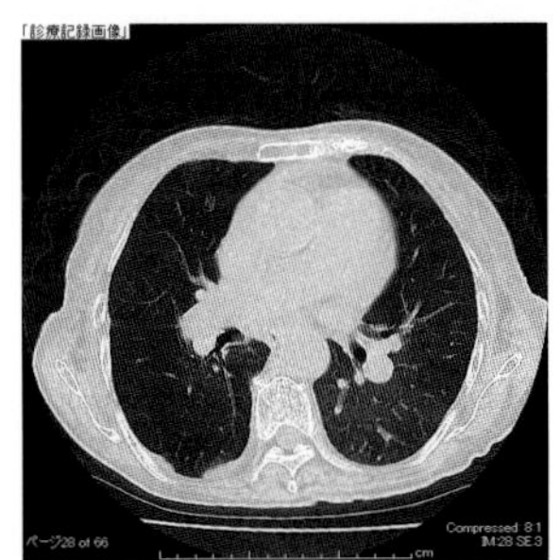

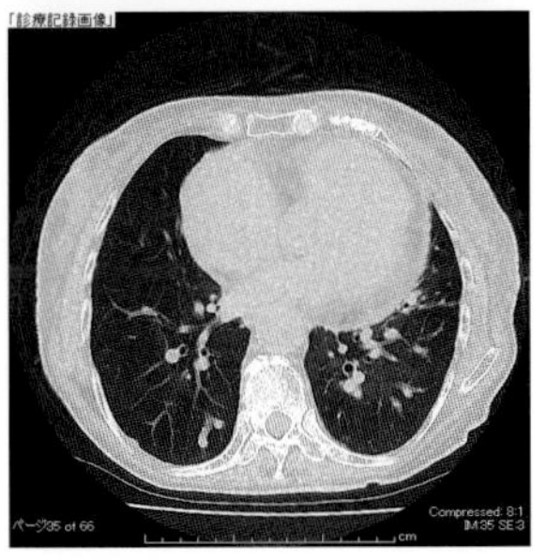

入院時胸部レントゲンでは、CTRは74%と心拡大、両側肺動脈幹の拡張を認め、CTで肺動脈の末梢枝まで拡張していました。しかし、肺うっ血や胸水は存在しませんでした。

鑑別診断

1．先天性心疾患
　　特に心房中隔欠損症
2．慢性肺塞栓症
3．原発性肺高血圧症

入院時の検査結果から、病態は高度な右心負荷を示す右心不全であり、原因疾患として、心房中隔欠損症などの先天性心疾患、慢性肺塞栓症、原発性肺高血圧症が考えられました。

心臓超音波検査所見

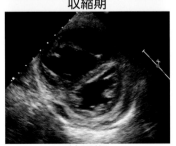

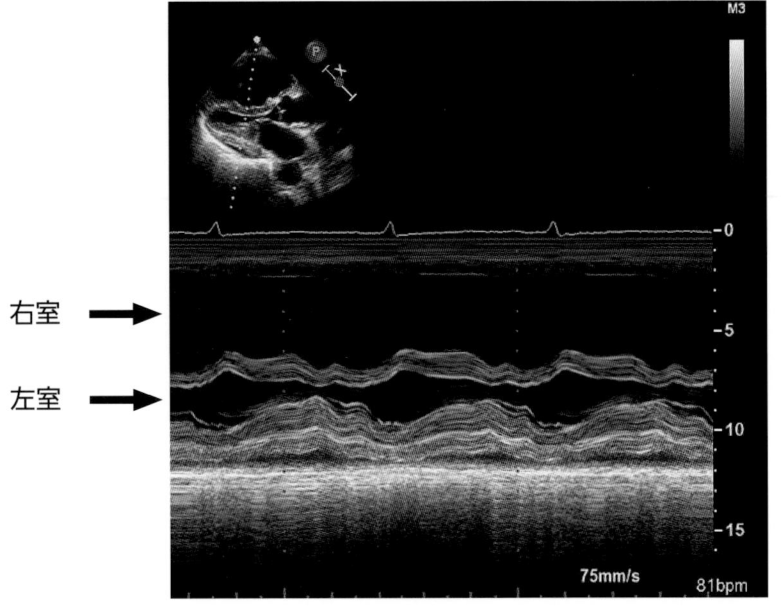

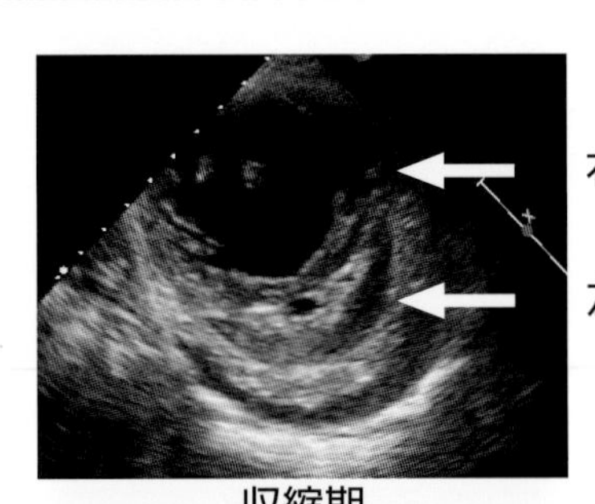

収縮期

拡張期

1. 両心室の短軸断面で、右室が著しく拡大し、中隔を左室側へ圧排していました。
2. 高度な三尖弁逆流も認めました。
3. 四腔断面像でも右心房・右心室の拡大を認め、心房中隔欠損のシャント流は認めませんでした。
推定収縮期肺動脈圧は90mmHgと肺高血圧でした。

スワンガンツカテーテル検査所見（入院7日目）

PA	82/34（52）mmHg
PCWP	12 mmHg
RA	11 mmHg
CI	2.46 L/min/m²

スワンガンツカテーテル検査所見はPA値とRA値から右心系の圧は上昇していましたが、PCWP値とCI値より心拍出量は低めですがフォレスターⅠ型の範囲内で、左心不全所見はありませんでした。

肺血流シンチ所見（Tc MAA）

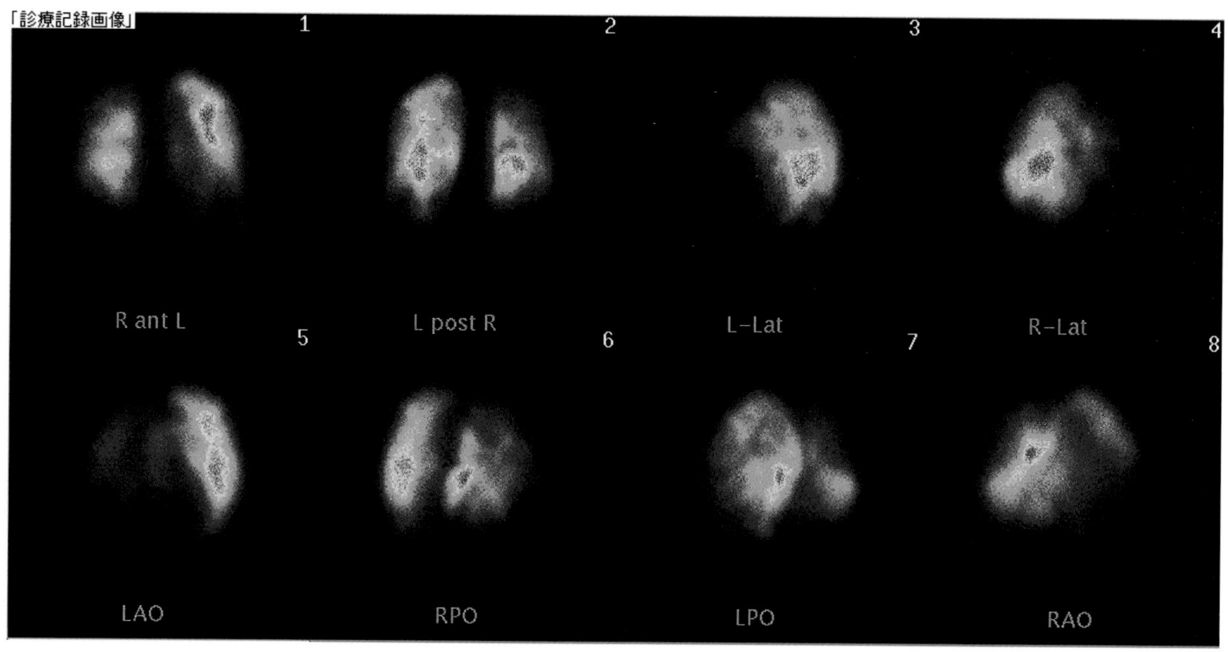

肺血流シンチグラフィーにより肺塞栓症の有無を検索したところ、血流は両肺の末梢部分から不整形に欠損していました。この像と線溶系亢進から、肺塞栓症が強く疑われました。

肺動脈造影 CT所見

「診療記録画像」

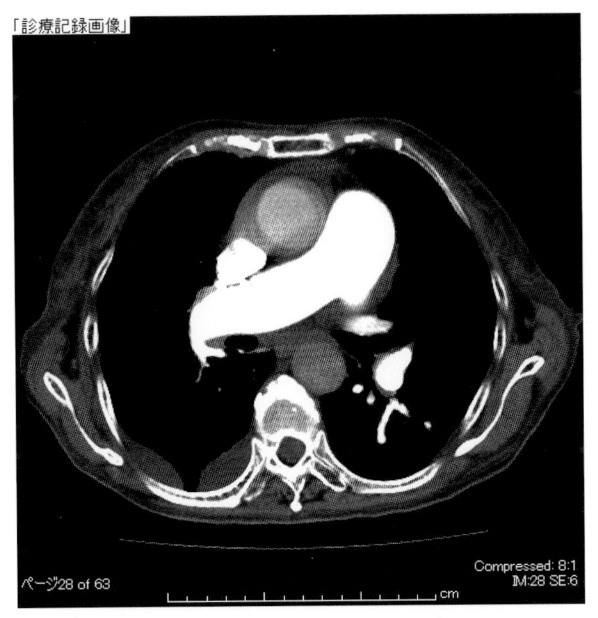

「診療記録画像」

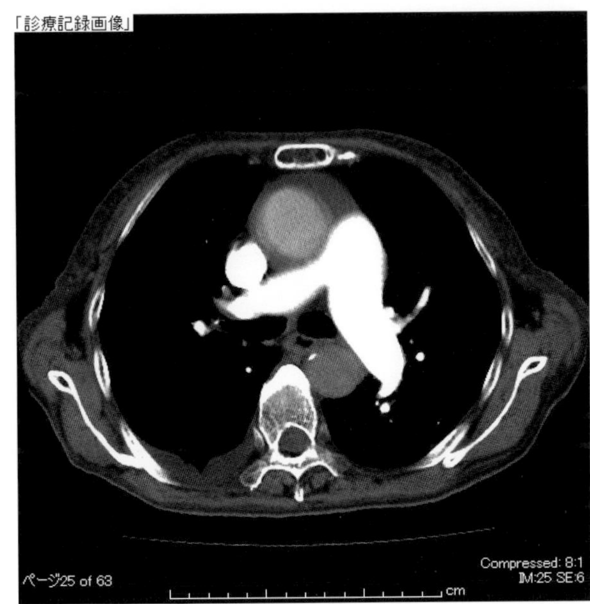

次に、肺動脈造影CTで塞栓源を検索しました。

ここに示す両側肺動脈の幹部を含め、右心房・右心室に血栓像は認めませんでした。

下肢静脈超音波検査

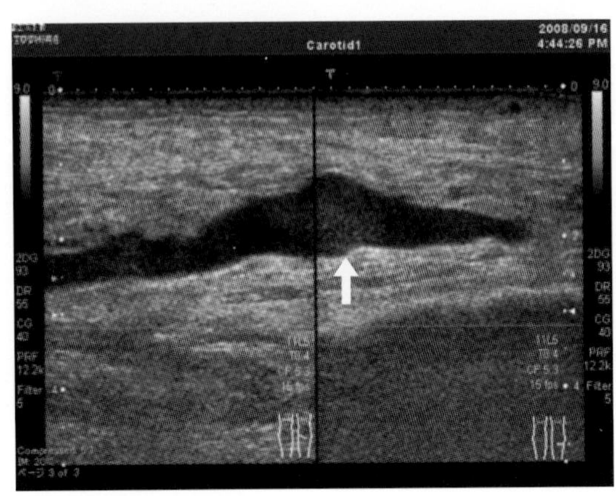

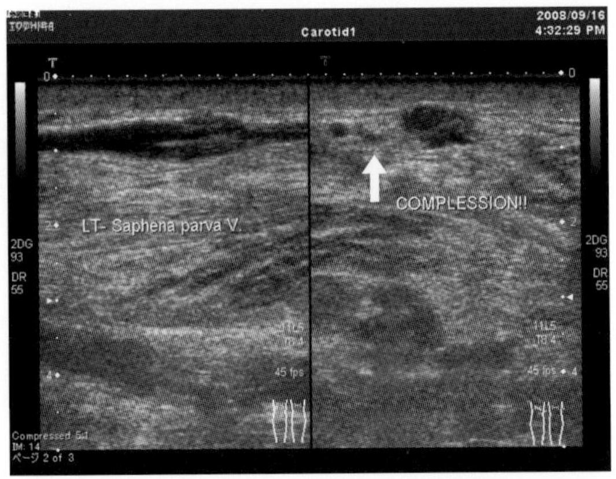

左小伏在静脈

腓骨静脈

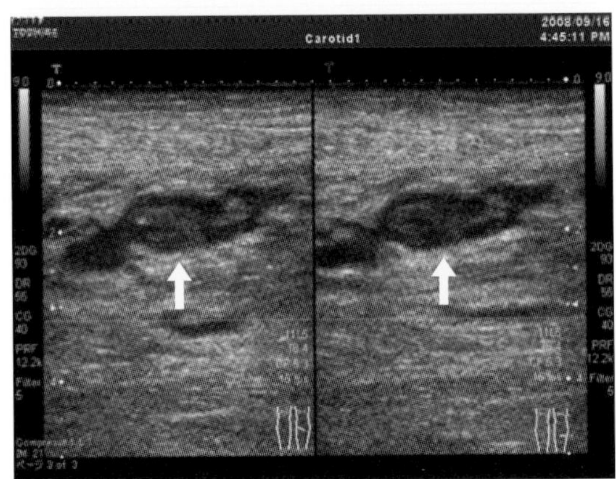

下肢静脈の超音波検査を施行したところ、左小伏在静脈、および両側腓骨静脈に多数の血栓を認め、これが塞栓源になっていることが示唆されました。

治療経過と効果

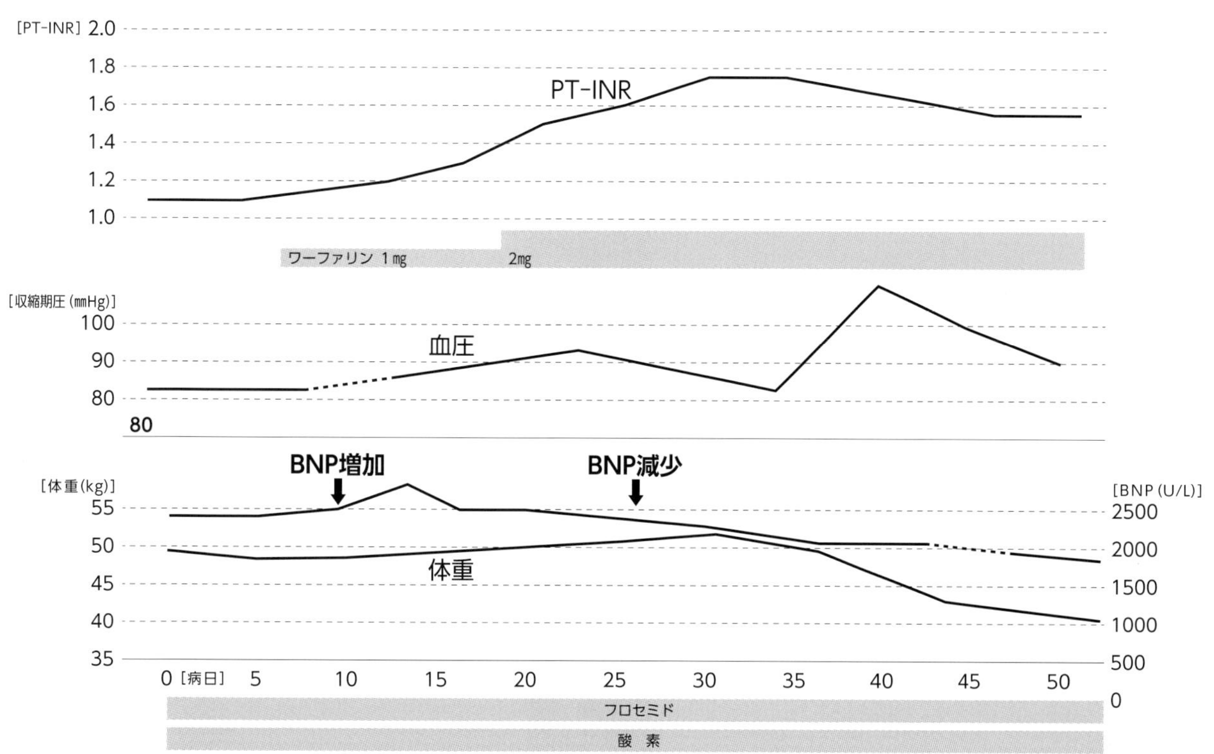

以上、慢性肺塞栓症の存在が確定したので、ワーファリゼーションが開始されました。

うっ血に対しては、入院による厳密な水分管理の下、フロセミド投与量を考えました。しかし、60mgの投与では、収縮期血圧が80mmHg未満にまで低下してしまうため、左心室が有効な心拍出量を保つためにある程度の中心静脈圧が必要と考え、フロセミドを20mgに抑え、アルブミン製剤の投与を併用しました。その後収縮期血圧は、80～90mmHgを推移していたため、フロセミド投与を中止したところ、BNPがかえって増加し胸水も出現しました。このため、フロセミド投与量を再び20mgから投与開始し、40mgまで増量したところ、以降はうっ血が改善し、体重も減少しました。労作時呼吸困難も改善し食欲も十分ありましたが、低酸素血症が持続したため退院後は在宅酸素療法を導入することになりました。経皮的カテーテルにより上大静脈からアプローチする下大静脈フィルター留置を勧めましたが、患者は拒否しました。

まとめ

- 超高齢になってから呼吸困難で発症、著しい右心負荷を認め、慢性肺塞栓症と診断しました。
- 下肢静脈での血栓形成と肺への塞栓に対して一般的には、抗凝固療法と下大静脈フィルター留置が有効です。
- 本症例は肺塞栓がすでに器質化している可能性もあり、低酸素血症の改善は不十分で在宅酸素療法の適応となりました。

症例 10 急性の腰痛とADL低下

症例（90歳，男性）

●主　訴：腰痛，ADL低下，食欲不振

●現病歴：

３日前から持続性の腰痛あり、著しくADLが低下し臥床状態となり、食欲も低下したため受診しました。半年前にCTで腹部大動脈瘤の存在を指摘されていました。

COPD（＋），認知症（＋），早期胃癌術後

●身体所見：

JCS：Ⅰ-20，呼吸：15/分，呼吸雑音なし

血圧：80mmHg，脈拍：90/分，整，心雑音なし

腹部：やや膨隆，グル音亢進，収縮期血管雑音聴取，大動脈拍動大きい

血液検査所見

RBC	3.86 ×10^6/μL	WBC	15.54 ×10^3/μL	CRP	18.3 mg/dL	Cr	0.95 mg/dL
Hb	11.8 g/dL	Neut	94.5 %	BUN	40 mg/dL		

胸部単純CT

〈半年前〉

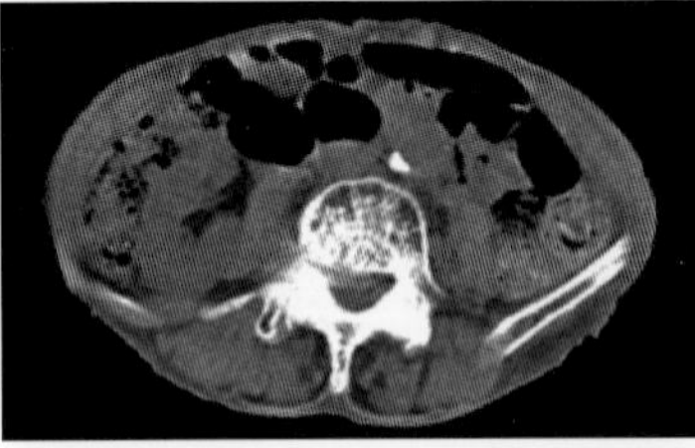

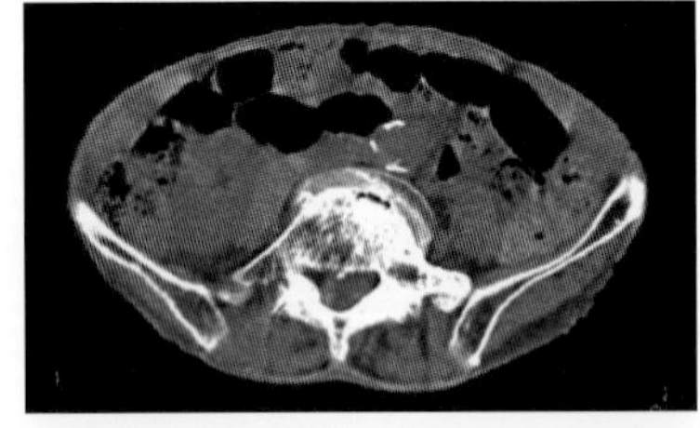

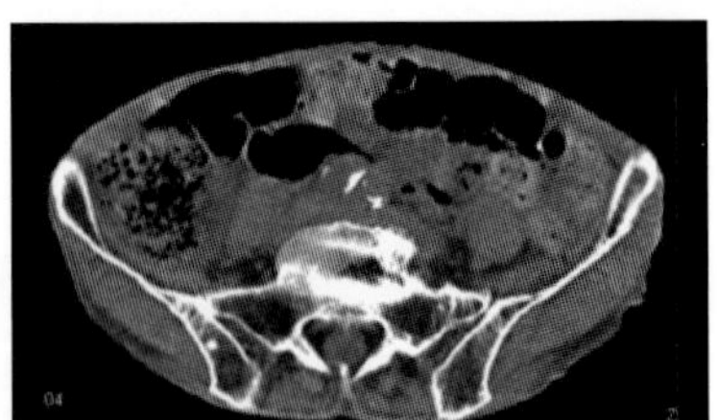

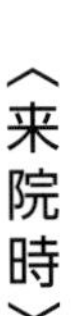

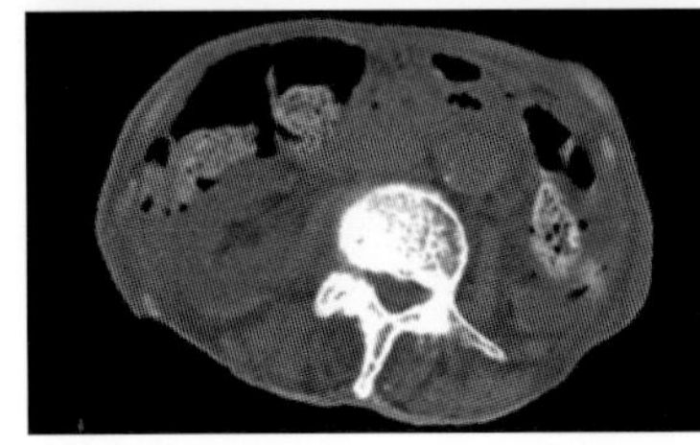

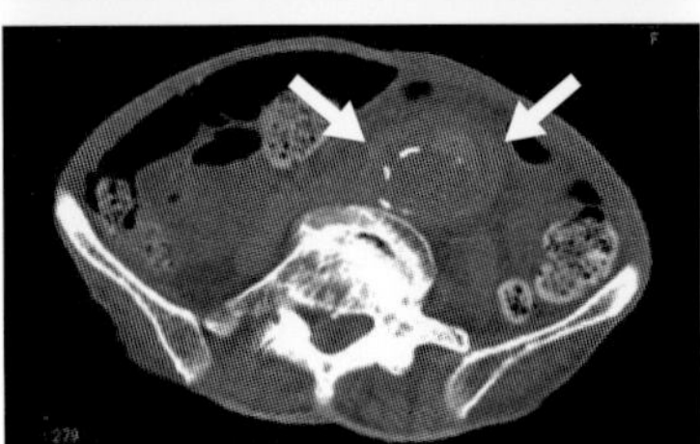

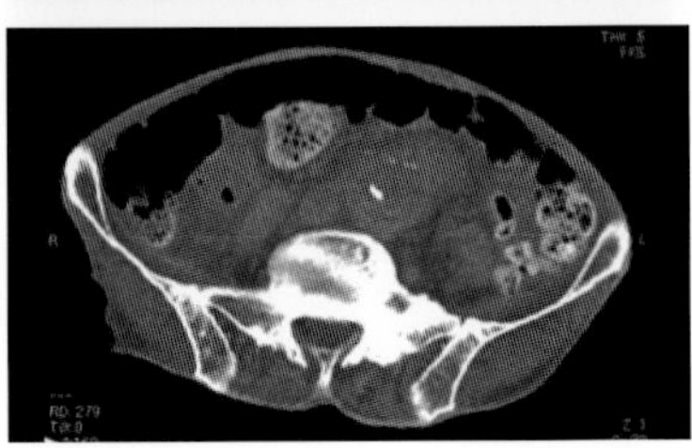

半年前と比べ腹部大動脈は拡大していました。今回、右腎臓レベルで内腔がさらに拡大し、周囲に血腫（↘）を示唆する陰影が取り巻いていました。

入院後の経過

心臓血管外科に入院し家族に手術療法を勧められましたが、かなりの認知症を有する超高齢であったことから、家族は積極的治療を望みませんでした。3日後に静かに息を引き取りました。

腹部大動脈瘤に対する治療

（2020年版大動脈瘤診療ガイドライン・日本循環器学会など合同）

- 大動脈瘤に対しては厳重な降圧療法が必要です。
- 手術適応としては腹部大動脈瘤最大短径55mm以上（男）、50mm以上（女）です。

症例11 急性の腰背部痛

症例（90歳，男性）

●主　訴：腰背部痛

●現病歴：パーキンソン病にて当院神経内科に通院中。

6日前から突然右背部痛、特に背を伸ばそうとすると背部に突っ張ったような鈍痛を瞬間的に自覚しました。

痛みは3日前より持続性になり、食欲が低下しました。

胸痛、腹痛、嘔吐はありません。

高血圧（－），高脂血症（－），糖尿病（－）

●薬　歴：レボドパ 200mg 2錠分2 朝夕，アマンタジン 200mg 2錠分2 朝夕

●当科初診時の身体所見：

意　識：清明
体　温：37.6℃
血　圧：140/70 mmHg（臥位）
脈　拍：71/分、整
SpO_2：91%（RA）

胸　部：心雑音なし
呼吸音：清、ラ音なし
腹　部：平坦、軟、明確な圧痛なし
腫瘤触知せず、血管雑音なし
発赤などの皮膚の異常なし

各検査所見

［尿］

色調	黄色
混濁	清
pH	6.0
比重	1.020
蛋白（判定）	1+
糖（判定）	（－）
潜血	（－）
白血球反応	1+
細菌反応	（－）
細菌・沈渣	（－）

［血液］

RBC	3.86	$\times 10^6/\mu L$	Alb	3.1 g/dL
Hb	11.8	g/dL	T-Bil	1.0 mg/dL
MCV	87.9	fL	LD	219 U/L
MCHC	34.7	%	AST	36 U/L
WBC	7.76	$\times 10^3/\mu L$	ALT	13 U/L
Neut	81.0	%	γ-GTP	14 U/L
PLTs	189	$\times 10^3/\mu L$	ALP	204 U/L
CRP	20.65	mg/dL	ChE	173 U/L
Na	137	mEq/L	CK	912 U/L
K	4.0	mEq/L	T-Chol	151 mg/dL
Cl	104	mEq/L	TG	42 mg/dL
BUN	28	mg/dL	Glu	105 mg/dL
Cr	0.92	mg/dL	HbA1c	5.3 %

尿所見では感染を示唆する所見は認めませんでしたが、CRP 20.65mg/dLと強い炎症がありました。CK 912U/L と上昇していました。

胸部X線

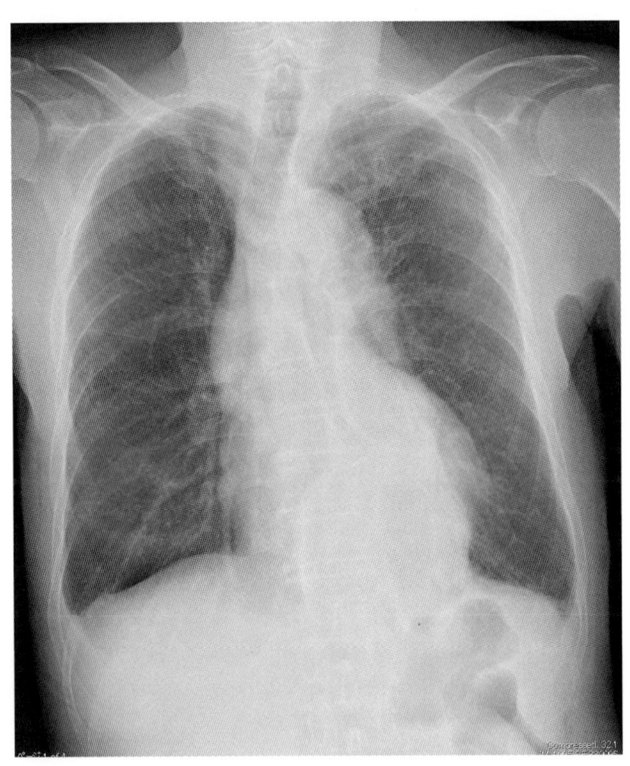

胸部X線は、CTR53%、肺野透過性は良好で、肺うっ血は認めず、両側に胸水が少量貯留していました。

腹部X線

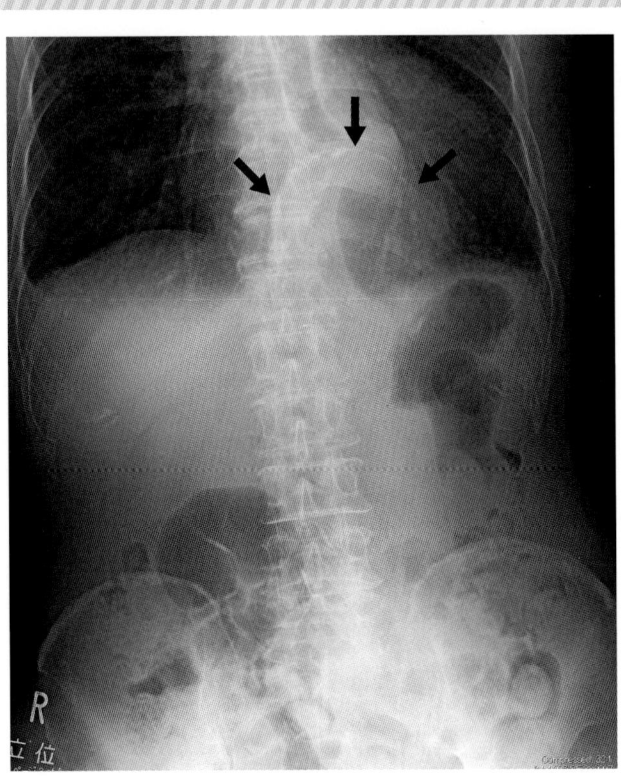

腹部X線で、心陰影の下半分に重なるようにお椀を伏せたような上に凸の曲線状の石灰化を認め、大動脈瘤の壁を疑いました。

胸腹部造影CT

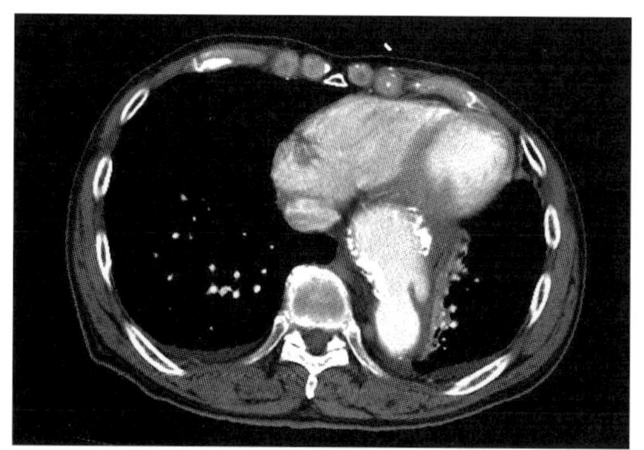

瘤近位側

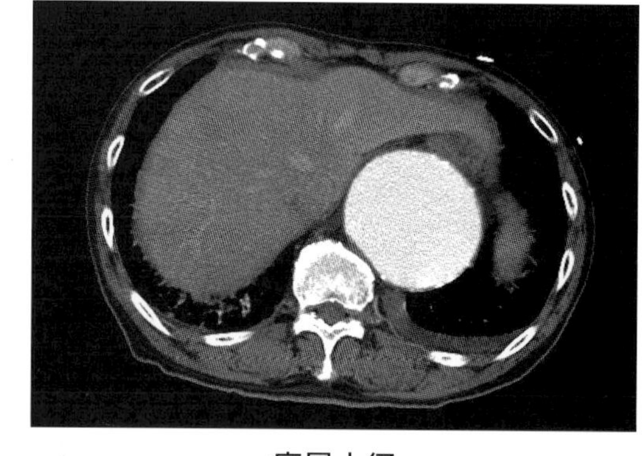

瘤最大径

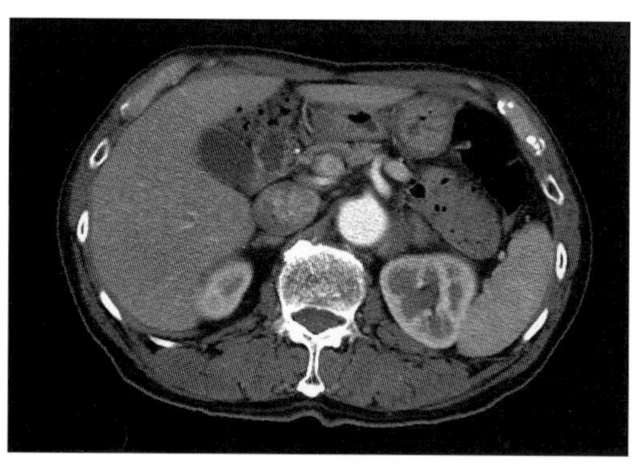

瘤遠位側

胸腹部にまたがった最大径mmの巨大大動脈瘤がありました。瘤の近位側も遠位側も血管壁の内腔は均整が保たれていました。造影剤のウージングはなく、破裂所見は認められませんでした。以上により、巨大な胸腹部大動脈瘤の切迫破裂と診断し、胸部心臓血管外科へ対診となりました。

胸腹部 3DCT

- **形　　態：紡錘状**
- **横断最大径：85 mm**
- **縦断最大長：120 mm**
- **範　　囲：横隔膜上下**
  （Th9～Th12）

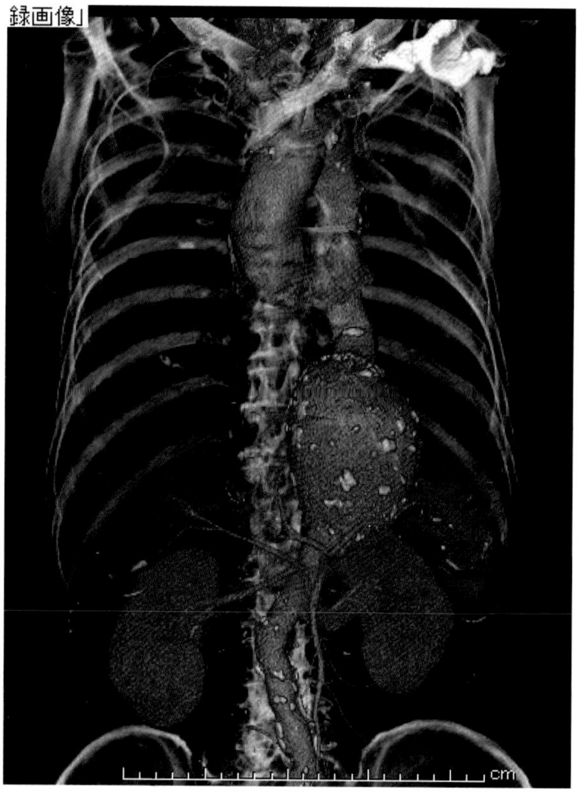

胸腹部の3DCTです。巨大大動脈瘤を認め、形態は紡錘状で、横断最大径 85mm、縦断最大長120mm、範囲は横隔膜上下で、第9胸椎から第12胸椎の範囲でした。腹部では瘤が胃と肝臓の裏に隠れていたため、腹部診察時には触知しなかったのです。心臓血管外科は入院させました。

胸腹部 CT（術後）

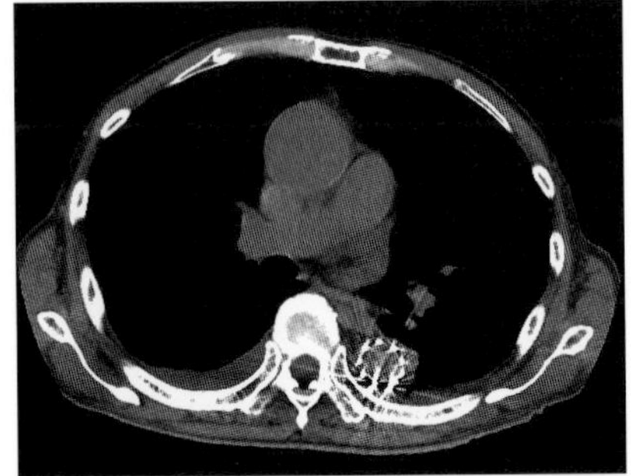

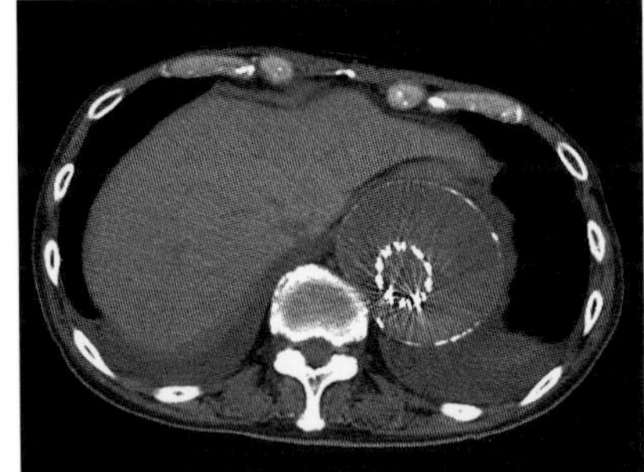

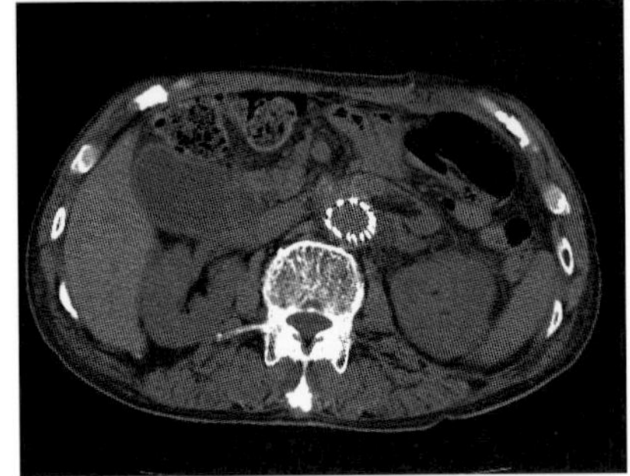

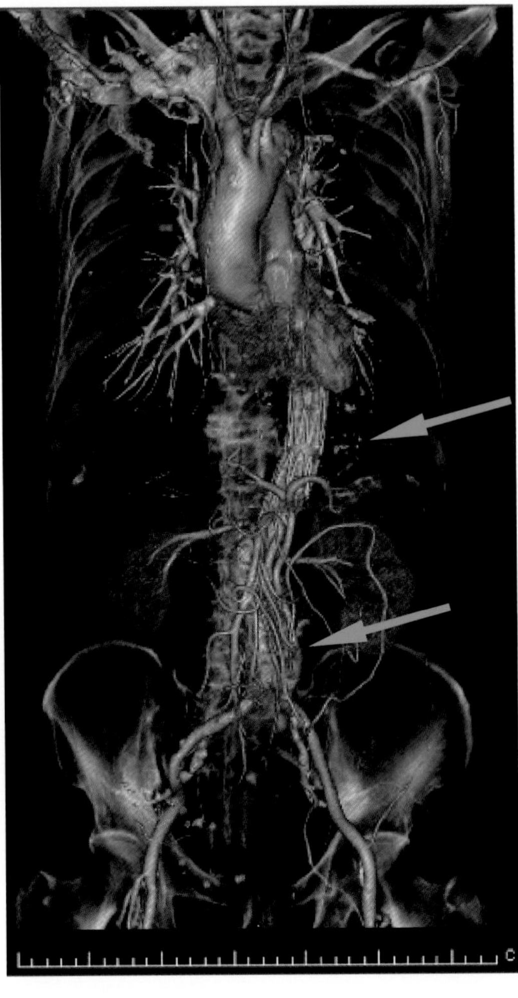

経皮的カテーテルによる瘤へのステント内挿術、ならびに主要枝に対するバイパス術のハイブリッド手術が施行されました。術後の造影CTでは、バイパスは開存しており、ステントグラフトにキンキングなどはみられず、グラフトも開存良好でエンドリークも認めませんでした。

まとめ

・高齢者の腹痛・腰痛・背部痛では common disease のみではなく、大動脈緊急症も念頭におきながら迅速に診療を進め、手術を考慮するならば暦年齢のみではなく、生理的年齢を十分に考慮したうえで手術適応を決定するべきです。

・高齢者の大動脈瘤手術は緊急手術の割合が高く成績も不良であるために、可能な限り積極的に待機手術を行うことが推奨されます。

・高リスクの患者に対する術式は症例選択の上、open surgery より低侵襲なカテーテルによる血管内治療を積極的に施行することが望ましいです。

症例 12 連続して起こった一過性脳虚血発作と不安定狭心症

症例（82歳，女性）

●主　訴：一過性の右上肢麻痺

●既往歴：高血圧を指摘されたことがあるが、放置していました。

●現病歴：

昨日、白内障の手術を目的として眼科病棟に入院していました。術前の血圧は150/70mmHg、心電図は洞調律で左室肥大を認めました。

片眼の手術が無事成功して病室に帰ったとたん、右上肢に力が入らなくなり不全麻痺となりました。眼科主治医が頭部単純CT検査を施行しましたが、新鮮な脳血管障害所見は認めませんでした。麻痺は1時間ほどで完全回復し、夕飯も自力摂取できました。TIAと診断されました。

入院後の所見

夜間入眠しましたが、朝5時ごろから冷汗と胸の苦しさを自覚、持続しましたが我慢していました。痛みは身体のどこにも自覚しませんでした。

7時に看護師が右上肢で測定した血圧が86/40mmHgと低下していました。この状況で高齢医学科当直に対診され、往診しました。意識清明、胸部不快感は持続し、呼吸音は清、ラ音は聴取しませんでした。SpO_2 96%、心拍 80/分、整、心雑音聴取せず、四肢に麻痺は認めませんでした。

経過

・心電図では V_4, V_5, V_6 誘導で術前に比べ有意なST低下を認めました。
　不安定狭心症による心原性ショックを疑いました。

・心臓カテーテル検査を依頼する前に、念のため心臓超音波検査をオーダーしました。

・しばらくして、心エコー室の技師から直接電話がありすぐ来てほしいと言われました。

心臓超音波検査所見

〈収縮期〉

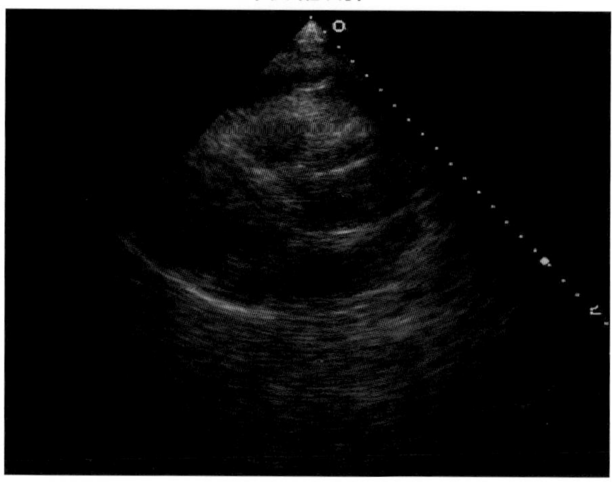

〈拡張期〉

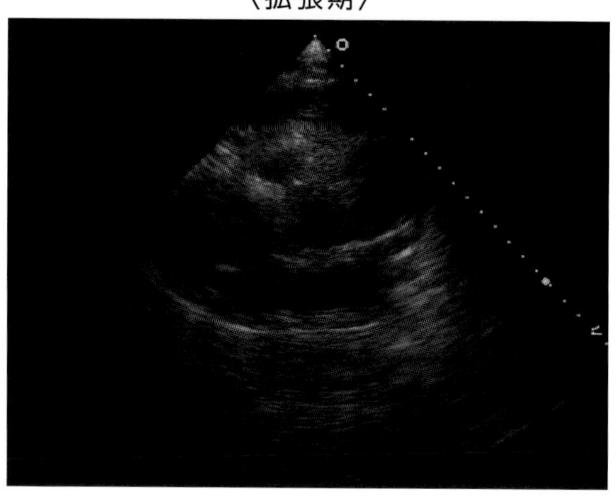

長軸断面

心エコー

長軸断面

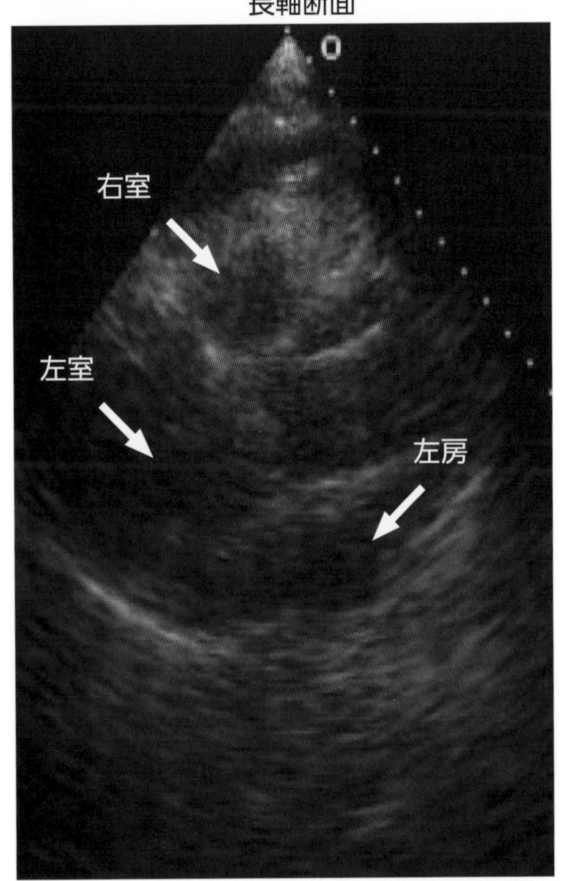

短軸断面血流ドプラー

偽腔（血流認めず）

フラップ

右室
偽腔
上行大動脈
左室
左房

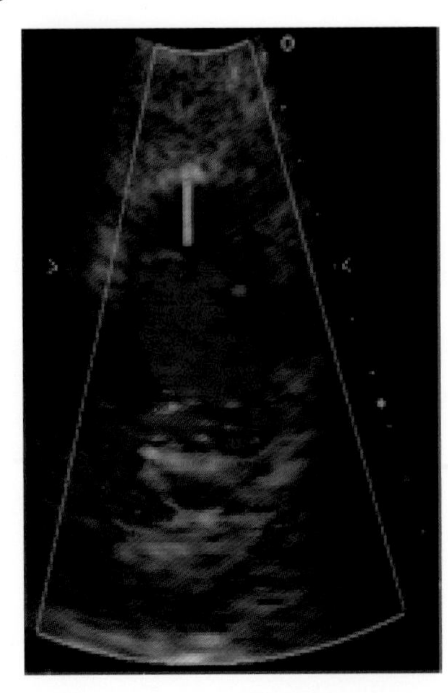

上行大動脈径は拡大し、大動脈壁のフラップを認め解離していることが判明しました。

上方にはドプラーで血流のない偽腔がとらえられました。

診断

急性の上行大動脈解離（Stanford A 型）でした。すぐに心臓血管外科に紹介するとともに、家族も呼んで説明しました。

造影CTが施行され、確定診断されました。

胸腹部大動脈造影CT

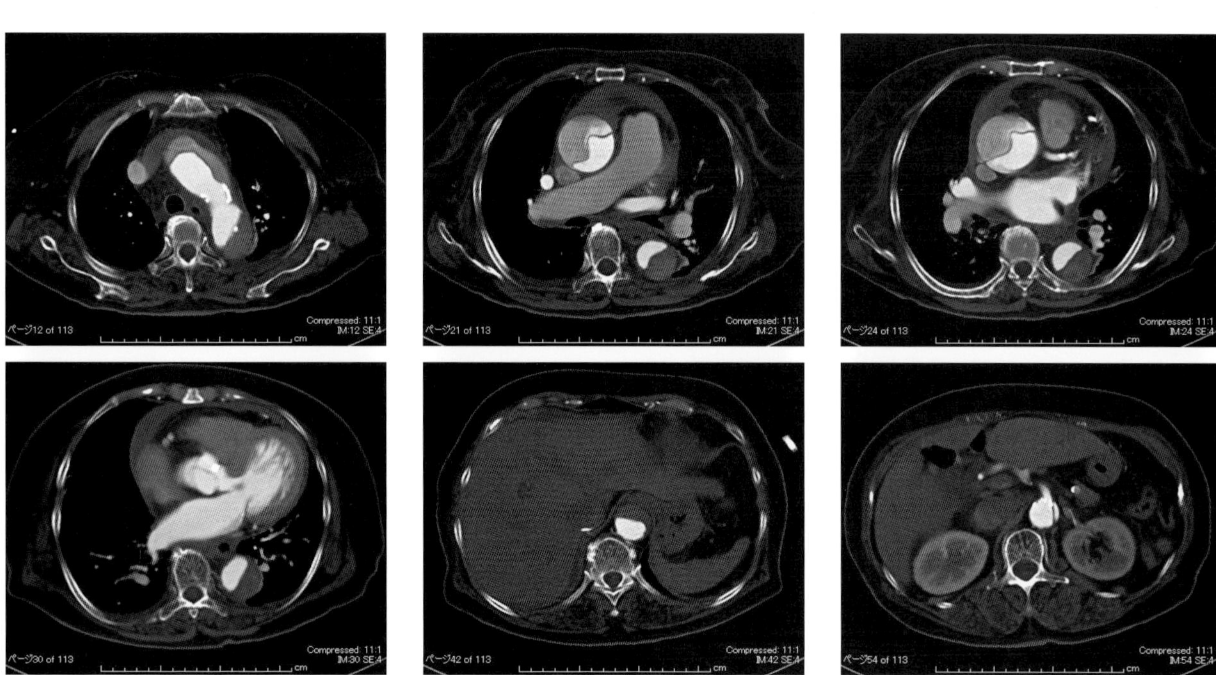

解離は上行大動脈から大動脈弓、下行大動脈、腹部大動脈に及んでいました。

その後の経過

緊急に人工血管による上行大動脈置換術が施行され救命できました。

まとめ

TIAと不安定狭心症という脳と心臓の虚血症候が時間差をもって出現しました。
原因を一元的に説明する病態（枝の血流不全）として大動脈解離は見逃すことのできない重要疾患です。

01

日本の後期高齢者死亡原因順位（2021年、厚生労働省統計より少し改変）

75～89歳　悪性新生物、心疾患、老衰、脳血管疾患、肺炎
90～99歳　老衰、心疾患、悪性新生物、脳血管疾患、肺炎

金沢医科大学高齢医学科（外来・入院）で診療している疾患と予後

脳血管疾患、肺炎などの感染症、心疾患、悪性新生物

入院診療はいずれの疾患も急性増悪時を扱っています（救急搬送も多いです）。治療によって急性期を乗り越えて軽快しても麻痺などの後遺症を残したり、ADL低下で車椅子や寝たきり状態、経口摂取不能で胃管栄養となったりし、自宅退院できずに療養型病院に転院になる患者も多いです。療養していて再度増悪（脳梗塞、心不全、誤嚥性肺炎は繰り返します）して戻ってくるというサイクルを形成する患者もいます。高齢医学科での診療はこの過程で少しでもADLを防いだ形で死を遠ざける努力と言えます。

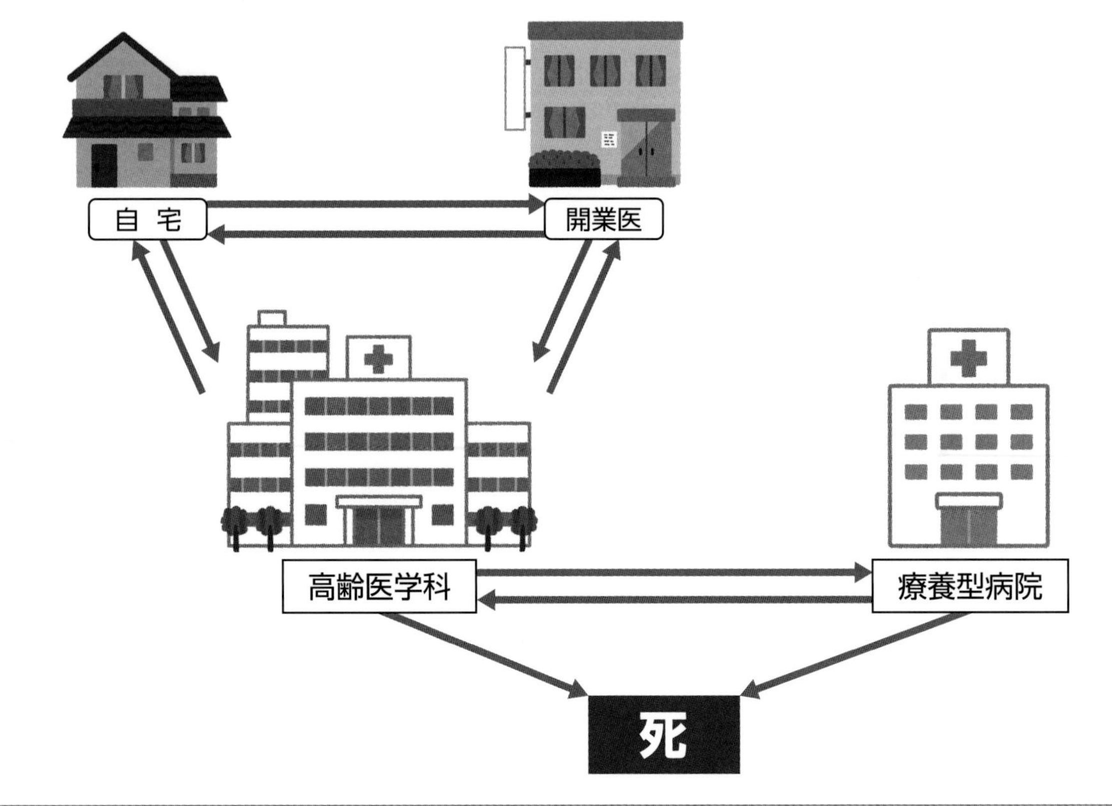

2章 脳梗塞

症例1 段階的に増悪した神経症状

現病歴 1

症例（83歳，男性）

- 主　訴：ふらつき，歩行障害
- 既往歴：脳血管性認知症，陳旧性脳梗塞（左下肢不全麻痺），高血圧
- 処　方：アスピリン 100mg 朝，アムロジピン 5mg 朝
- 現病歴：
  グループホーム入所中。X年11月17日、立位歩行で今までと違いふらつき、途中で止まらざるを得ないようになったことが主訴で受診しました。
- 身体所見：血圧：177/90mmHg，心拍数：74/分，整
- 神経学的所見：
  両下肢のバレー徴候：陰性，筋力低下認めず
  立位可能，歩行：不安定で broad base，つかまり歩行可能
  膝-踝試験：指示に従えず

頭部MRI：拡散強調像（DWI）

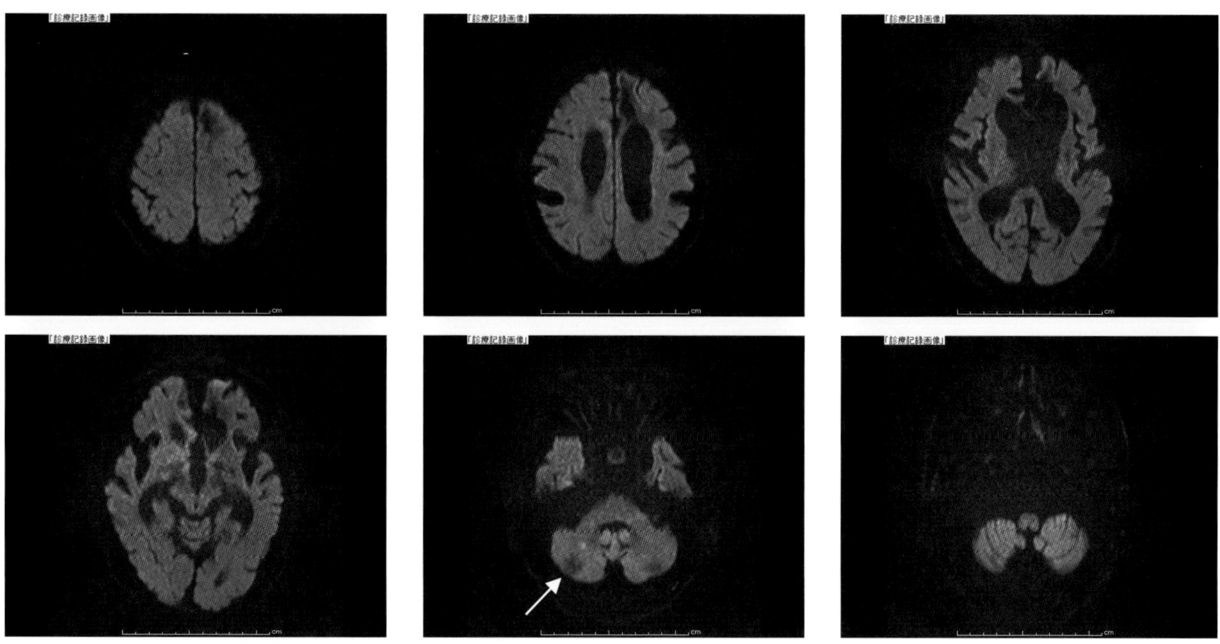

MRI-DWIでは右小脳半球に最近起こった小さな梗塞巣（↗）を認めました。また左前頭葉に陳旧性脳梗塞がありました。なお、全般的に高度な脳萎縮がありました。

MRI検査からアテローム血栓性脳梗塞の陳旧性期で、ふらつきは最近起こった小脳梗塞が原因と診断しました。

MRA

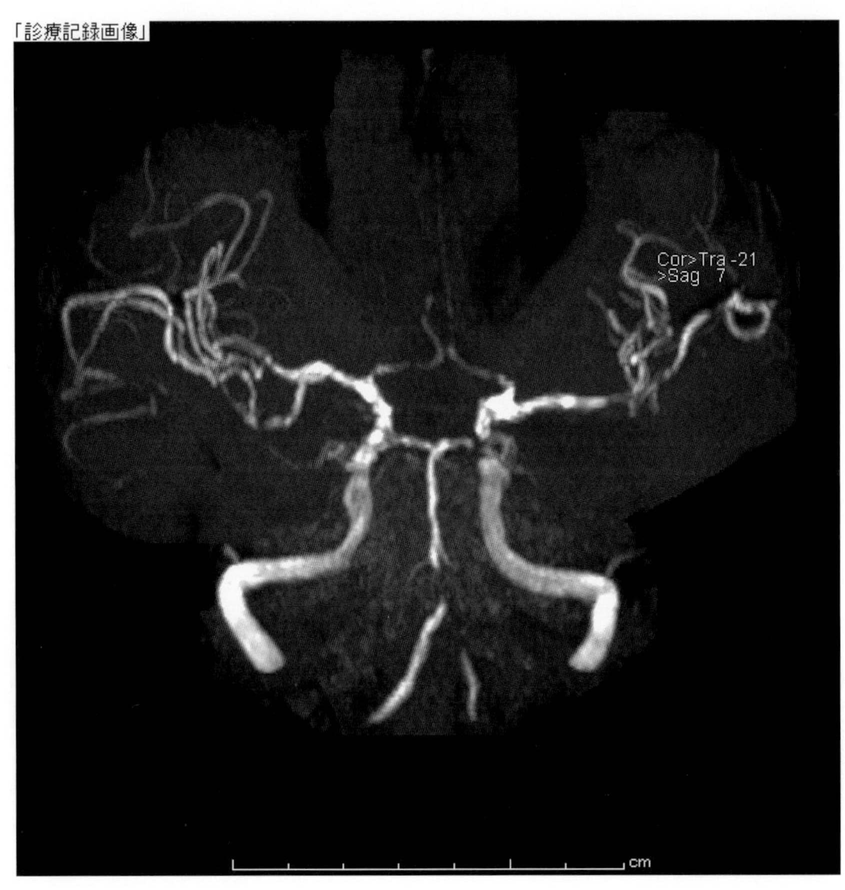

MRAで両側椎骨動脈の部分的閉塞を認めました。さらに両側前大脳動脈は描出が悪く、両側中大脳動脈も全体的に壁不整が強く、高度の動脈硬化を示唆し、アテローム血栓性脳梗塞と診断しました。アスピリン内服下でもさらに発症したことから、クロピドグレル75mgに変更しました。

現病歴 2

- 主　訴：意識障害
- 現病歴：

  11月25日12時に昼食をとる際、スプーンがうまく使えず、表情も固まった印象であり、1点を凝視し反応がなくなりました。救急搬送されました。
- 身体所見：

  血圧：181/97㎜Hg，心拍：72/分、整，呼吸：20/分

  心音・呼吸音：異常なし

  意識：JCS：I-3，GCS：E4V1M5，指示動作不能

  瞳孔：正円同大、3㎜，対応反射両側迅速，眼球正中，追視あり

  2頭筋・3頭筋・膝蓋腱・アキレス腱反射：正常

  バビンスキー反射：右陰性，左陽性

頭部MRI　DWI

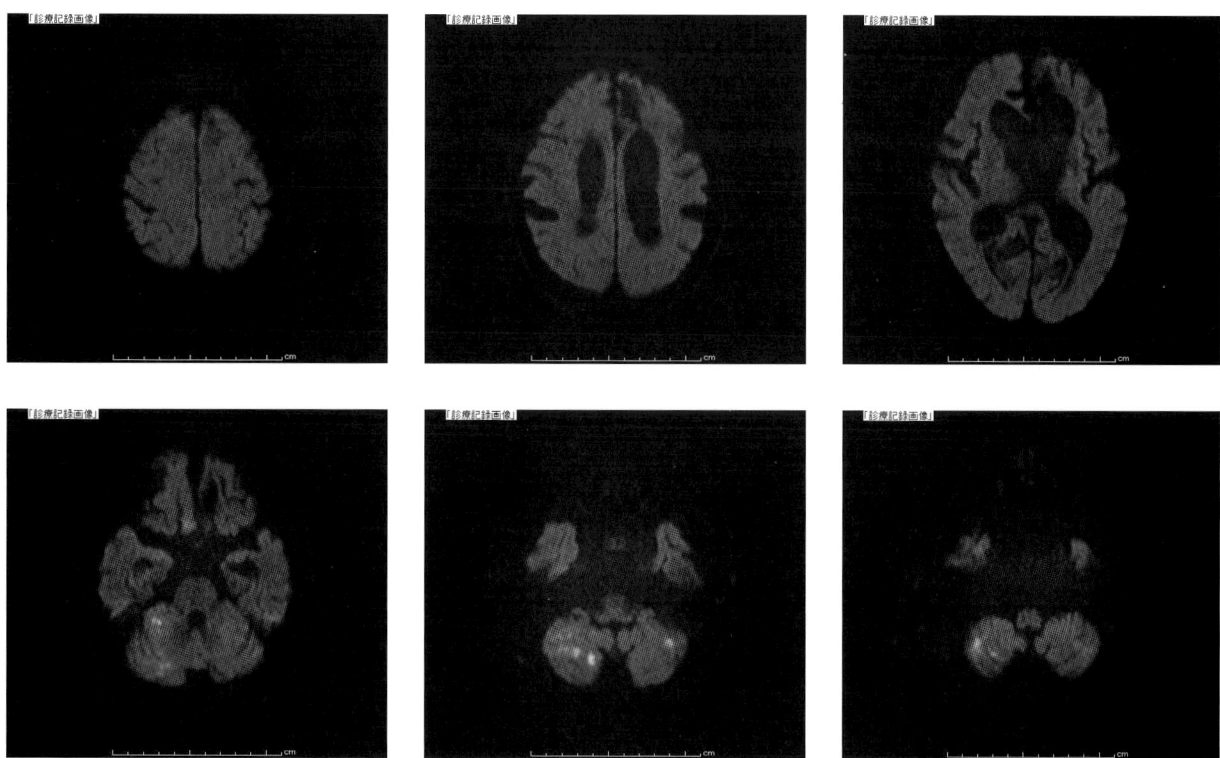

MRI-DWIでは両側小脳半球に斑状に急性期梗塞巣を認めました。

頭部MRA

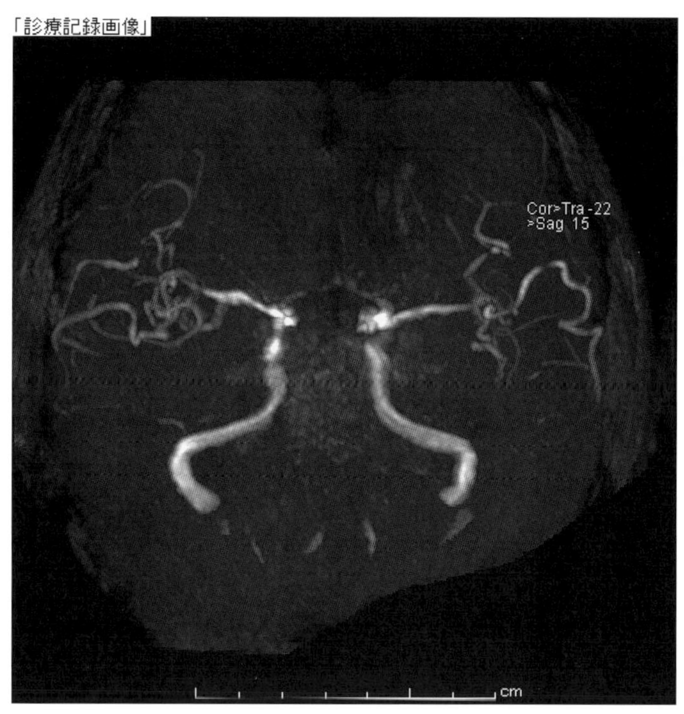

MRAでは両側椎骨動脈、脳底動脈、後大脳動脈は全く描出されませんでした。

入院時心電図

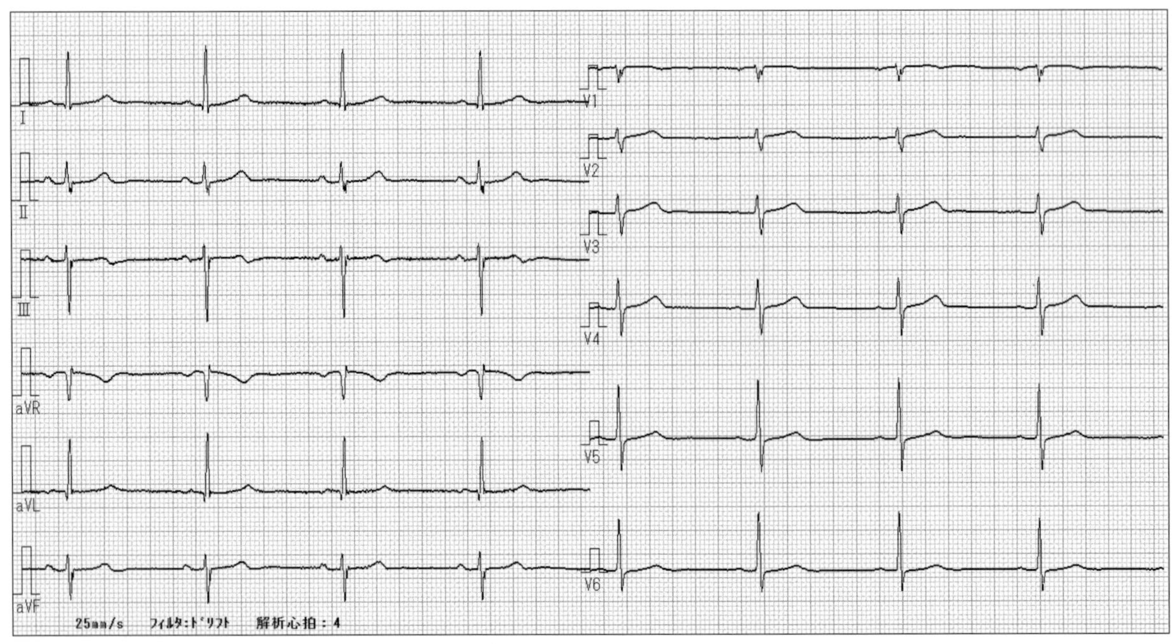

入院時心電図は洞調律で心房細動は認めず、入院後モニター心電図でも捉えられませんでした。アテローム血栓性の小脳梗塞と診断しました。

入院治療と経過

[血液]

RBC	451 ×10^4/μL	CRP	0.55 mg/dL	AST	21 U/L
Hb	13.3 g/dL	Na	140 mEq/L	ALT	23 U/L
Ht	39.9 %	K	4.0 mEq/L	r-GTP	15 U/L
		Cl	105 mEq/L	グルコース	114 U/L
WBC	7,860 /μL	Ca	9.2 mg/dL		
Neut	62.1 %	BUN	13 mg/dL		
Lymp	29.0 %				
Mono	4.2 %	Cr	0.87 mg/dL		
Eos	3.1 %	T.P.	7.3 g/dL		
Baso	0.3 %	T.Bil	0.4 mg/dL		
PLTs	18.4 ×10^4/μL	CK	22 U/L		
		LD	174 U/L		

血液検査では炎症も貧血もなく、特記すべきことはありませんでした。

入院時には発語がない以外は開眼し呼びかけにも反応していました。オザグレルナトリウム（トロンボキサンA2合成酵素阻害剤）、シチリン、エダラボンを点滴投与する治療を開始しました。しかし、抗血小板薬による治療に抵抗性で、意識障害はすぐに増悪していきました。フォローアップCTを撮像しました。

頭部CT（発症24時間目）

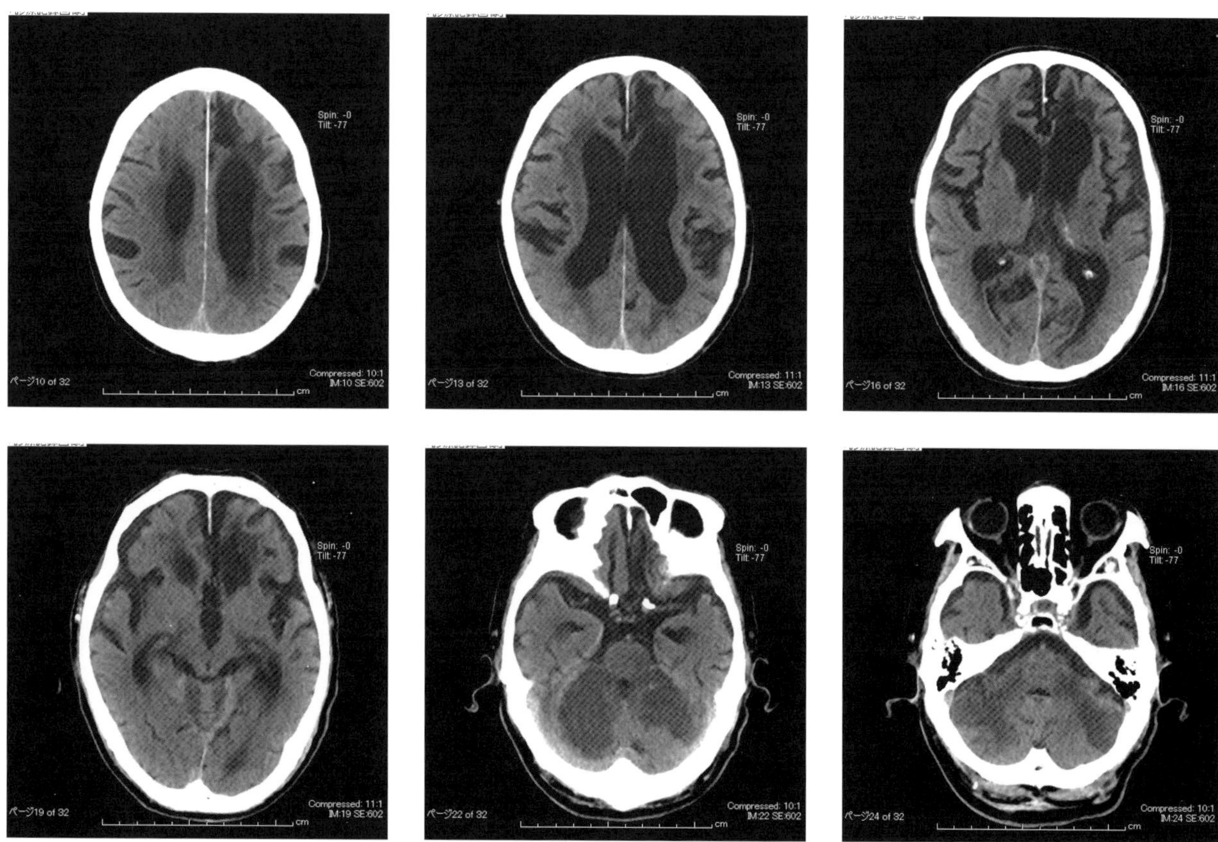

小脳のほぼすべての領域にわたる低吸収、橋の低吸収、中脳のまだら状低吸収を認め、脳梗塞が進展し小脳梗塞に脳幹梗塞も合併する状態でした。意識状態は翌日にはJCSⅢ-300となりました。

入院治療と経過

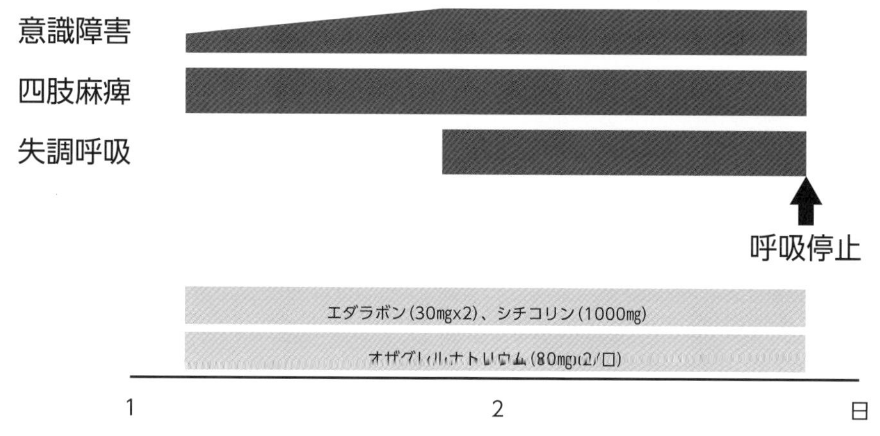

2日目には失調呼吸も出現、やがて呼吸停止し、死亡しました。

まとめ

抗血小板薬抵抗性の重症アテローム血栓性脳梗塞でした。

症例 2 労作中の突然の片麻痺

症例（81歳，男性）

- 主　訴：左片麻痺
- 既往歴：特にありません
- 薬往歴：特にありません
- 現病歴：

X年9月16日朝食時に左手で茶碗を持てない、体が左に傾くことに家族が気づきました。昼間には立位時に左へ転倒しました。18日夜にむせも出現し救急受診しました。

- 身体所見：

意 識：JCS I-2
体 温：38.0 ℃
血 圧：153/98mmHg
脈 拍：95/分、整
SpO_2：97%

右顔面麻痺
徒手筋力テスト（MMT）：
左上肢 2，右上肢 5
左下肢 2，右下肢 5
左空間無視
バビンスキー反射：左（－），右（－）

頭部MRI-DWI

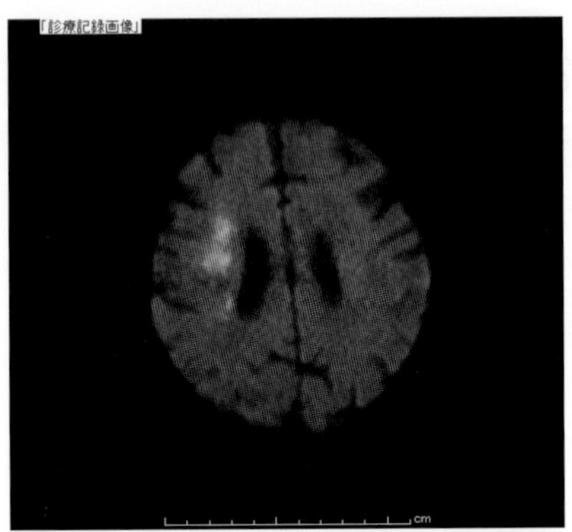
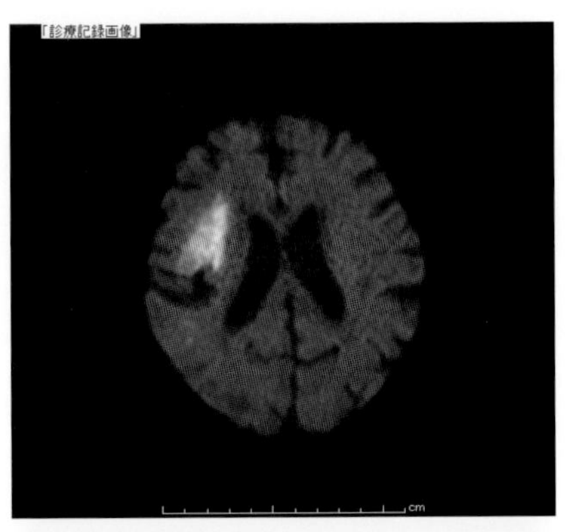
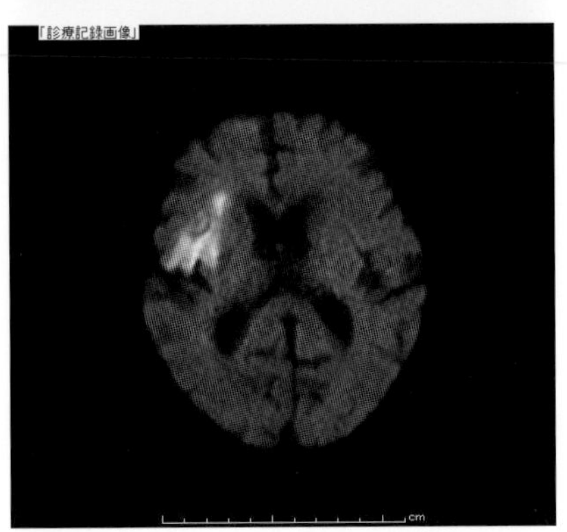
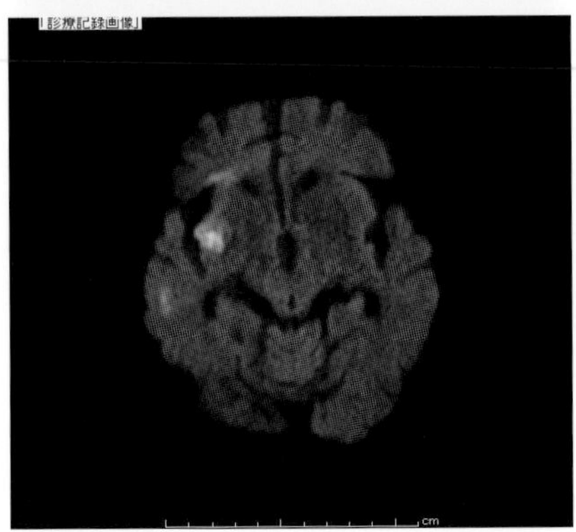

拡散協調画像（DWI）で右中大脳動脈領域の皮質下から基底核に高信号巣の集簇を認めました。

頭部MRA

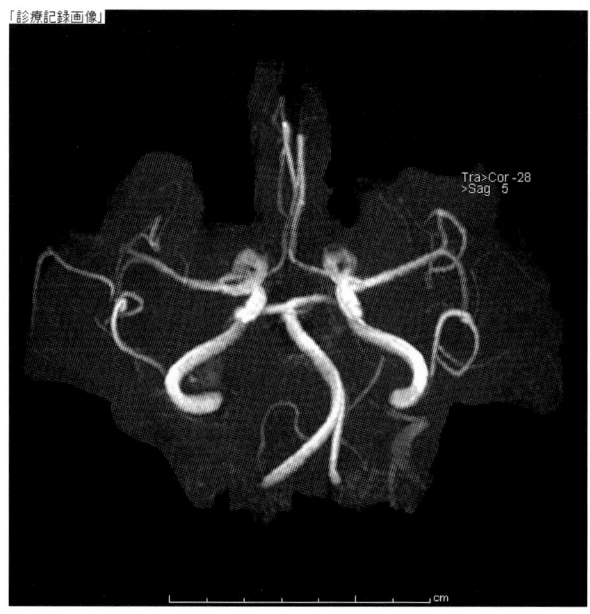

MRAでは右中大脳動脈第２枝が閉塞していました。しかし、他の主幹動脈に動脈硬化は認めませんでした。

心電図

〈入院時〉

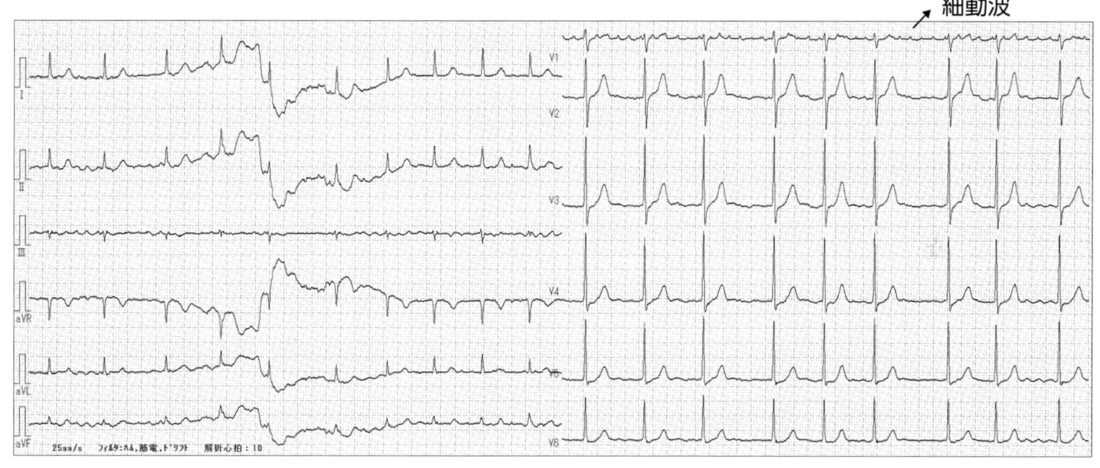

〈入院後〉

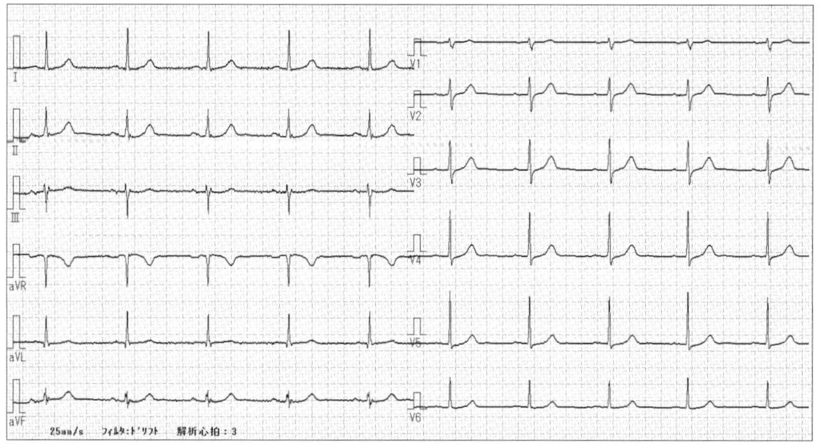

入院時心電図は心房細動でした。入院後には洞調律に復帰することもあり、一過性心房細動と診断しました。心原性脳塞栓症を最も疑いました。

心臓超音波検査

心臓超音波検査では、左室壁運動は正常で心腔内血栓は認めませんでした。

頸動脈超音波検査

頸動脈超音波検査では、両側内頸動脈にプラークは認めましたが狭窄はありませんでした。頸動脈硬化巣からの血栓の脳への塞栓も否定的でした。

入院治療と経過

［血液］

RBC	465 $\times 10^4/\mu L$	Mono	7.5 %	Cl	106 mEq/L	AST	19 U/L
Hb	14.6 g/dL	Eos	0.8 %	BUN	17 mg/dL	ALT	17 U/L
Ht	41.7 %	Baso	0.3 %	Cr	0.71 mg/dL	r-GTP	20 U/L
		PLTs	28.6 $\times 10^4/\mu L$	Alb	4.0 g/dL	グルコース	112 U/L
WBC	10,750 /μL	CRP	0.13 mg/dL	T.Bil	1.1 mg/dL		
Neut	53.7 %	Na	142 mEq/L	CK	115 U/L	BNP	34 pg/mL
Lymp	23.9 %	K	4.1 mEq/L	LD	229 U/L		

貧血、炎症はなく、CKは正常範囲内でした。BNPは正常範囲でした。

入院治療と経過

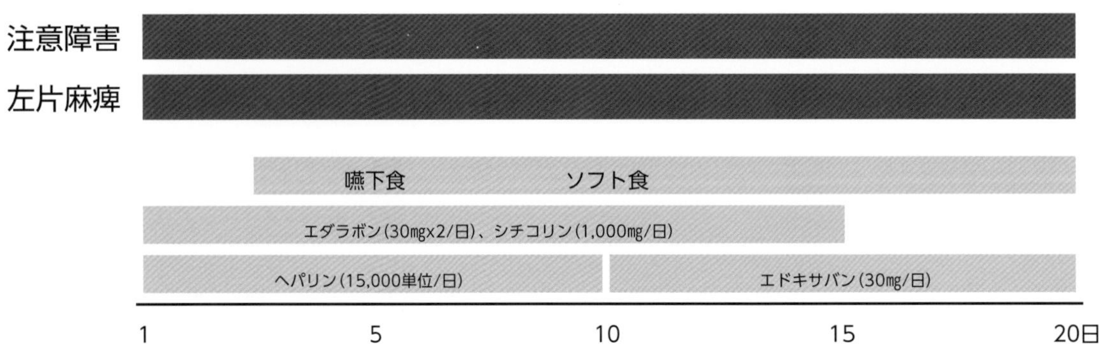

入院後、抗凝固療法としてヘパリン持続点滴を施行しました。脳保護のためエダラボン、シチコリンの点滴も行いました。嚥下機能評価で嚥下可能と診断されたため、嚥下食から開始、ソフト食に移行しました。注意障害がかなり合併しており、リハビリテーションは進まず、左片麻痺は改善が見られず持続しました。慢性期リハビリテーション病院に転院となりました。

まとめ

心房細動による心原性脳塞栓症の症例でした。心房細動による心原性脳塞栓症の急性期治療におけるヘパリンは、脳卒中治療ガイドライン2021では使用してもよいが科学的根拠なし（エビデンスレベルC）となっていますが、当科では出血リスクがある大梗塞を除き積極的に使用しています。

症例3 両側にわたって出現した麻痺

現病歴 1

症例（96歳，女性）

●主　訴：左片麻痺

●既往歴：

認知症（7年前に診断され徐々に増悪、HDSR 13点、自力歩行可能、在宅で家族が世話をしていました），高血圧

●現病歴：

X年4月1日転倒し頭部打撲しました。やがて活動性が低下し、3日ごろから明らかな左上下肢の麻痺を認めるようになり、6日に家族が受診させました。

●薬　歴：アスピリン 100mg 朝，ドネペジル 5mg 朝，バルサルタン 80mg 朝，アムロジピン 5mg 朝

●身体所見：

意　識：JSC I-3
血　圧：172/61mmHg
脈　拍：63/分、不整
SpO_2：97%

心　拍：68/分，不整
心　音：異常なし，心雑音なし
呼吸音：清，ラ音なし

瞳　孔：正円同大，3mm，左右差なし
対光反射：迅速
左上下肢麻痺あり
MMT　上肢　左/右：0/5
MMT　下肢　左/右：0/5
膝蓋腱反射　左減弱，右正常
バビンスキー反射：左陽性，右陰性

頭部MRI　DWI

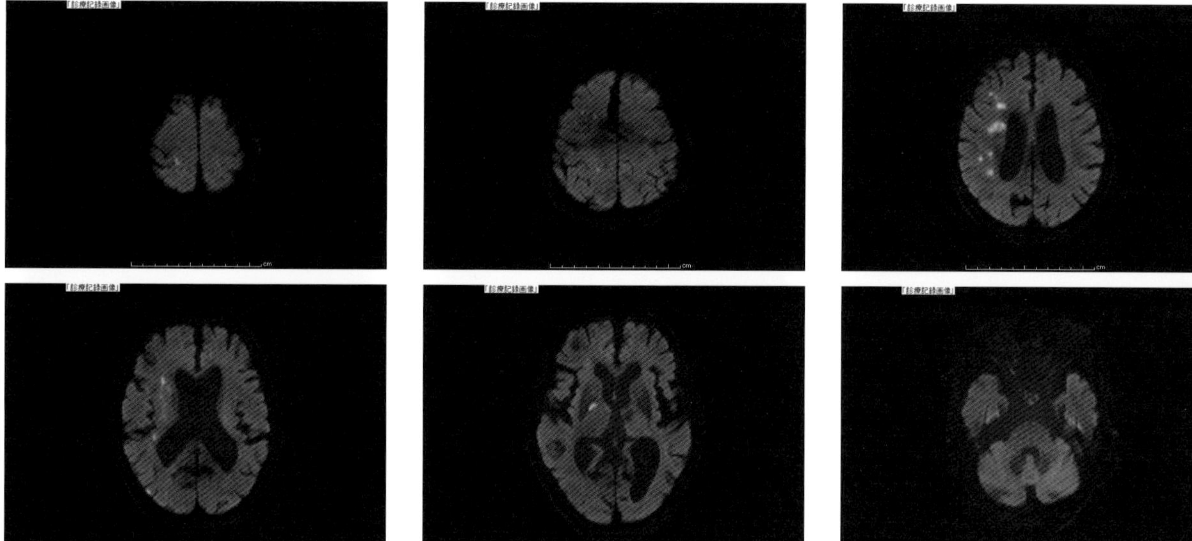

MRI拡散協調画像（DWI）で右大脳半球皮質下と基底核に散在する多発高信号を認め、新鮮脳梗塞と診断しました。

頭部MRA

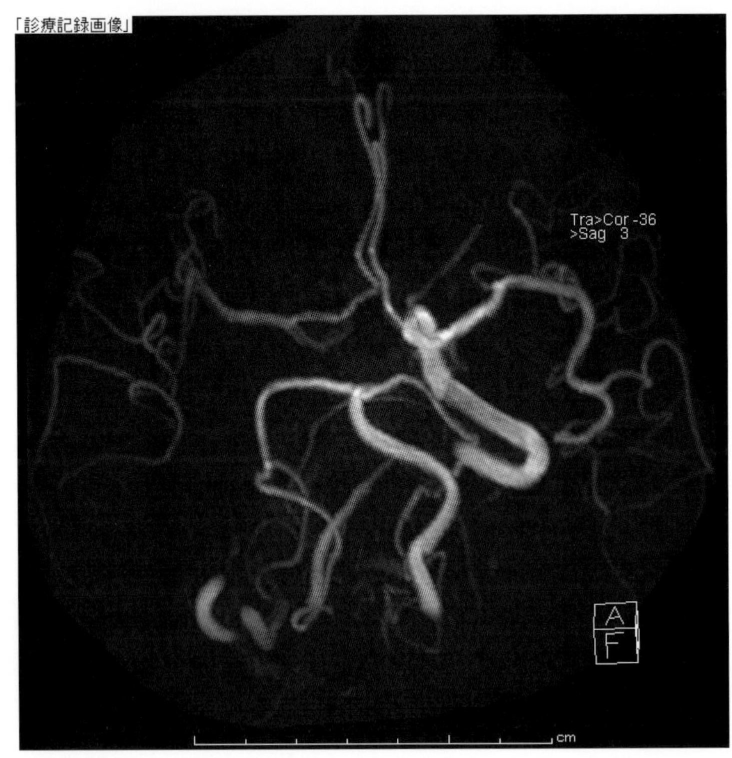

MRAでは右内頚動脈が閉塞し、描出されませんでした。

入院時心電図

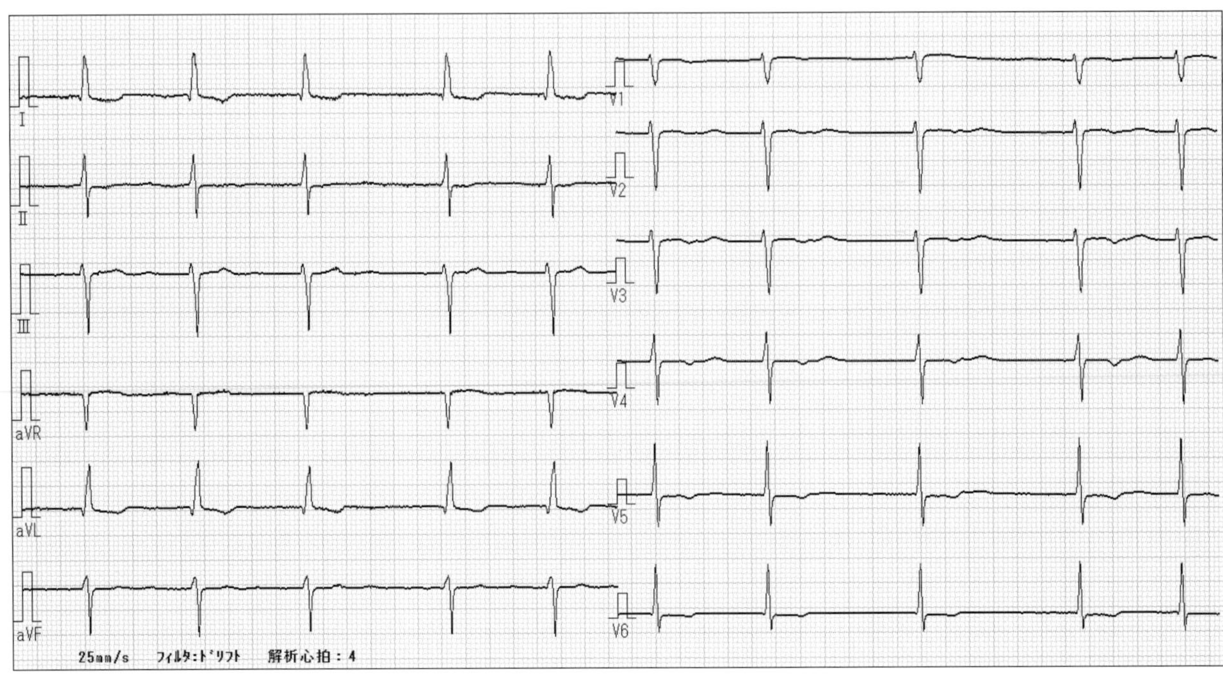

入院時心電図は心房細動で徐脈でした。入院後もずっと心房細動で、慢性心房細動からの心原性脳塞栓症と診断しました。

入院治療と経過

[入院時の血液検査]

RBC	4,640 /μL	Na	143 mEq/L	LD	248 U/L
Hb	10.1 g/dL	K	4.0 mEq/L	AST	32 U/L
Ht	30.5 %	Cl	106 mEq/L	ALT	20 U/L
WBC	4,640 /μL	BUN	19 mg/dL	r-GTP	16 U/L
Neut	79.0 %	Cr	1.09 mg/dL	CK	160 U/L
PLTs	17.1 ×10⁴/μL	TP	6.8 g/dL	グルコース	129 mg/dL
CRP	0.18 mg/dL	Alb	3.9 g/dL	BNP	212 pg/mL
		T.Bil	0.7 mg/dL		

入院治療と経過

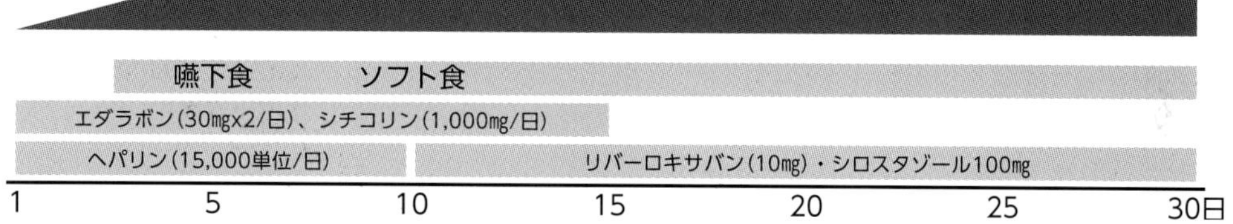

入院後、抗凝固療法としてヘパリン持続点滴を施行しました。脳保護のためエダラボン、シチコリンの点滴も併用しました。嚥下機能評価で嚥下可能と診断されたため、嚥下食から開始、ソフト食に移行しました。ヘパリンをリバーロキサバンに変更しました。心拍数を増加させるためにシロスタゾールを少量併用しました。

しかし左片麻痺は同様の状態で持続し、長期療養型病院に転院しました。

現病歴 2

- 主　訴：意識障害，左片麻痺
- 現病歴：

前回退院後、経過の詳細は不明で、特別養護老人ホームに入所していました。立位不能で食事は座位で自力摂取していました。薬は当科退院時から変更されており、なぜかワーファリン1.5mg+アスピリン100mgを投与されていました。

X年11月25日朝食のため座位にしたところ、全身脱力しており、両眼球が左上方に偏位していたため、救急搬送されました。

- 身体所見：

意　識：JSC Ⅲ-200
血　圧：183/123mmHg
脈　拍：69/分、不整
SpO_2：97%

心　拍：68/分，不整
心　音：異常なし，心雑音なし
呼吸音：清，ラ音なし
眼　球：左上方偏位
対光反射：右迅速，左消失速

左上下肢：筋緊張亢進
　　　　左上肢自動運動あり
右上下肢：弛緩性完全麻痺
バビンスキー反射：左陰性，右陽性

血液検査

PT-INR：1.10

意識レベルはJCS Ⅲ-200で、血圧が183mmHgと上昇していました。心電図では心房細動でした。左対光反射が消失し、右上下肢とも完全な弛緩性麻痺でバビンスキー反射は右陽性でした。なお、前回完全麻痺であった左上肢は自動運動が認められました。PT-INRは1.10であり、ワーファリンは効いていない状態でした。

頭部MRI　DWI

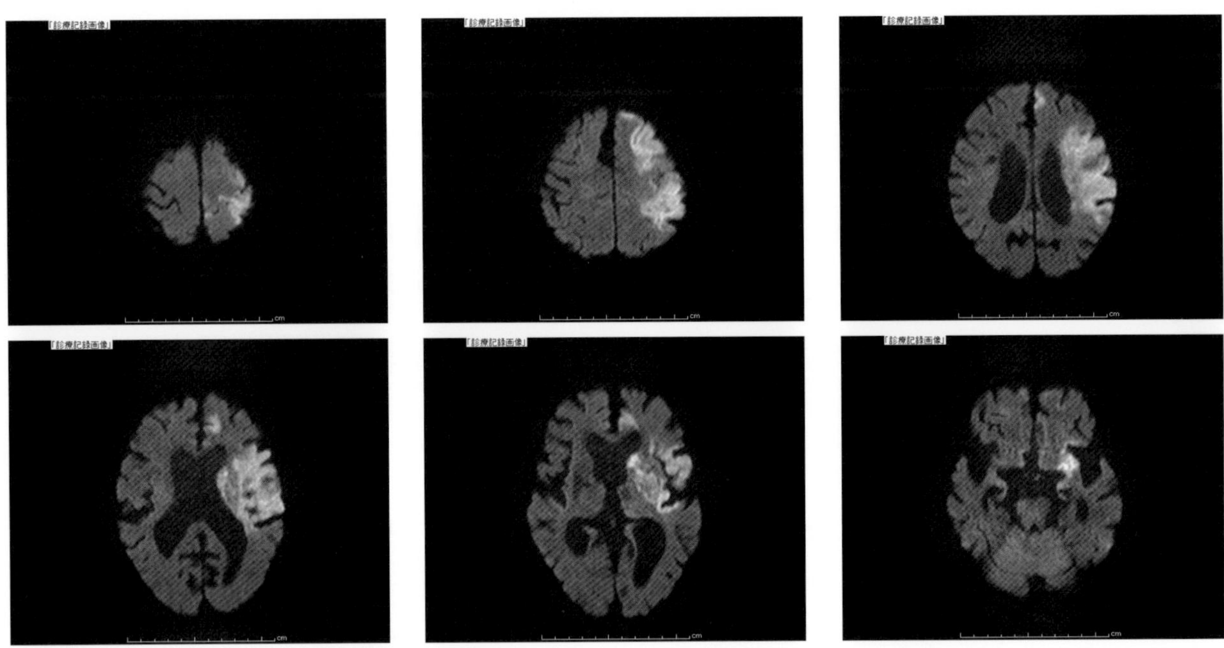

拡散協調画像（DWI）で左前頭葉・側頭葉の皮質から左基底核部にかけて広範囲の高信号を認めました。

頭部MRA

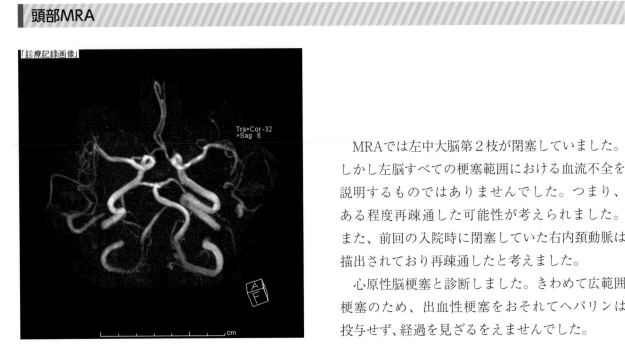

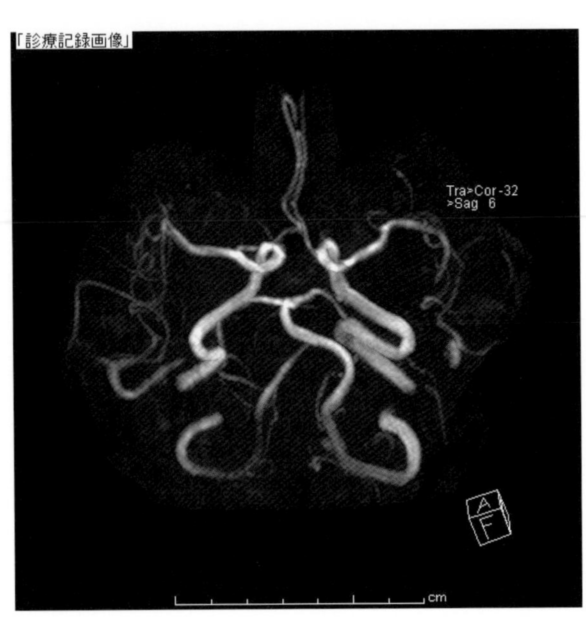

MRAでは左中大脳第２枝が閉塞していました。しかし左脳すべての梗塞範囲における血流不全を説明するものではありませんでした。つまり、ある程度再疎通した可能性が考えられました。また、前回の入院時に閉塞していた右内頚動脈は描出されており再疎通したと考えました。

心原性脳梗塞と診断しました。きわめて広範囲梗塞のため、出血性梗塞をおそれてヘパリンは投与せず、経過を見ざるをえませんでした。

頭部CT (2日後)

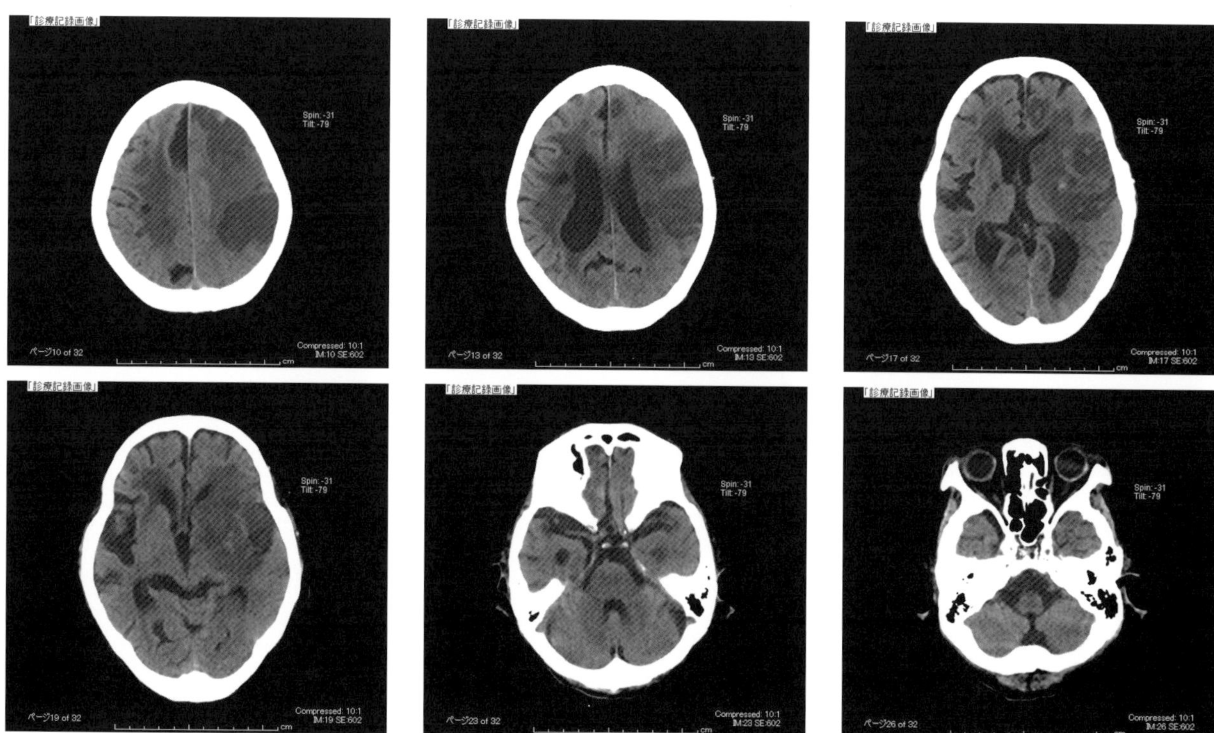

2日後のCTでは左中大脳動脈領域が広範囲に低吸収となっており、一部出血も認めました。
意識障害と右片麻痺は改善しないまま寝たきり状態で、第19病日に長期療養型病院へ転院しました。

まとめ

心房細動からの塞栓は心腔内に形成された新鮮なもの（2日から7日目）が飛びやすいので柔らかいです。大きな血栓が塞栓となって広範囲梗塞を形成することも多いです。さらに柔らかい血栓が崩れて飛び散り、両側多発性梗塞を形成することもあります。塞栓となった血栓は溶解して自然再疎通することも多いです。常に抗凝固薬を十分効かせることが重要です。

心房細動の自然経過と心腔内血栓形成

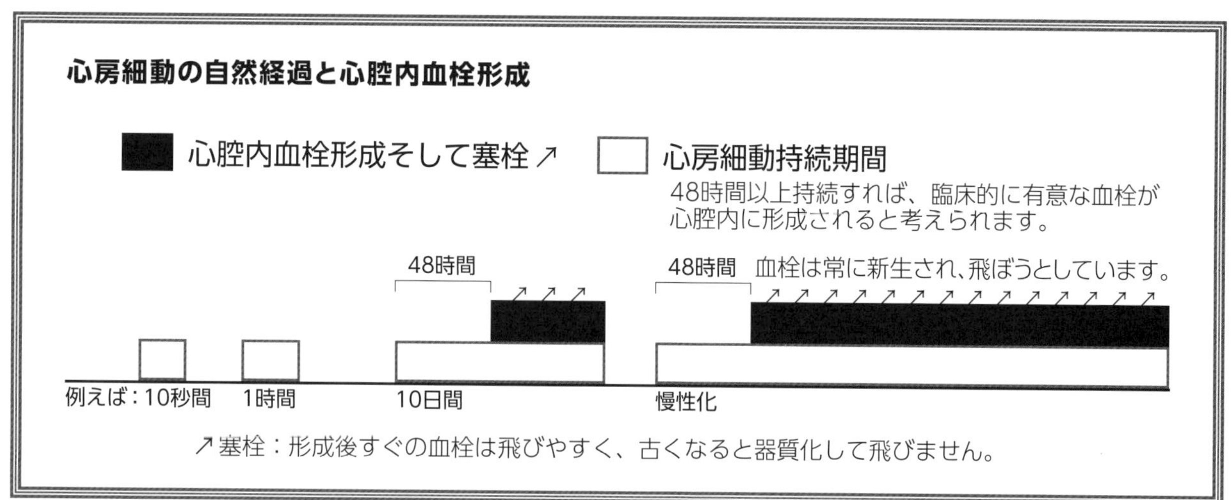

症例4 くり返す同側の神経症状

現病歴 1

症例（78歳，男性）

- 主　訴：左上肢麻痺
- 既往歴：頚動脈プラーク（右>左）指摘（超音波検査），高コレステロール血症，高尿酸血症
- 薬往歴：クロピドグレル75mg 朝，ピタバスタチン2mg 朝，アロプリノール200mg 朝
- 現病歴：

X年1月7日昼12時半ごろから左上肢の脱力、動かしづらさを自覚したが軽快していました。20時40分ごろから再度症状が出現し着替えが一人でできない、洗顔のとき水をすくえない、食事時に茶碗を持てないなどの症状が出ました。1月8日受診しました。

- 身体所見：

意　識：清明
血　圧：178/94mmHg
脈　拍：100/分、整
SpO_2：98%

心　拍：100/分，整
心　音：異常なし，心雑音なし
呼吸音：清，ラ音なし
頚　部：血管雑音なし
瞳　孔：正円同大，3mm，左右差なし
対光反射：迅速

顔面麻痺なし、構音障害なし
左上肢麻痺あり
Barre徴候　右陰性，左陽性
MMT　上肢　左/右：4/5
MMT　下肢　左/右：5/5

頭部MRI　DWI

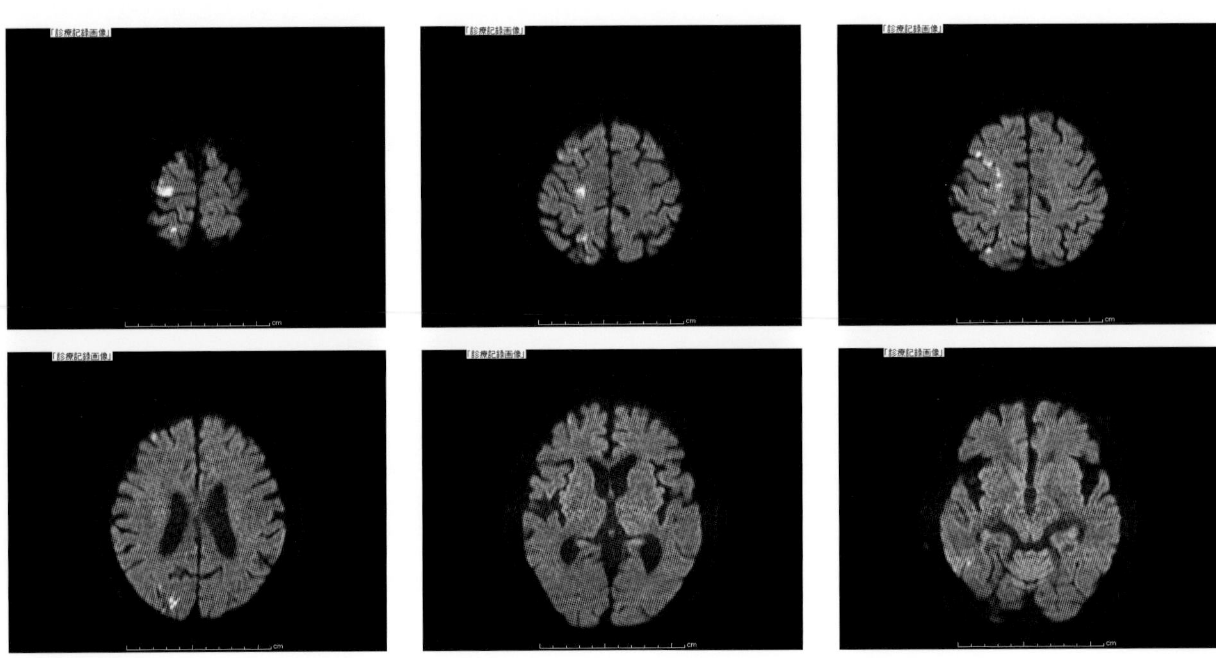

拡散協調画像（DWI）で右頭頂葉、側頭葉、前頭葉、後頭葉の皮質に多発高信号を認めました。

頭部MRA

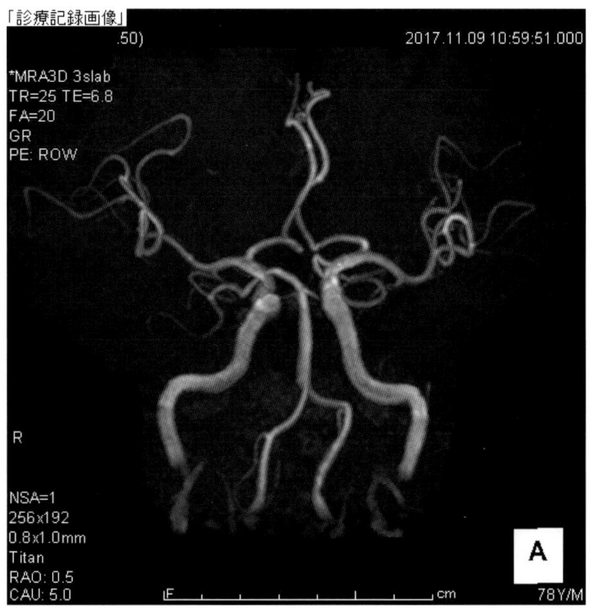

MRAでは頭蓋内動脈に有意狭窄、閉塞病変は認めませんでした。

入院時心電図

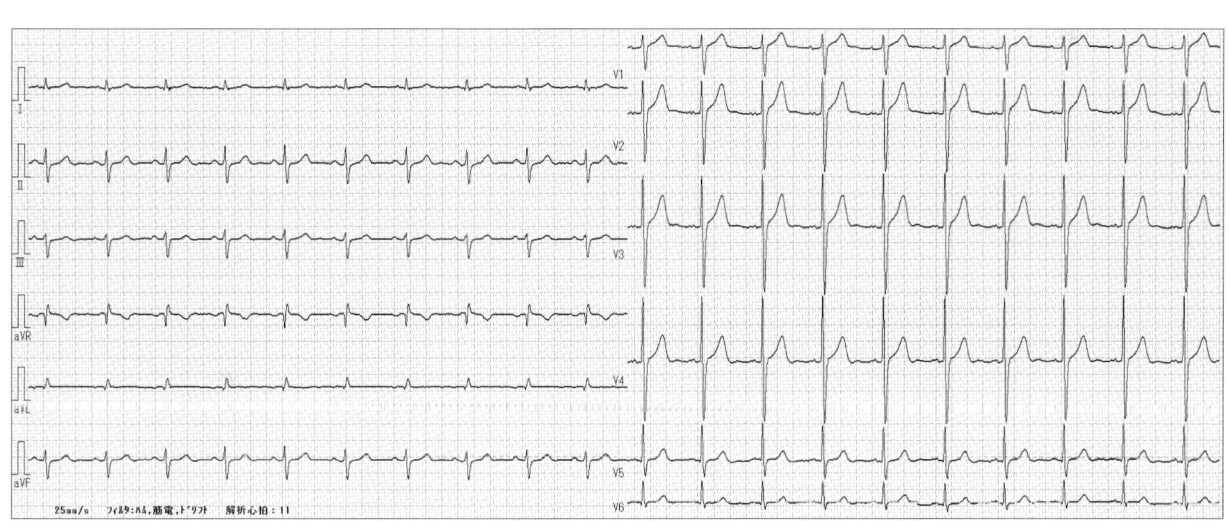

入院時心電図は洞調律で、過去の心電図検査でも今回入院後のモニター心電図でも心房細動は捉えられていません。心原性塞栓よりも以前から存在する右頚動脈硬化巣からの塞栓の可能性が強いと考えました。

入院治療と経過

[血液]

WBC	5,320 /μL	RBC	433 ×10⁴/μL	Cl	102 mEq/L	LD	189 U/L
Neut	72.0 %	Hb	14.2 g/dL	BUN	16 mg/dL	AST	26 U/L
Lymp	23.9 %	Ht	42.6 %			ALT	17 U/L
Mono	7.5 %	Plt	26.3 ×10⁴/μL	Cr	0.97 mg/dL	r-GTP	22 U/L
Eos	0.8 %	CRP	0.1 mg/dL	Alb	4.0 g/dL	グルコース	219 U/L
Baso	0.3 %	Na	137 mEq/L	T.Bil	0.5 mg/dL		
		K	4.0 mEq/L	CK	100 U/L	BNP	29 pg/mL

血液検査では炎症、貧血は認めず、肝機能・腎機能も正常でした。血糖値が200以上と糖尿病の存在が示唆されました。BNPは29pg/mLと正常範囲でした。

各超音波検査

〈右内頸動脈〉

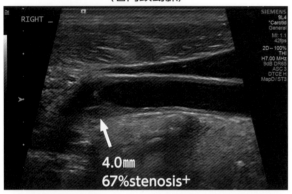

〈左内頸動脈〉

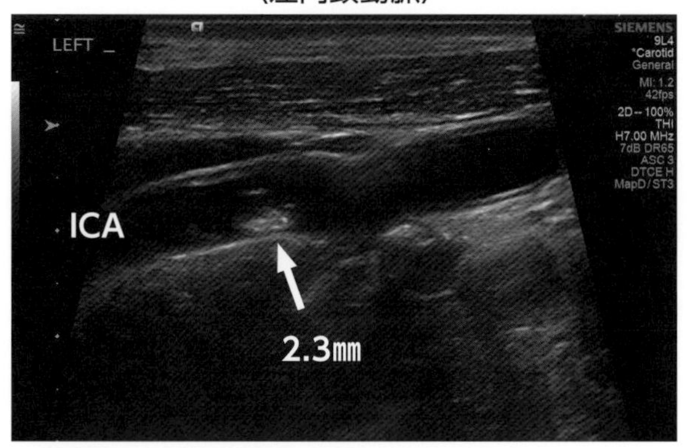

頚部超音波検査では、両側内頚動脈に動脈硬化プラークが存在しましたが、狭窄率は67%でした。

心臓超音波検査では左室機能は正常で左房拡大も認めず、心腔内血栓も認めませんでした。

以上、右脳梗塞の原因は同側の内頚動脈プラークからの血栓塞栓症の可能性が高いと考えました。

入院治療と経過

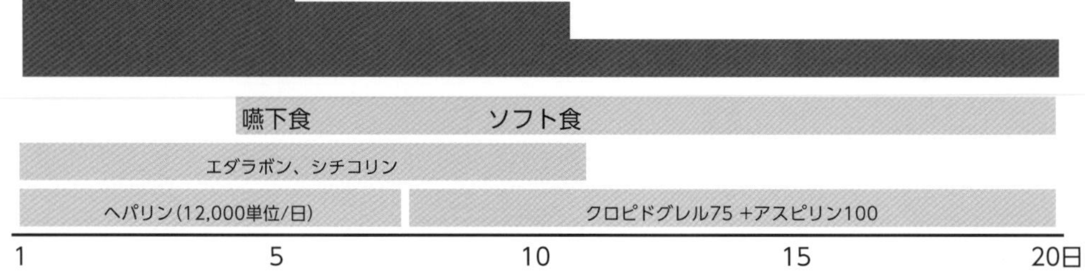

入院後、ヘパリン持続点滴を施行しました。脳保護のためエダラボン、シチコリンの点滴も行いました。

嚥下機能評価で嚥下可能と診断されたため、嚥下食から開始、ソフト食に移行しました。ヘパリンから変更する内服薬としては、クロピドグレルのみの予防力が弱かったと判断し、アスピリンとの併用に変更しました。脳神経外科に頚動脈病変の手術療法をコンサルトしましたが、狭窄度が強くなかったため、適応ではないと判断されました。治療により左上肢麻痺はかなり改善し、自宅退院しました。

現病歴 2

- 主　訴：左顔面麻痺，左上肢麻痺
- 現病歴：

　X＋2年2月9日より右肩から右上肢にかけてのしびれ感を自覚し外来受診しました。

- 身体所見：

血　圧：134/82mmHg
脈　拍：76/分、整
SpO_2：97%

心　拍：76/分，整
心　音：異常なし，心雑音なし
呼吸音：清，ラ音なし
眼球運動：異常なし
額しわ寄せ：異常なし
構音障害なし
構音障害なし
左上肢に知覚低下あり
手指運動巧緻性は良好
左上肢バレー徴候：陽性

頭部MRI　DWI

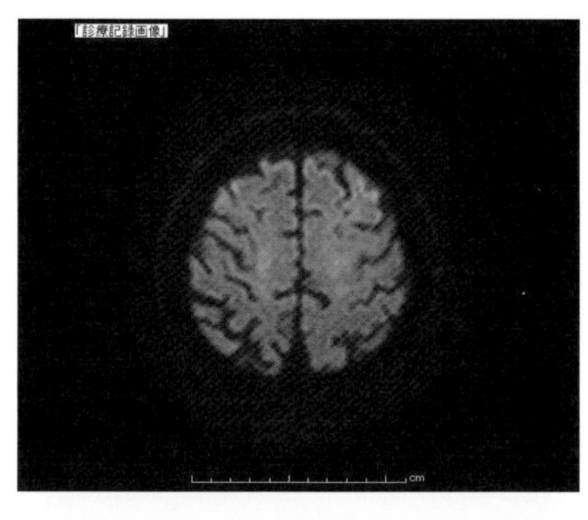
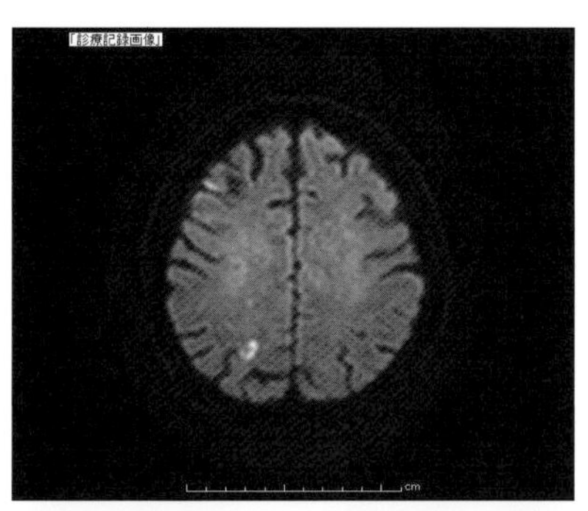
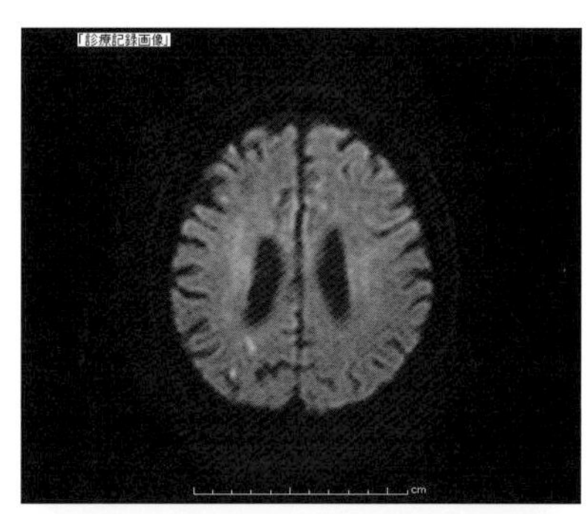
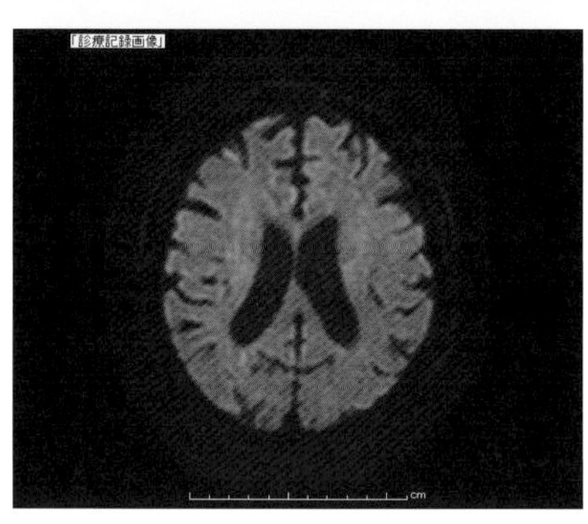
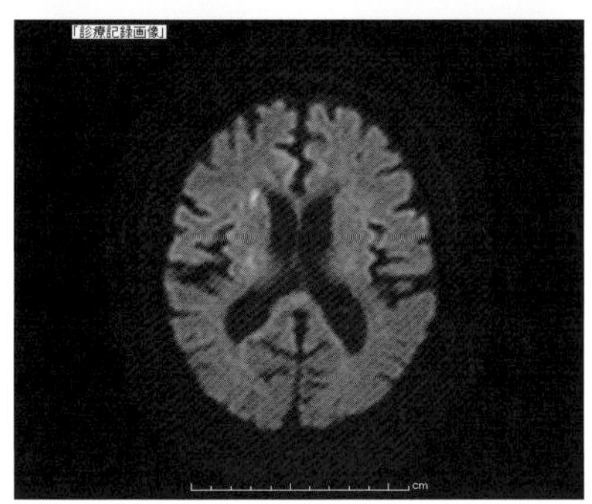
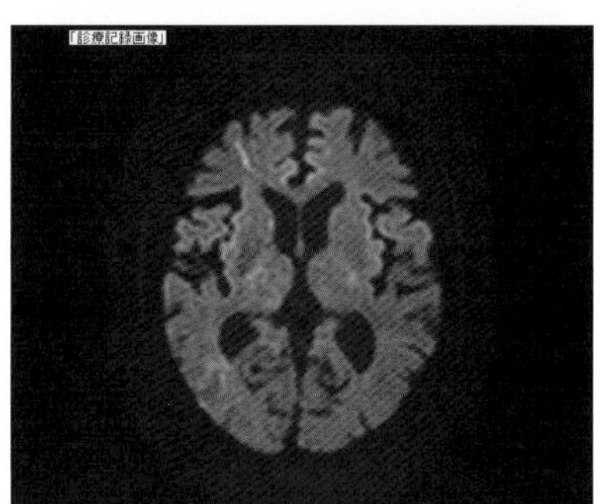

拡散協調画像(DWI)で右大脳半球分水嶺を中心に散在性の小高信号巣を認めました。
やはり右内頚動脈プラークからのartery to arteryの血栓塞栓症が原因であると思われました。

頭部MRA

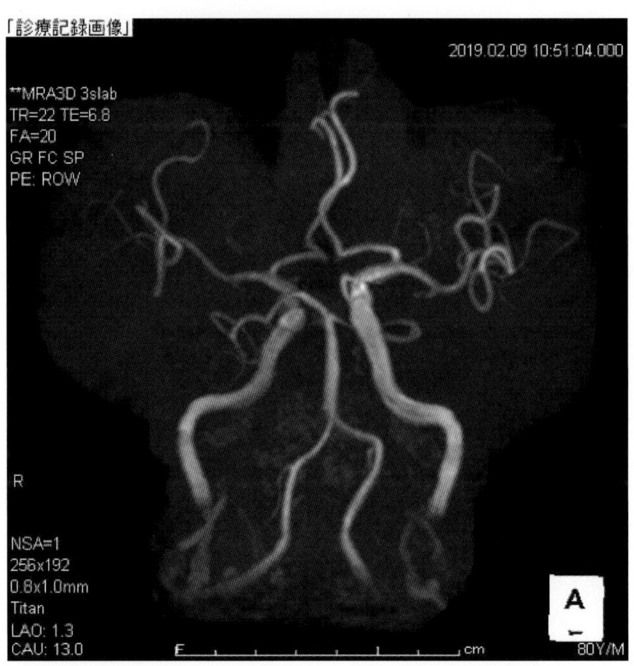

MRAでは頭蓋内動脈に有意狭窄、閉塞病変は認めませんでした。

頸部超音波検査

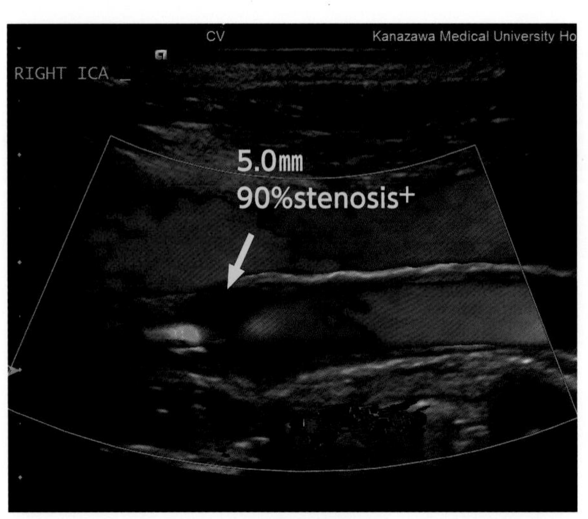

〈右内頸動脈〉

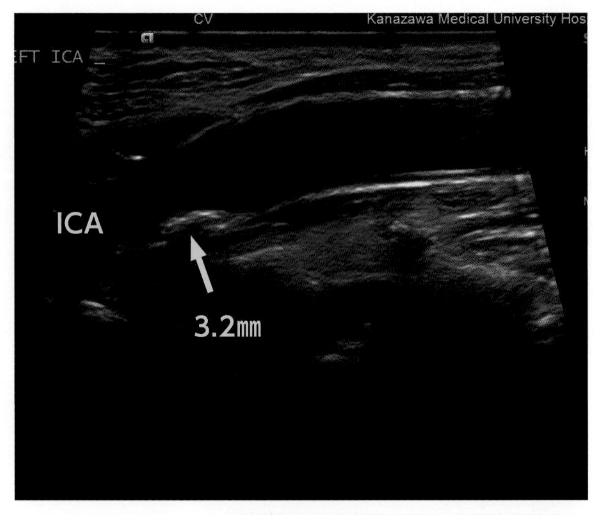

〈左内頸動脈〉

	右内頸動脈	左内頸動脈
収縮期最大血流速度（cm/s）	232	47.5
内膜中膜厚（mm）	0.885	0.761
狭窄度（%）	90	

両側内頸動脈の動脈硬化プラークが成長しており右内頸動脈の狭窄度は90%となっていました。

頚動脈 MRA

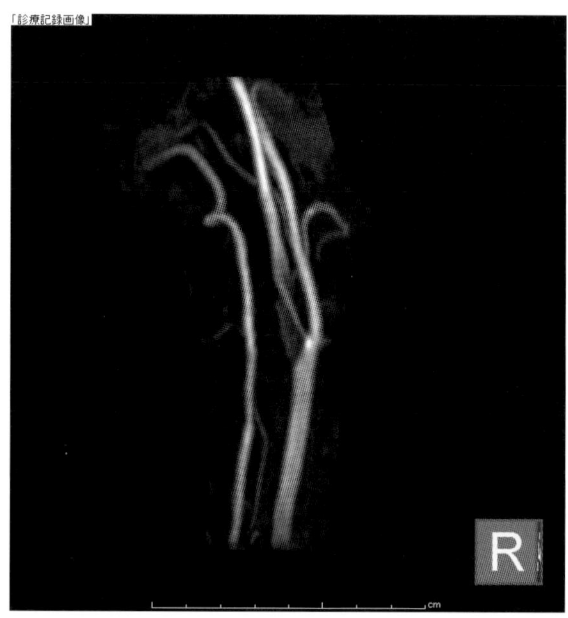

経過より薬物治療に対してかなり抵抗性であったため、脳神経外科に対診しました。

MRA検査で、右内頚動脈－中大脳動脈の描出やや不良、MRI T1BB法で狭窄部プラーク高信号、TOF (time-of-flight) MRAでも高信号すなわち不安定プラークの可能性が高いと判断されました。

脳血流シンチグラフィー

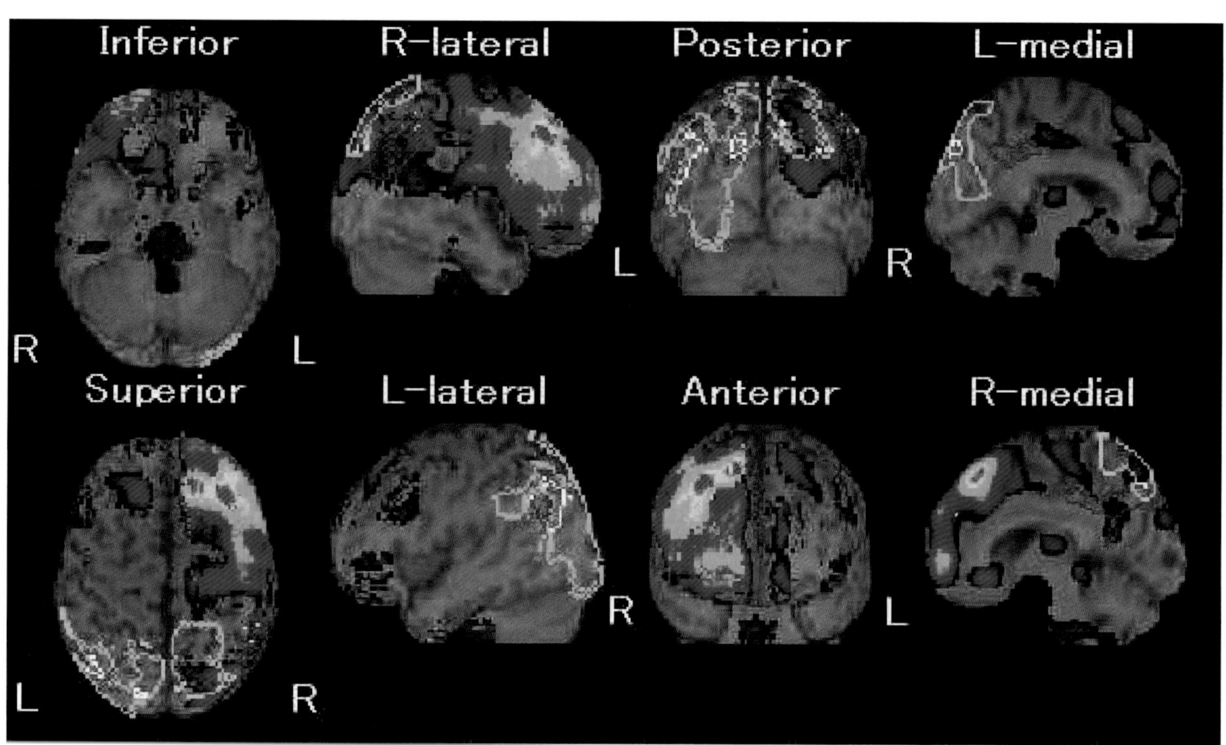

脳血流は右前頭葉が有意に低下していました。

脳動脈造影検査

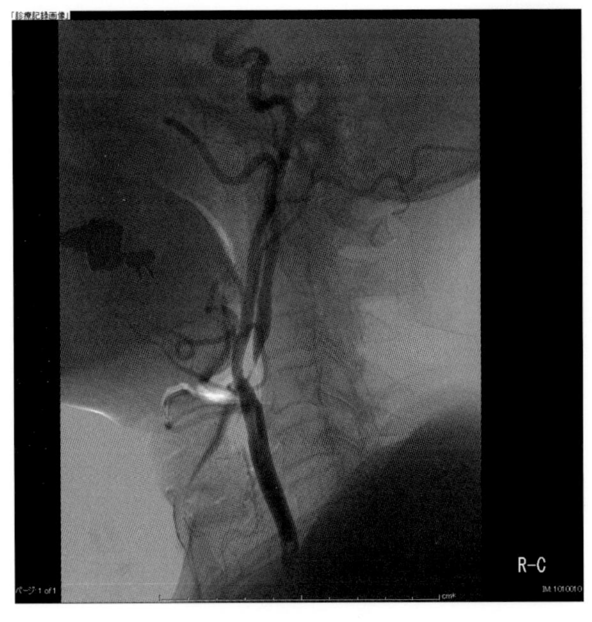

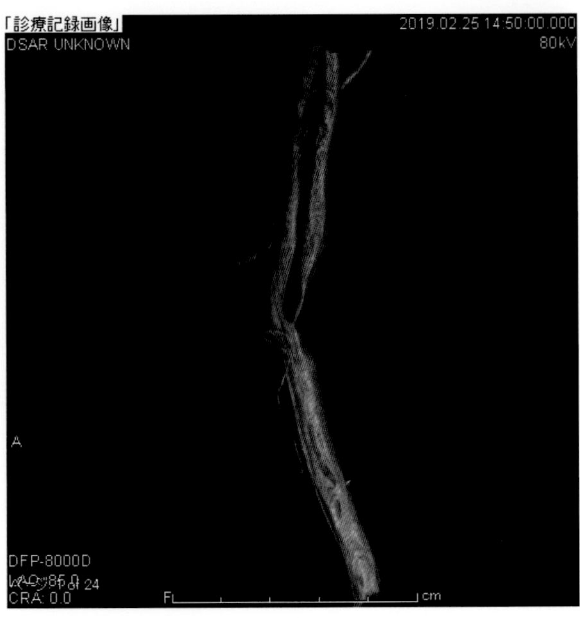

カテーテルによる脳動脈造影検査では右頚部内頚動脈に80%の高度狭窄を確認しました。手術適応があり、4月2日頚動脈内膜剥離術が施行されました。

まとめ

内頚動脈の動脈硬化病変を持つ症例で、脂質異常症改善薬に抗血小板薬２種、あるいは抗凝固薬を併用しても、脳への血栓塞栓症を繰り返しました。頚動脈内膜剥離術が施行されました。

脳卒中治療ガイドライン（2009）より

狭窄率50％以上すなわち中等度ないし高度の症候性頚動脈狭窄病変に対しては、内科的治療＋頚動脈内膜剥離術のほうが、最良の内科的治療よりも脳卒中再発予防効果が優れています(Ⅰa-Ⅰb) (Barnett HJ et al. N Engl J Med 1998：339：1415-1425)。

3章 呼吸器疾患

症例1 咳、痰と微熱を訴えた症例

症例（80歳，女性）

- ●主　訴：湿性咳嗽，喀痰，微熱
- ●既往歴：認知症，狭心症，慢性腎機能障害，逆流性食道炎，糖尿病
- ●服薬歴：
  メマンチン 20mg 夕，ガランタミン 12mg 2錠分2 各朝夕，クロピドグレル 75mg 朝，
  エメプラゾール 20mg 朝
- ●生活歴：在宅，自力歩行可能
- ●現病歴：
  11月5日くらいから痰と咳が出るようになり、12日近医受診し鎮咳去痰薬、抗炎症薬を処方されましたが軽快せず、食欲も低下したため当科受診しました。
- ●身体所見：
  意識清明
  体　温：37.5℃
  SpO_2：96%
  血　圧：130/70 mmHg
  脈　拍：90 /分
  呼吸音：両側 course crackles

血液検査所見

RBC	3.33 $\times 10^6/\mu$L	PT(INR)	1.04	Na	136 mEq/L	AST	14 U/L
Hb	10.8 g/dL	PT	90.7 %	K	3.9 mEq/L	ALT	8 U/L
Ht	33.0 %	APTT	25.1 秒	Cl	103 mEq/L	γ-GTP	17 U/L
WBC	7,050 /μL	Fib	556 mg/dL	BUN	18 mg/dL	ALP	248 U/L
Ncut	80.9 %	FDP	8.8 mg/dL	Cr	0.70 mg/dL	グルコース	198 mg/dL
PLTs	219 $\times 10^3/\mu$L	D-dimer	2.0 mg/dℓ	TP	7.5 g/dL		
				Alb	3.2 g/dL	BNP	70 pg/mL
CRP	23.67 mg/dL			LD	175 U/L		

採血ではWBC 7,050と軽度増多を認めました。CRP 23.67と著明に上昇していました。血小板数は保たれ、凝固線溶系はフィブリノーゲンが増加しており、感染の影響が示唆されました。BUN 17，Cr 0.70と脱水は認めませんでした。BNPも100以内と正常範囲でした。

肺炎の重症度判定

A-DROPスコア：肺炎によって影響された全身状態の重症度スコア

Age（年齢）：男性70歳以上、女性75歳以上

Dehydration（脱水）：BUN（尿素窒素）21㎎/dL以上、または脱水あり

Respiration（呼吸）：SpO_2　90％以下

Orientation（見当識）：意識障害あり

Pressure（血圧）：収縮期血圧　90㎜Hg以下

重症度分類

- 左記項目のいずれにも該当しない場合は軽症
- 左記項目の1つ、または2つに該当する場合は中等症
- 左記項目の3つに該当する場合は重症
- 左記項目の4つ以上に該当する場合
  または、1項目のみの該当であってもショック症状が見られた場合は超重症

本症例は年齢のみ該当し、ADROP　1点で中等症となります。この重症度分類は肺炎によって影響を受けた全身状態の重症度を反映します。さらに、入院が必要かどうかの判定基準にも利用できます。しかし、入院治療となった場合は点滴などで全身状態の改善が得られるため、A-DROPは肺炎の重症度判定には不向きです。

純粋に肺炎だけの重症度スコア

- 画像検査（XP，CT）での肺炎の範囲
- 炎症の強さ（CRP値）
- 呼吸不全の程度（SpO_2値）

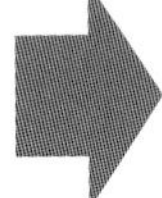

これらはそのまま治療効果の判定に利用できます

純粋に肺炎自体の重症度は画像（XP，CT）での範囲、炎症の値（CRP値）、酸素飽和度の3つです。

胸部CT

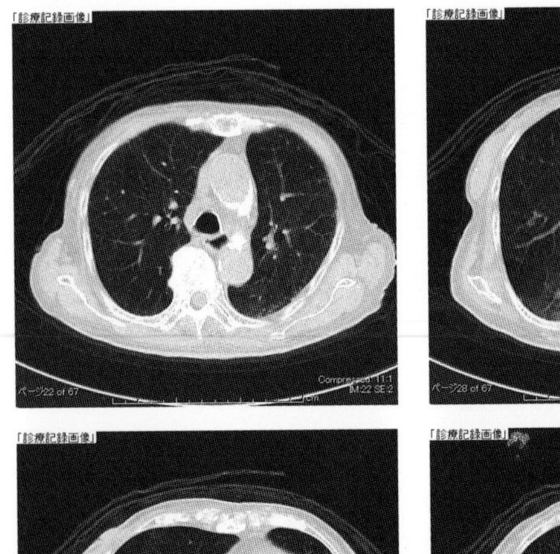

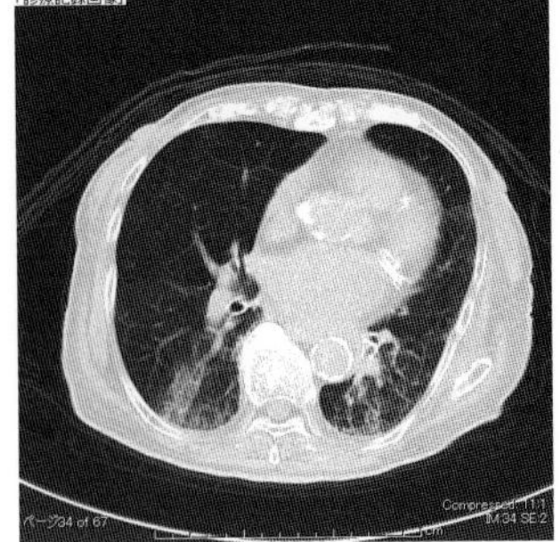

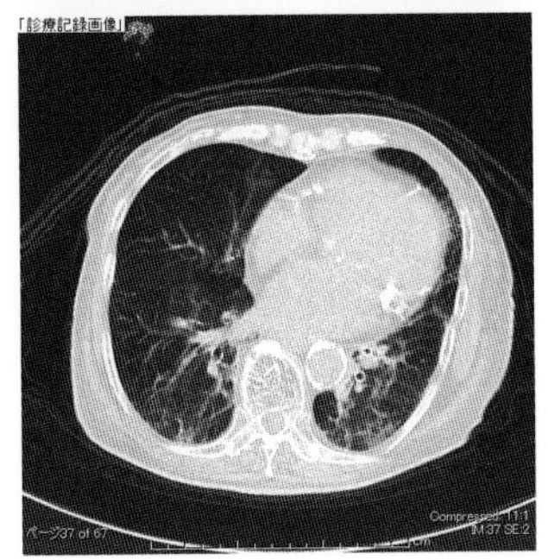

胸部CTでは両側中下肺野に疎な網状の浸潤影を認めました。誤嚥性肺炎を疑いました。

治療経過

	11/19	11/21	11/25	11/27
RBC	3.33	2.89	3.01	3.04
Hb	10.8	9.6	10.1	10.2
Ht	33.0	29.1	30.3	31.3
WBC	7.05	5.63	3.82	3.40
Neut(%)	80.9	73.2	57.7	50.2
PLTs	219	218	268	270
CRP	23.67	13.99	3.74	0.40
Na	136	139	141	142
K	3.9	3.8	4.3	4.4
BUN	18	13	12	10
Cr	0.70	0.69	0.62	0.56
TP	7.5	6.6	6.8	7.0
Alb	3.2	2.7	2.9	3.0
AST	14	12	27	30
ALT	8	5	2	19

タゾバクタム・ピペラシリン合剤

絶食・維持輸液　｜　食事再開

▲嚥下機能評価

まず絶食させ、末梢から維持輸液（1,000－1,500cc/日）を施行し、広域スペクトラムの抗生剤としてタゾバクタム・ピペラシリン合剤を毎日２回投与しました。その結果、CRP値は直線的に正常化していきました。白血球数も7,000台から3,000台まで減少し、高齢者の基準値範囲に入りました。この間、白血球中の好中球割合は80%台から50%台に正常化しました。11月23日にリハビリテーション科による嚥下機能評価が施行され、嚥下可能と診断されました。そこで嚥下食から開始し徐々に食事のグレードを上げていきました。11月19日に対して11月21日のHt, BUN, TPを比較するといづれも減少していました。入院してから点滴して体が水で満たされたことで減少したと考えられます。11月19日には軽度の水分不足が存在したことがわかります。抗生剤投与は副作用も起こさずに成功しました。11月28日には自宅退院しました。

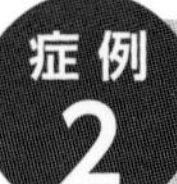

症例2 発熱と意識障害をきたした施設入所高齢者

症例（80歳，女性）

●主　訴：発熱，朦朧状態

●既往歴：高血圧，特別養護老人ホーム入所中

●服薬歴：アムロジピン 5mg 朝

●現病歴：7月8日より微熱、鼻閉、痰のからみが出てきました。
9日、嘱託医が診察し抗生剤（セフジトレンピボキシル）を処方されましたが軽快せず、10日には38.5℃の発熱があり食欲も低下しました。12日も診察されましたが処方はそのままでした。15日、意識が朦朧としており、頻呼吸で酸素飽和度が87%に低下したため搬送されました。

●入院時身体所見：

意　識：JCS II-10

体　温：38.0℃

呼　吸：33/分

SpO_2：87%（100% O_2 nasal 3L/min）

血　圧：130/70mmHg

脈　拍：90 /分

呼吸音：両側下肺野中心に course crackles

●動脈血ガス分析所見：

pH	7.464	
$PaCO_2$	37.6	mmHg
PaO_2	45.7	mmHg
B.E.	3.3	
HCO_3	26.7	mEq/L
SaO_2	81	%
$A\text{-}aDO_2$	60.6	mmHg

意識レベルはJCS Ⅱ-10と低下していました。血圧は保たれていましたが、room air での酸素飽和度が87%と著しい低酸素血症がありました。動脈血ガス分析では$PaCO_2$ 37.6とⅠ型呼吸不全の状態でした。酸素カニューレで100%酸素3L/分投与したところ、100%に上昇しました。意識は JCS I-2 まで改善しました。低酸素血症により脳機能が低下していたと思われました。高齢者の脳は低酸素血症に対し脆弱です。

血液検査所見

RBC	3.55	$\times10^6/\mu L$	PT(INR)	1.16		Na	139	mEq/L	AST	21	U/L
Hb	11.1	g/dL	PT	78.9	%	K	3.5	mEq/L	ALT	16	U/L
Ht	33.6	%	APTT	32.6	秒	Cl	101	mEq/L	γ-GTP	27	U/L
WBC	11.61	$\times10^3/\mu L$	Fib	783	mg/dL	BUN	19	mg/dL	ALP	200	U/L
Neut	84.2	%	FDP	8.7	mg/dL	Cr	0.70	mg/dL	グルコース	142	mg/dL
PLTs	252	$\times10^3/\mu L$	D-dimer	4.0	mg/dl	TP	6.2	g/dL			
						Alb	2.5	g/dL	BNP	90	pg/mL
CRP	34.08	mg/dL				LD	202	U/L			

採血ではWBC 11.61と増多していました。CRP 34.08と著明に上昇していました。血小板は減少していませんでした。凝固線溶系はフィブリノーゲンが増加しており、感染の影響が示唆されました。BUN 19，Cr 0.70 と脱水は認めませんでした。BNPも100以内と正常範囲でした。

胸部CT

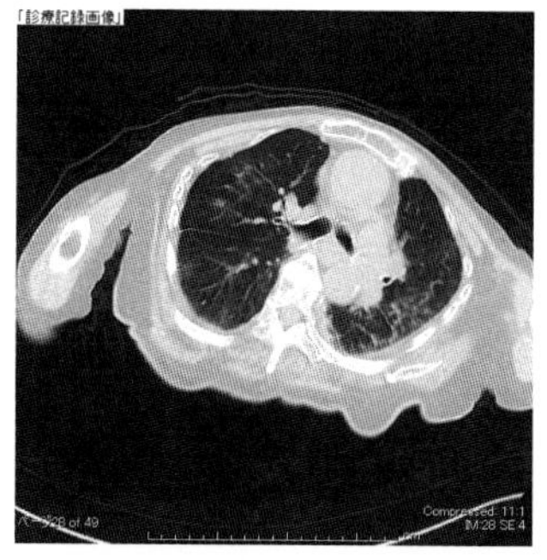
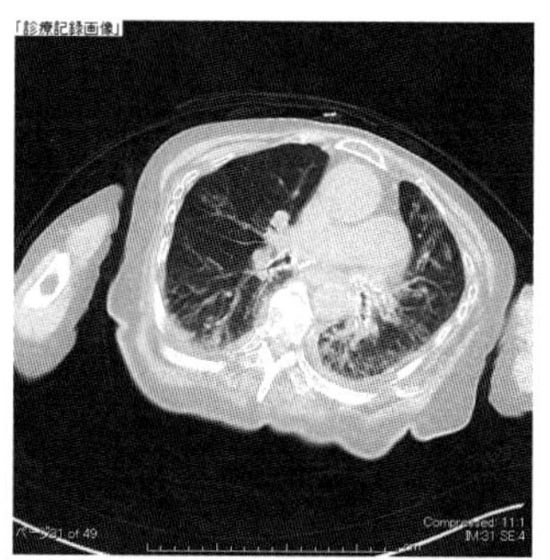
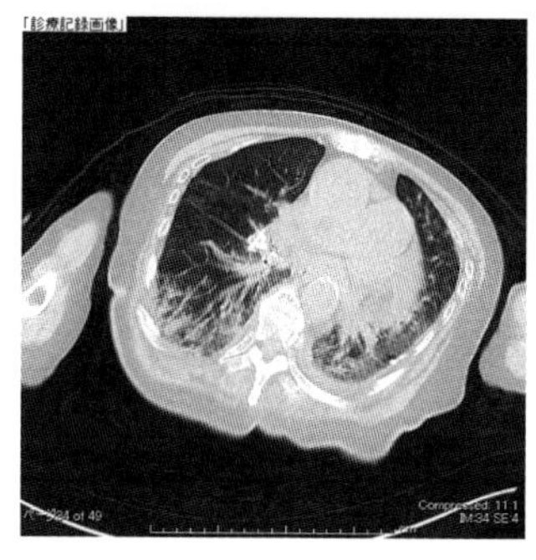
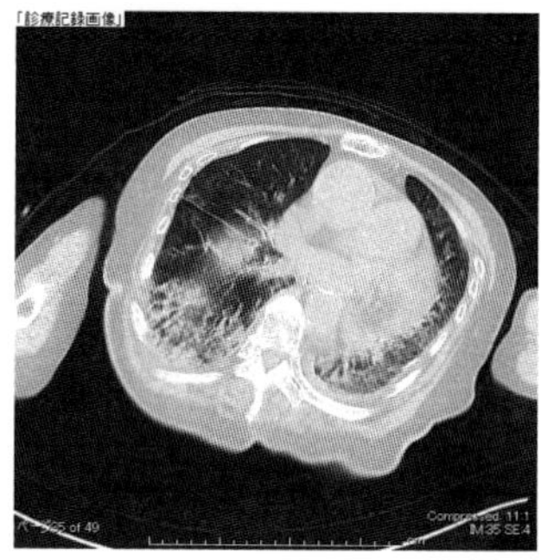

胸部CTでは両側肺全体にわたって末梢気管支壁の肥厚と周囲に斑状の新しい浸潤影を認めました。もともとの気管支拡張症に合併した中下葉中心の肺炎と診断しました。低酸素血症、炎症、浸潤影の広がりの程度から重症肺炎と判断し、治療にはカルバペネム系のドリペネム(DRPM)を選択しました。

治療経過

	11/15	11/18	11/25
RBC	3.55	3.41	3.47
Hb	11.1	10.8	11.3
Ht	33.6	32.1	34.1
WBC	11.61	7.02	3.86
Neut(%)	84.2	76.6	63.1
PLTs	252	246	253
CRP	34.08	12.21	0.67
PT(INR)	1.16	1.16	1.10
APTT	32.6	31.0	30.0
Fib	783	801	423
FDP	8.7	11.1	4.0
Na	139	138	138
K	3.5	4.8	4.8
BUN	19	13	9
Cr	0.62	0.60	0.79
TP	6.2	6.0	5.8
Alb	2.5	2.3	2.6
LD	202	242	171
AST	21	40	26
ALT	16	25	20
γ-GTP	27	30	31

ドリペネム

絶食・維持輸液 | 食事再開

▲嚥下機能評価　▲退　院

まず絶食させ、末梢から維持輸液とドリペネムの投与によりCRP値は直線的に正常化していき、白血球数も11,000台から3,000台まで減少、高齢者の基準値範囲に入りました。酸素飽和度も上昇し、11月20日には酸素投与不要となりました。入院時に喀痰培養していましたが、起炎菌となるような細菌は検出されませんでした。培養前から抗生剤を投与していたときにはよくある現象です。11月19日に対して11月21日のHt，BUN，TPを比較するといづれも減少していました。食事摂取再開となり、11月25日には施設に退院しました。

まとめ

基礎疾患の気管支拡張症により慢性呼吸機能低下を有していた症例に合併した肺炎です。著しい低酸素血症をきたして意識障害が症候の前面に出ました。

施設入所者・療養型病院入院患者に発生する発熱に対する注意点と対処法

疾患としては肺炎、尿路感染症が多いです。発熱が起こったときより何日か前から炎症は発生していると考えます。37.5℃未満の微熱は看護師がクーリングで対応し、発熱とは報告しないことも多いです。その間炎症が増悪し、脱水も進みます。低栄養の虚弱高齢者ではショックを起こしやすいです。認知症を有する場合、ショックや低酸素血症により、容易に意識障害が発生します。診察後、可能なら血液検査でCRP値を判定して重症度を見極めてフォローしてください。

治療はまず、点滴で水分補給を行い、かならず抗生物質を投与します。解熱薬（NSAID）は脱水がないこと、血圧が100㎜Hg以上であることを確認してからの投与です。満たないときは点滴で血圧を上昇させてから使用してください。誤嚥が疑われるときは絶食です。絶食とならない症例の抗生剤選択としては点滴静注薬でなくても、レスピラトリーニューキノロン（ガレノキサンなど)経口が著効することも多いです。CRP 10㎎/dL以上でも呼吸不全がなければ使用効果が十分望めます。

使用2～3日で効果がなかったときは、絶対に抗生剤を変更する必要があります。経口薬では例えば、セフェム系からニューキノロン系、さらにはミノサイクリンへ変更します。

新型コロナウイルスが施設・病院スタッフから持ち込まれて感染していることもあり得ます。新規の発熱患者には抗原検査を施行して下さい。感染防御には十分留意してください。訪室の際はアイガードとN95マスクを装着してください。

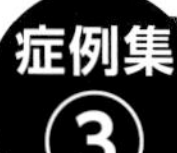

症例集③ 重篤な合併症を起こした肺炎

症例A

症例（83歳，男性）

- ●主　訴：発熱，ADL低下
- ●既往歴：慢性心不全，陳旧性心筋梗塞，糖尿病，高脂血症，高血圧
- ●現病歴：

自宅にて臥床しがちでしたが、歩行可能で生活をしていました（NYHA Ⅲ度）。3日前に嘔吐、下痢をしました。1日前より発熱し、当院受診当日は39℃以上まで上昇、起立出来なくなったため、精査加療入院となりました。

- ●身体所見：

意　識：清明
呼　吸：26/分
SpO_2（room air）：92 %
血　圧：135/80 mmHg（臥位）
脈　拍：105/分、整
体　温：38.7℃
眼瞼結膜：貧血あり、黄疸なし
頚　部：頚静脈怒張あり

胸　部：心拍：整
心音：異常なし
心雑音：聴取せず
呼吸音：清、右吸気時 course crackles 聴取
腹　部：平坦、軟、圧痛なし、肝腫大認めず
下　肢：両側下腿および足背に浮腫あり、チアノーゼなし

SpO_2はroom airで92%と軽度低酸素血症があり、右肺野で吸気時にcracklesが聴取されました。

血液検査所見

［血算］

RBC	462 ×10⁴/μL	WBC	14.43 ×10³/mm³
Hb	15.5 g/dL	Neut	89.7 %
Ht	43.4 %	Lymp	4.7 %
MCV	94 fL	Mono	3.5 %
MCII	33.6 pg	Eos	1.2 %
MCHC	35.7 %	Baso	0.2 %
		PLTs	15.1 ×10⁴/μL

［炎症］

CRP　27.52 mg/dL

［生化学］

Na	134 mEq/L	ALT	20 U/L
K	3.7 mEq/L	γ-GTP	57 U/L
Cl	99 mEq/L	ALP	168 U/L
BUN	26 mg/dL	Ch-E	192 U/L
Cr	1.16 mg/dL	CK	403 U/L
TP	7.2 g/dL	CK-MB	10 U/L以下
ALB	3.6 g/dL	AMY	40 U/L
T-Bil	1.0 mg/dL	T-Chol	178 mg/dL
LD	247 U/L	TG	76 mg/dL
AST	27 U/L	Glu	201 mg/dL

WBC 14,430、CRP 27.52mg/dLと高度な炎症を認めました。血小板数は15万と保たれていました。Cr 1.16と慢性腎機能障害を有していました。

入院時血液検査所見

[動脈血ガス分析]
(room air)

pH	7.423
$PaCO_2$	33.7 mmHg
PaO_2	54.2 mmHg
SaO_2	87.6 %
B.E.	-2.5m Eq/L
HCO_3	21.5 mEq/L

[凝固]

PT	74.7 %
PT（INR）	1.15
APTT	38.9 秒
Fib	894 mg/dl
FDP	4.5 μg/mL
D-dimer	1.04 μg/mL
AT Ⅲ	76.6 %

[血清]

Endotoxin	3.5 pg/mL 以下
β-D グルカン	6 pg/mL 以下

動脈血ガス分析では、room air でPaO_2は54.2mmHgと低酸素血症がありました。フィブリノーゲンは894と上昇していましたがFDPは4.5と10未満でした。プロトロンビン時間は1.25未満、ATⅢは70%以上ありました。Endotoxin、β-Dグルカンは正常範囲でした。

胸腹部大動脈造影CT

〈外来通院時　12日前〉

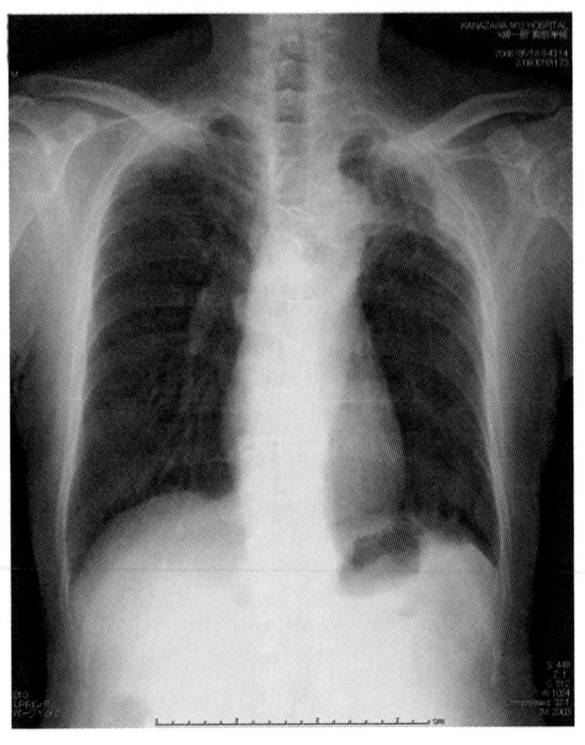

〈緊急入院時〉

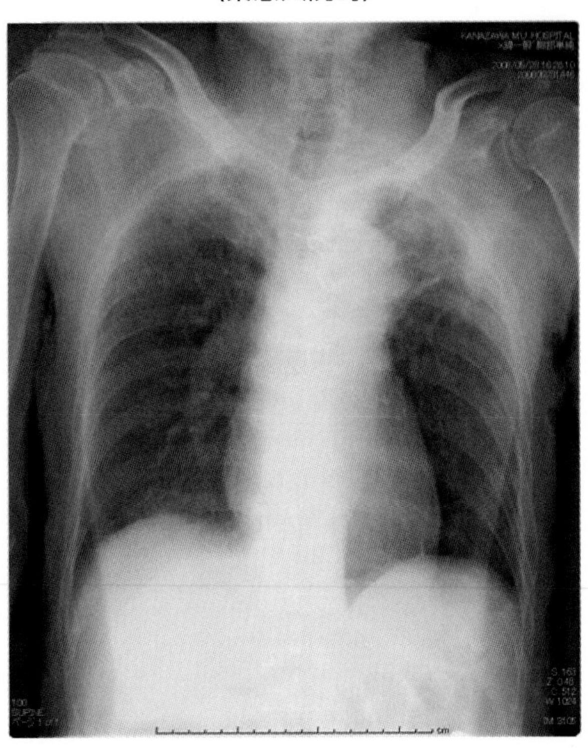

入院時胸部レントゲンでは、外来通院時の入院12日前と比べ、右下肺野に浸潤影を認めました。

胸部CT

緊急入院時

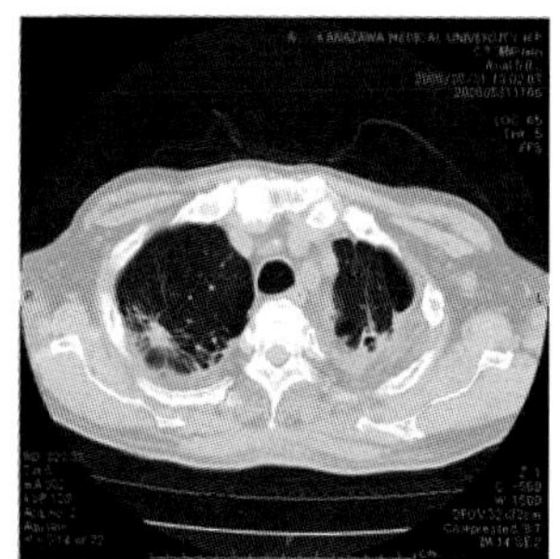
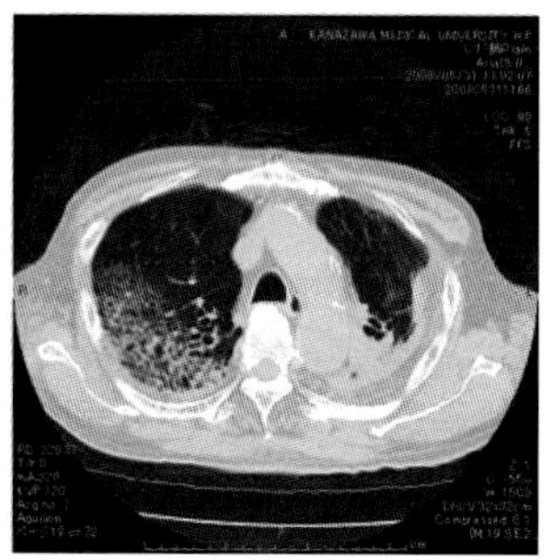
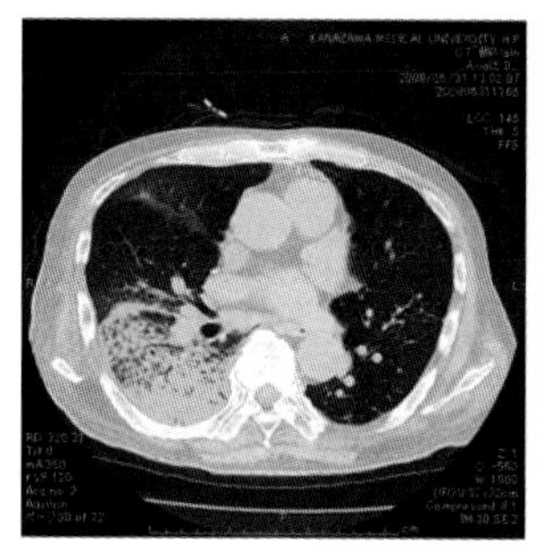
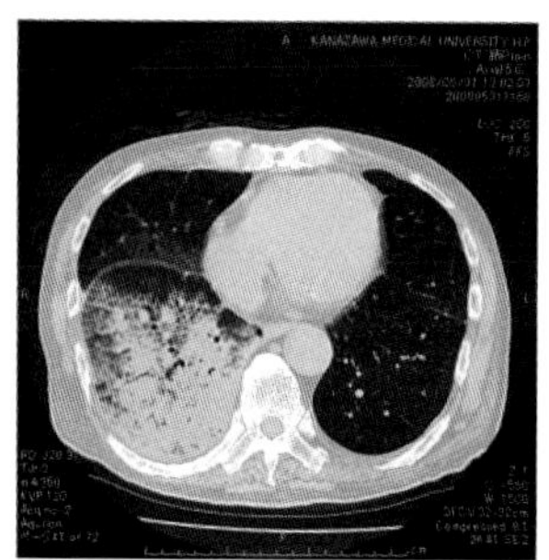

胸部CTでは、両肺尖部に陳旧性肺結核による変化がありました。右背側肺野に網状の浸潤影を認め、今回の炎症の原因はこの肺炎と診断しました。

治療経過

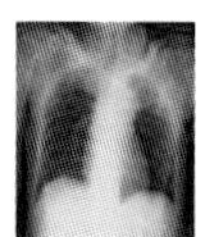
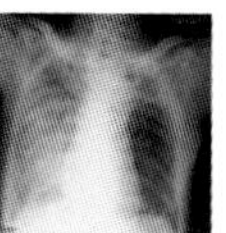
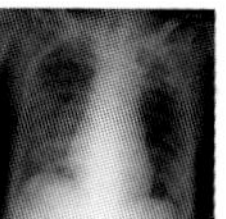

	外来時	第1病日	4	7	9（永眠）
CRP（mg/dL）	1.44	27.52	63.06	23.72	10.61
Endotoxin（pg/mL）		< 3.5	11.3	6.2	
PLTs（×10^4/μL）	18.4	15.1	18.3	4.2	3.6
PT（INR）	1.44	1.15	1.53	3.3	8.68
Fib（mg/dL）		894	1,151	284	278
FDP（μg/mL）		4.5	19.0	176.5	123.6
DIC スコア（点）			2 <	8 <	8 <
BUN（mg/dL）	20	26	53	133	202
Cr（mg/dL）	1.12	1.16	1.27	4.23	7.61
	セフォゾプラン	ビアペネム＋バンコマイシン		メロペネム＋ミノサイクリン	
			γ-グロブリン	ガベキサートメシル＋ATⅢ	

肺炎は第4病日から右肺全体に広がっていき、それに伴ってCRPも急激に上昇していきました。カルバペネム系抗生剤により炎症はある程度軽快させましたが、第7病日より血小板の急激な減少、FDPの著明な増加があり、播種性血管内凝固症候群（DIC）を合併したと考えられました。ガベキサートメシル（エフオーワイ）及びATⅢ製剤も使用しましたが、腎不全が急激に進行し、第9病日に永眠しました。

まとめ

肺炎にDICが合併し腎不全で予後不良となりました。

症例B

症例（76歳，男性）

●主　訴：発熱，喘鳴，呼吸困難，意識レベル低下

●既往歴：

寝たきり・全介助，認知症，陳旧性脳梗塞・左片麻痺（12年前），慢性C型肝炎（療養型病院入院中）

●現病歴：しばしば発熱が見られていました。

数日前から痰、咳が増加し、食事摂取出来ていませんでした。1日前から発熱を認め、当院受診当日は39℃台に上昇し喘鳴と呼吸困難がありましたが、やがて意識レベルが低下したため救急搬送となりました。

●身体所見：

意　識：JCS：Ⅲ-200　GCS：E4 V1 M1

呼　吸：36/分

SpO_2（room air）：80%

血　圧：96/70 mmHg

脈　拍：130/分　整

体　温：39.6℃

眼瞼結膜：貧血なし、黄疸なし

胸　部：心拍：整

心音：異常なし

心雑音：聴取せず

呼吸音：清

腹　部：平坦、軟、圧痛なし、肝腫大認めず

四肢末端：チアノーゼあり

JCS200、GCS6点と意識レベルが低下していました。呼吸は36回毎分でSpO_2はroom airで80%でした。血圧は臥位で96/70mmHgと普段より低く、脈拍は130回毎分で頻脈でしたプレショック状態でした。体温は39.6℃と高熱で四肢にチアノーゼを認めました。

血液検査所見

［血算］

RBC	417 ×10^4/μL	WBC	12.93 ×10^3/mm³
Hb	13.5 g/dl	Neut	86.5 %
Ht	41.3 %	Lymp	7.0 %
MCV	99.2 fL	Mono	4.8 %
MCH	32.5 pg	Eos	0.0 %
MCHC	32.8 %	Baso	0.2 %
		PLTs	17.0 ×10^4/μL

［生化学］

Na	170 mEq/L	LD	258 U/L
K	4.8 mEq/L	AST	42 U/L
Cl	135 mEq/L	ALT	63 U/L
BUN	123 mg/dL	γ-GTP	57 U/L
Cr	2.25 mg/dL	Ch-E	49 U/L
UA	17.5 mg/dL	CK	19 U/L
TP	8.4 g/dL	AMY	123 U/L
ALB	1.9 g/dL	T-Chol	85 mg/dL
T-Bil	0.7 mg/dL	TG	199 mg/dL
		Glu	123 mg/dL

［炎症］

CRP	9.39 mg/dL

WBC 12,930、CRP 9.39と高度な炎症反応がありましたが、血小板数は保たれていました。Na 170、BUN 123、尿酸 17.5と高浸透圧性脱水の状態でした。食事・水分摂取不能と高熱による脱水が進行していたと思われました。Albも1.9と低栄養でした。慢性C型肝炎によるものと考えられる肝機能異常もありました。

[動脈血ガス分析]
(O_2 mask 3L/min)

pH	7.413
$PaCO_2$	23.8 mmHg
PaO_2	109.0 mmHg
SaO_2	97.6 %
B.E.	-7.6 mEq/L
HCO_3	14.9 mEq/L

[凝固]

PT	47.7 %
PT (INR)	1.55
APTT	38.8 秒
Fib	254 mg/dL
FDP	35.4 μg/mL
D-dimer	27.6 μg/mL
AT Ⅲ	33.7 %

[血清]

Endotoxin	3.5 pg/mL 以下
β-D グルカン	255.5
HBs-Ag	(−)
HCV-Ab	(+)

Ⅰ型呼吸不全で、マスク3Lの酸素で低酸素血症は改善しました。凝固線溶系では、PT-INRが1.25を超えており、FDPが20以上に増加し、ATⅢは70未満に減少していました。2017年の日本血栓止血学会の基準でDICスコアは4点以上でした。B-Dグルカンが著しく高値であり、深在性の真菌症の存在が示唆されました。

胸部 Xp・CT

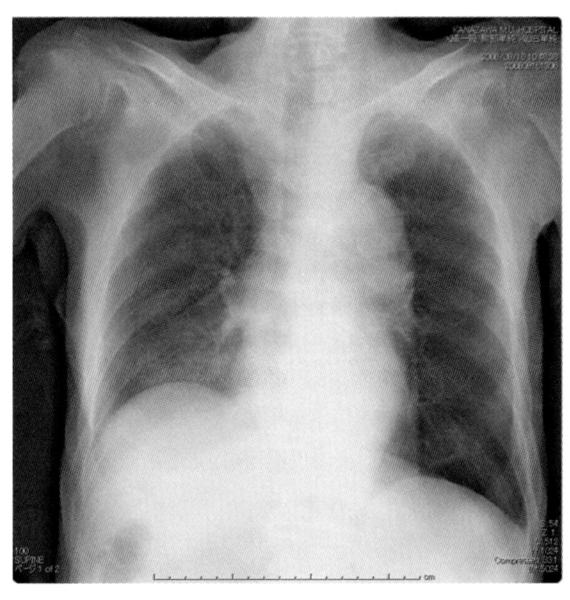

XPでは右下肺野に浸潤影を認めました。

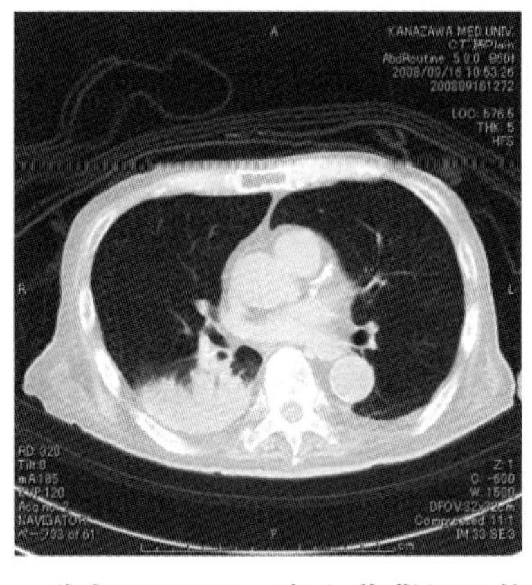

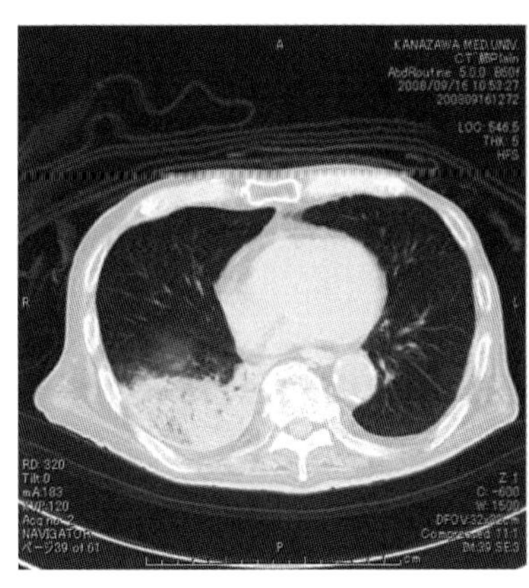

胸部CTでは、右上葉背側斑状影と下葉背側にair bronchogramを伴う浸潤影を認めており、肺炎と診断しました。

治療経過

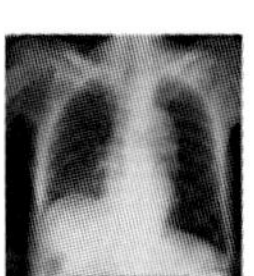
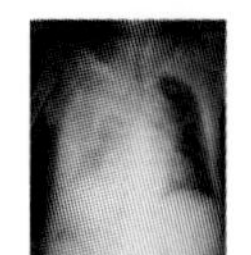
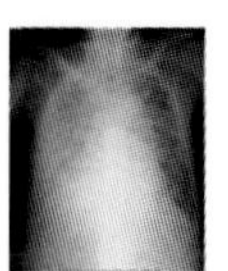
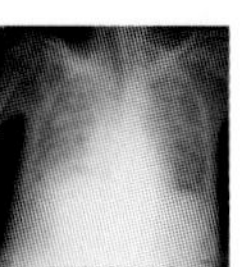

	第１病日	10	20	30	40	50	60（永眠）
痰 MRSA	+	+++	+	+++	+	+++	++
グラム陰性桿菌	++						
β-D glucan（pg/mL）	256	134	351	301	241	280	214
CRP（mg/dL）	9.4	5.7	5.4	5.9	3.3	3.0	5.5
Plate（×10^4/μL）	17	6	5.1	5.9	2.7	4.9	2.4
PT (INR)	1.55	1.4				2.8	5.5
Fib（mg/dL）	254	241				< 50	< 50
FDP（μg/mL）	34.5	9.6				8.0	5.1
DICスコア（点以上）	3	3				3	3

抗 MRSA 薬
抗 真菌 薬
カルバペネム系 抗生剤
ガベキサートメシル
I V H

患者は寝たきりの低栄養状態であり、易感染性の高齢者であったことから、多種菌の混合感染を考え、抗カルバペネム系抗生剤に加え、抗MRSA薬・抗真菌薬の併用療法を開始しました。DICになりつつあると考え、ガベキサートメシルも開始しました。実際喀痰からはMRSAとグラム陰性桿菌が検出されました。しかし、CRPは高値ではないものの陰性化せず、最後までMRSAは駆逐できませんでした。XP上肺炎は難治性で、胸水も増加していきました。さらに、第10病日より血小板数が6万以下に減少していき、DICスコアは３点以上が続きました。第50病日よりフィブリノーゲンが著しく減少していき、第60病日永眠しました。

まとめ

肺炎にDICを合併して予後不良となりました。

【誤嚥性肺炎】

1．病　因

歯周病などによる口腔内細菌の巣形成、嚥下筋群の力低下、認知症、脳血管障害、睡眠薬による、嚥下機能低下、咳反射低下、免疫機能低下

2．病　像（重篤な肺炎）

不顕性誤嚥から発症、一般肺炎型、窒息、嘔吐後の誤嚥（胃液も）

3．治　療

強力な広域抗生物質（まず エンピリックセラピー）

4．予　後

再発する。対策は鼻腔から胃に入れたチューブによる経管栄養。

5．経口摂取しなくても、唾液の不顕性誤嚥、嘔吐後の誤嚥は起こりえます。
脳卒中急性期には必発で、抗生剤予防投与が必要です。

感染症におけるDIC診断基準：日本血栓止血学会DIC診断基準 2017年版より

項目	点数
1. 血小板数（$\times 10^4/\mu L$）	12以下：1点 8以下：2点 5以下：3点
2. FDP（$\mu g/mL$）	10以上：1点 20以上：2点 40以上：3点
3. PT-INR	1.25以上：1点 1.67以上：2点
4. ATⅢ（%）	70以下：1点
5. TAT，SFまたはF1＋2	基準範囲上限の2倍以上：1点
6. 肝不全	あり　-3点
DICと診断	合計：5点以上

症例C

現病歴1　**症例（80歳，女性）**

●主　訴：転倒，頭部挫創，徘徊，昼夜逆転

●既往歴：不眠

●内服歴：なし

●生活歴：5月に夫と死別、以降息子と同居

●現病歴：

11月30日、夜から早朝に徘徊して転倒、前頭部受傷して救急外来を受診しました。多弁でつじつまの合わないことをしゃべっていました。「5月3日、お父さんがなくなった。皆に助けてもらって感謝している。固定資産税がなくなった。お金は全部おろしてきた。私は家の中にいて外へは出ていません。」

同居している息子は本人が夜間不眠で昼間寝ていることが多かったことは認識していましたが、夜間に徘徊していたことに気づきませんでした。最近、会話の整合性がないことに心配していました。

●身体所見：

意　識：清明

体　温：37.1℃

血　圧：135/92 mmHg

脈　拍：82 /分　整

心　拍：整

SpO_2：95%

腹　部：異常なし

頭　部：右前に5 cmの切創、出血あり

●神経学的所見：

視力低下：なし

視野障害：なし

四肢軽度の筋力低下：あり

麻　　痺：なし

パーキンソニズム：なし

構音障害・失語：なし

■長谷川式認知症診断スケール：3点/30点

質疑に対する集中力がない、質問の言葉がほとんど理解できない、場所・時間のオリエンテーションがついていない。

血液検査所見（11/30）

RBC	7.16 ×10^6/μL	PT (INR)	1.16	Na	139 mEq/L	LD	293 U/L
Hb	16.6 g/dL	PT	78.9 %	K	3.7 mEq/L	AST	51 U/L
Ht	55.0 %	APTT	32.6 秒	Cl	106 mEq/L	ALT	35 U/L
WBC	10.78 ×10^3/μL	Fib	783 mg/dL	BUN	23 mg/dL	γ-GTP	17 U/L
Neut	83.0 %	FDP	8.7 mg/dL	Cr	0.48 mg/dL	ALP	196 U/L
PLTs	342 ×10^3/μL	D-dimer	4.0 mg/dL	TP	6.7 g/dL	CK	21 U/L
CRP	1.31 mg/dL			Alb	3.5 g/dL	グルコース	101 mg/dL
				T.Bil	1.2		

血液検査では CRP 1.31と軽度上昇し、Ht 55、BUN/Cr 23/0.48と軽度脱水がありましたが、精査治療を要するものではないと判断されました。頭部挫創に対する消毒・縫合処置をして、認知症センター外来に対診されました。

12月1日 認知症センター外来：

MMSE：24点　認知機能は回復していました。

Barthel Index 90、IADL 8、GDS 9、Vitality 8、DBD 5.7、FAST 5

Global CDR 0.5

頭部CT：両側前頭葉・側頭葉に萎縮あり

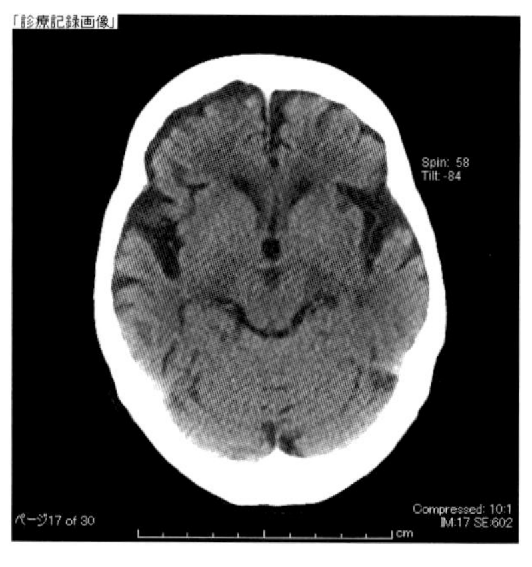

患者の日常生活機能、介護力を含めた総合機能評価をしたところ、0.5点とかなり保たれていました。したがって11月30日の精神状態の診断は軽度認知機能障害にせん妄が合併したと判断されました。

処方：抑肝散 5 g、スポレキサント 10 mg

現病歴 2

●主　訴：ADLの急速低下，食欲不振

●現病歴：

12月1日、外来からの帰りに足元がふらつき、めまいを訴えていました。2日、トイレに行くにも息子の支えが必要な状態でした。3日、椅子に座位保持はできて食べていましたが、場所を問わず排尿するようになりました。4日、食事を摂取しなくなり、臥床状態になり、閉眼したままとなり7日救急搬送されました。

●身体所見：

意　識：JCSⅢ-100	眼瞼結膜：貧血なし
血　圧：163/89mmHg	眼球結膜：黄疸あり
心　拍：109/分、整	呼吸音：左肺野に course crackle
体　温：36.6℃	腹　部：異常なし
SpO_2：77%（90%：$O_2$15L/min）	下　肢：浮腫なし
瞳　孔：正円、同大	四　肢：麻痺なし、drop test 陰性
対光反射：迅速	バビンスキー反射：両側陰性

動脈血ガス分析所見

pH	7.441	HCO_3	20.8 mEq/L
$PaCO_2$	31.1 mmHg	SaO_2	81.30 %
PaO_2	48.6 mmHg	A-aDO_2	65.7 mmHg
B.E.	−1.7 mEq/L		

意識レベルはJCSⅢ-100と低下していました。血圧は保たれていましたが、room air での酸素飽和度が77%と著しい低酸素血症がありました。動脈血ガス分析では$PaCO_2$ 31.1とI型呼吸不全の状態でした。

血液検査所見（12/7）

RBC	7.13 $\times 10^6/\mu L$	CRP	33.92 mg/dL	K	3.2 mEq/L	LD	281 U/L
Hb	16.5 g/dL	PT（INR）	1.31	Cl	111 mEq/L	AST	17 U/L
Ht	55.2 %	PT	64.2 %	BUN	83 mg/dL	ALT	16 U/L
MCV	77.5 fL	APTT	44.0 秒	Cr	0.75 mg/dL	γ-GTP	10 U/L
MCHC	29.9 %	Fib	883 mg/dL	TP	7.3 g/dL	ALP	261 U/L
WBC	13.38 $\times 10^3/\mu L$	FDP	117.9 mg/dL	Alb	2.4 g/dL	グルコース	119 mg/dL
Neut	91.40 %	D-dimer	56.9 mg/dl	T.Bil	7.1 mg/dL		
PLTs	181 $\times 10^3/\mu L$	Na	151 mEq/L	D.Bil	5.2 mg/dL	BNP	23 pg/mL

採血ではWBC 13,380と増加しCRP 33.92と著明に上昇していました。血小板は以前より減少して18.1万でしたが保たれており、一方凝固線溶系はPT 64.2%、FDP 117.9と異常でした。BUN 83、Cr 0.75、Ht 55.2、Na 151と高張性脱水がありました。

胸部Xp（臥位）

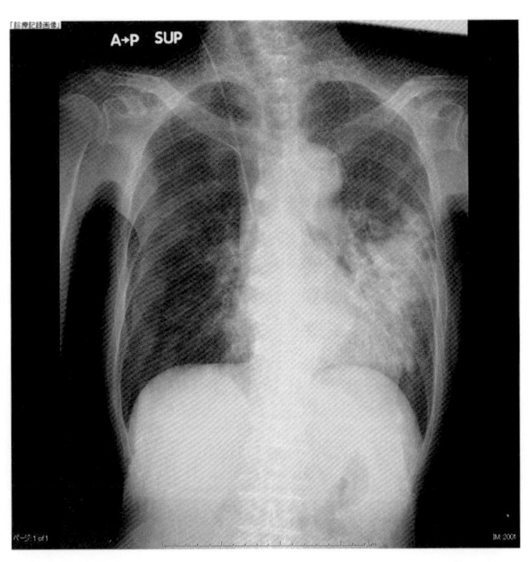

胸部CT

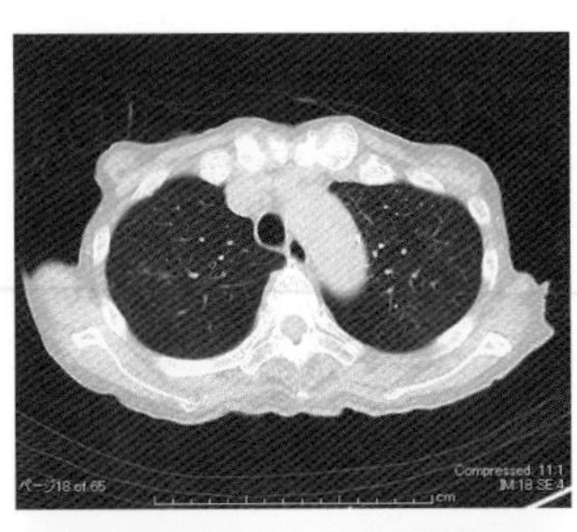
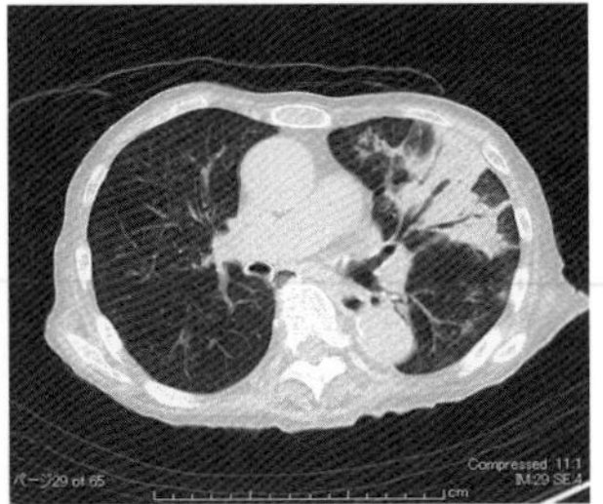
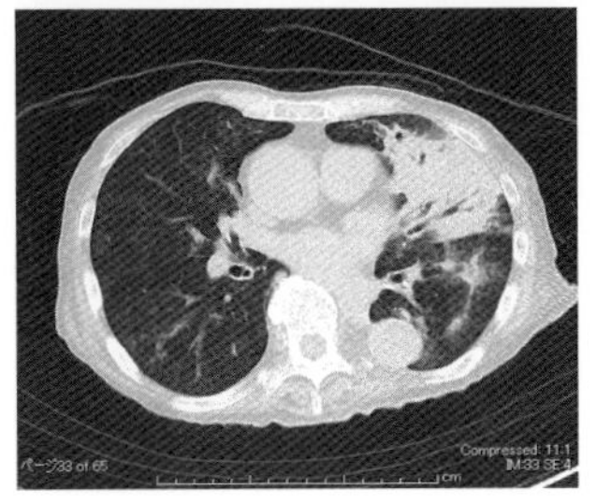
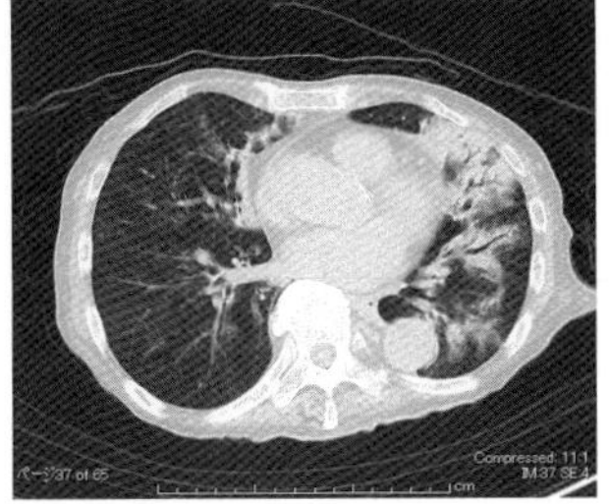

胸部CTでは左肺中下葉にmassiveな浸潤影を認め、air bronchogram を伴っていました。右肺野にも散在性に小浸潤影を認めました。重症肺炎で、DICスコア5点でDICと診断しました。黄疸も出ており多臓器不全寸前の状態でした。

治療経過

	11/30	12/7	12/11	12/18	12/21
RBC	7.16	7.13			
Hb	16.6	16.5	13.5	13.6	13.5
Ht	55.0	55.2	34.1	34.3	34.1
WBC	10.78	13.38	9.67	4.82	4.30
Neut(%)	83.0	91.4	77.0	62.0	60.3
PLTs	342	181	169	254	291
CRP	1.31	33.92	5.8	0.34	0.10
PT(INR)	1.16	1.31	1.31	1.18	1.16
APTT	32.6	44.0	90.7	45.5	41.2
Fib	783	883	476	401	357
FDP	8.7	117.9	129.9	61.4	18.6
Na	139	151	144	135	136
K	3.7	3.2	3.1	4.3	4.4
BUN	23	83	32	33	27
Cr	0.48	0.75	0.55	0.59	0.55
TP	6.7	7.3	5.6	6.6	6.8
Alb	3.5	2.4	1.5	2.3	2.4
T.Bil	1.2	7.1	1.6	1.4	1.4
LD	293	281	314	236	239
AST	51	17	35	18	19
ALT	35	16	25	13	15
γ-GTP	17	10	11	24	25

ドリペネム＋バンコマイシン＋トロンボモジュリン

▲
慢性療養型病院へ転院

ドリペネムとバンコマイシン、およびトロンボモジュリンの併用により、CRP値は直線的に正常化していきました。酸素飽和度も上昇し、12月15日には酸素投与不要となりました。凝固線溶系としてはFDPが著しく増加しPT-INRも異常になりました。分子マーカーが測定されていませんのでDICスコアは判定できていませんが少なくとも４点以上で、DICに進みつつあったことは確かです（2017年日本血栓止血学会DIC診断基準参照）。しかしこれもおそらくトロンボモジュリンが効いて回復していきました。トロンボモジュリン（リコモジュリン）は血管内皮細胞が正常に発現している蛋白で、トロンビンに直接作用するとともに、プロテインC活性化を介することでも凝固促進活性を抑制します。

入院時の喀痰培養から肺炎球菌が検出されました。炎症は軽快しましたが、ADLが著しく低下して寝たきりの状態から脱しえず食事摂取不能で、点滴のまま12月22日には慢性療養型病院に退院しました。

まとめ

DICに陥りましたが、トロンボモジュリンの効果もあり軽快させえました。

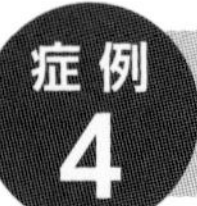

症例4 高度喫煙歴をもった症例に起こった呼吸器症状

現病歴 1

症例（75歳，男性）

- 主　訴：発熱，咽頭痛，咳
- 内服歴：なし
- 生活歴：

  喫煙歴：15年前まで40年間30本/日、それ以降は禁煙。

  長男夫婦、孫夫婦と同居。
- 現病歴：

  10月X日より発熱、咽頭痛、咳という感冒症状があり、かかりつけ医よりカロナールで経過観察されていました。その後も症状改善なく食欲低下も持続したため再度かかりつけ医を受診、XPで肺炎を疑われ当科紹介となりました。
- 入院時身体所見：

  意　識：清明　　　　咽　頭：異常なし

  体　温：39.3℃　　　呼吸音：両肺野で減弱、左右差なし、ラ音なし

  血　圧：130/53 mmHg　　腹　部：異常なし

  脈拍数：100/分、整　　四　肢：異常なし

  SpO_2：90%（RA）

発熱、低酸素血症がありましたが、呼吸音は両側で減弱し、有意な呼吸雑音は聴取しませんでした。

血液検査所見

RBC	4.19 $\times 10^{6}/\mu$L	BUN	12 mg/dL	COVID-19抗原	（−）
Hb	12.5 g/dL	Cr	0.72 mg/dL	Tbc菌 喀痰塗抹	（−）
Ht	39.2 %	LD	250 U/L		
WBC	12,420 /μL	AST	74 U/L		
Neut	83.3 %	ALT	49 U/L		
PLTs	140.0 $\times 10^{3}/\mu$L	γ-GTP	34 U/L		
CRP	19.59 mg/dL	ALP	254 U/L		
		CK	210 U/L		
Na	137 mEq/L	TP	5.8 g/dL		
K	4.1 mEq/L	Alb	2.2 g/dL		
Cl	101 mEq/L	T.Bil	0.5 g/dL		
		グルコース	130 mg/dL		
		BNP	20 pg/mL		

採血ではWBC増多とCRP 19.59と高度な炎症を認めました。軽度の肝機能異常と低栄養を認めました。COVID-19抗原とTbc菌塗抹は陰性でした。

胸部CT

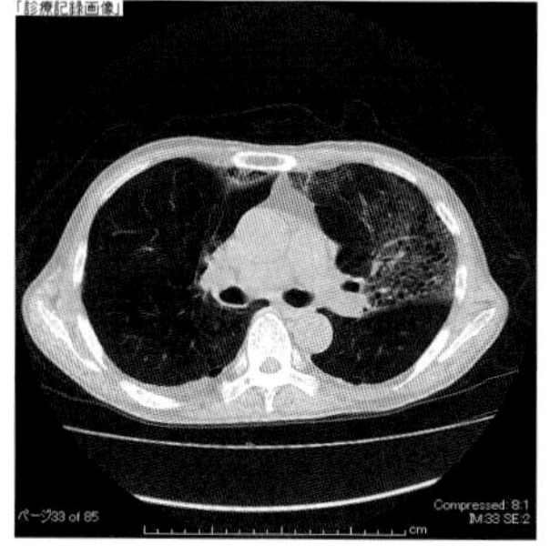
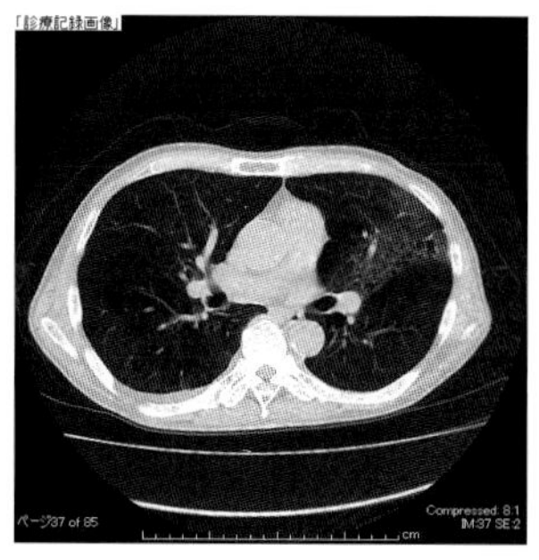
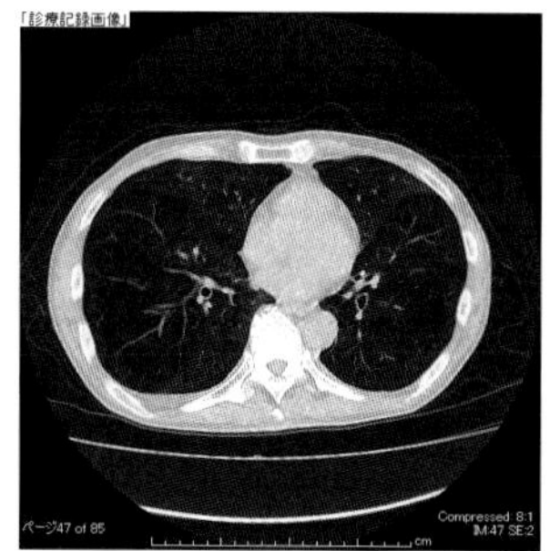
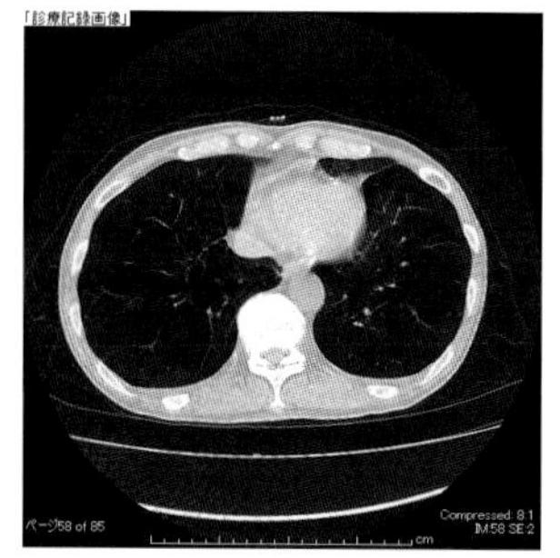

胸部CTでは左上肺野を中心に薄い浸潤影を認めました。ベースの肺は含気が多く、気管支の密度が減少した気腫肺です。慢性閉塞性肺疾患（COPD）に合併した細菌性肺炎と診断しました。肺炎の広がりの範囲は大きくないにもかかわらず、低酸素血症が強いように見えるのはCOPDにより発症前からある程度の低酸素血症を有していたからです。

治療経過

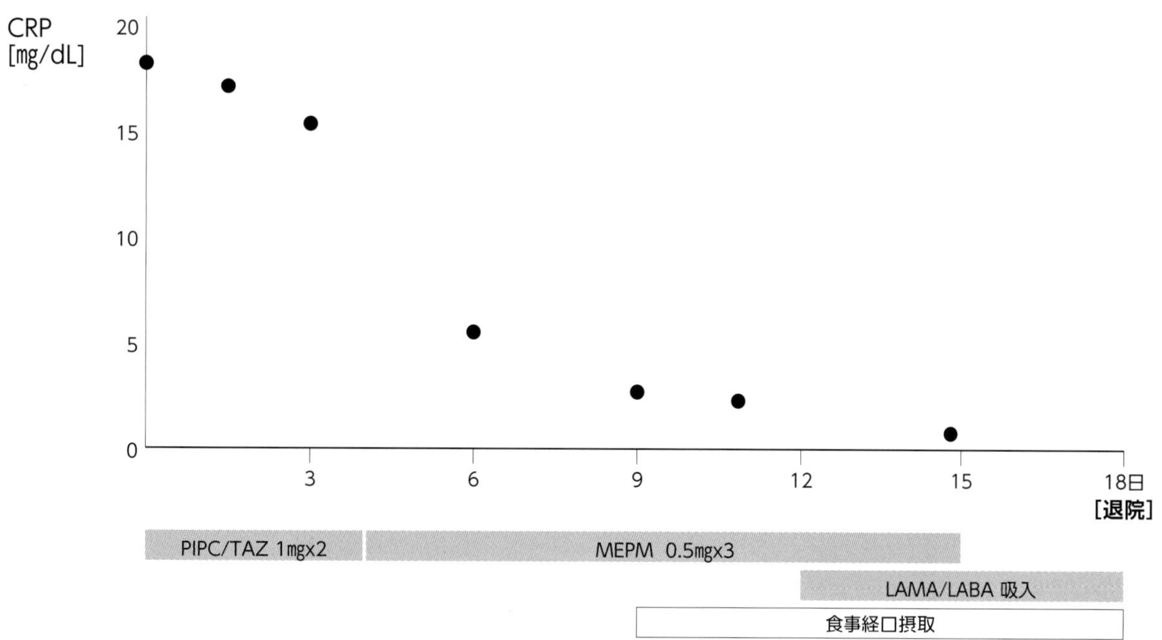

補液による脱水補正、ならびにピペラシリン/タゾバクタム（PIPC/TAZ）を投与しました。入院4日目のCRPは16.7と効果が少なく、喀痰培養から肺炎球菌が検出されたのでメロペネム（MEPM）に変更しました。その後炎症は順調に軽快し、COPDに対して長時間作用性抗コリン薬/β_2刺激薬（LAMA/LABA）吸入薬も併用しました。18日目に自宅退院しました。

退院１か月後急変

現病歴 2

●現病歴：

朝７時15分ごろ、自宅で排便中、突然の呼吸困難を自覚し当院に救急搬送されました。

●身体所見：

血　圧：115mmHg
SpO_2：83%
心　拍：123/分、整
呼吸音：両肺で減弱，ラ音聴取せず
腹　部：異常なし

胸部Xp（臥位）

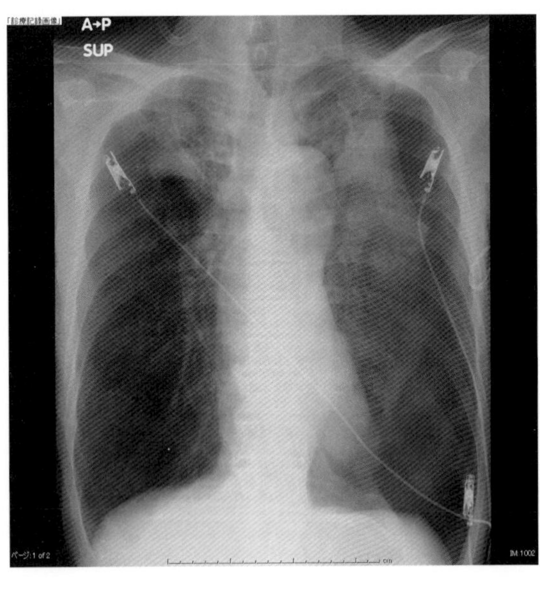

胸部X線で左気胸と診断しました。

胸部CT

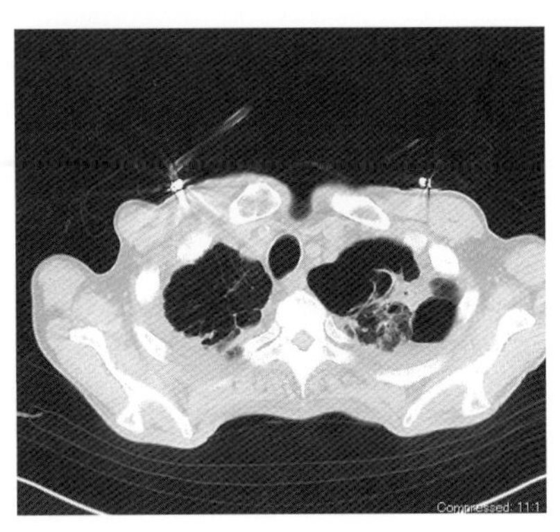

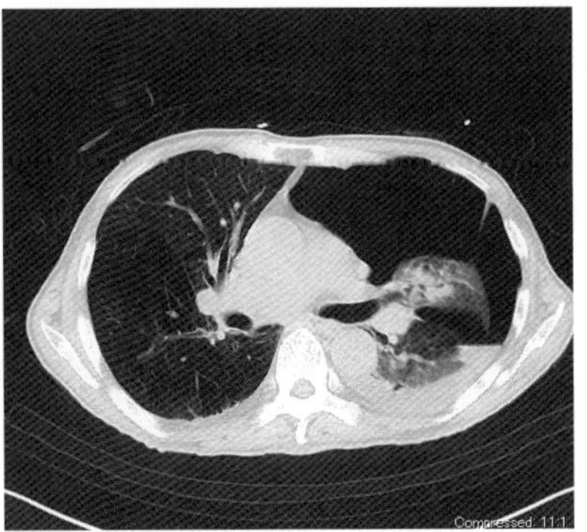

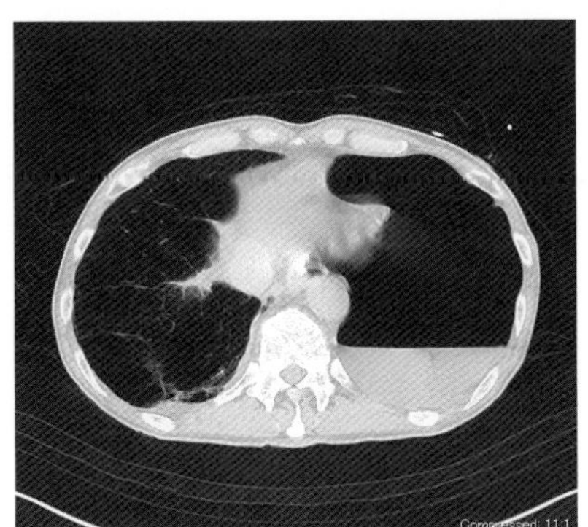

胸部CTでは左肺は高度に虚脱し、縦隔偏位を伴っていました。左肺尖にはブラ、気腫があり、胸水貯留もありました。肺は全体が気腫肺でした。

胸部Xp（臥位）

第1病日

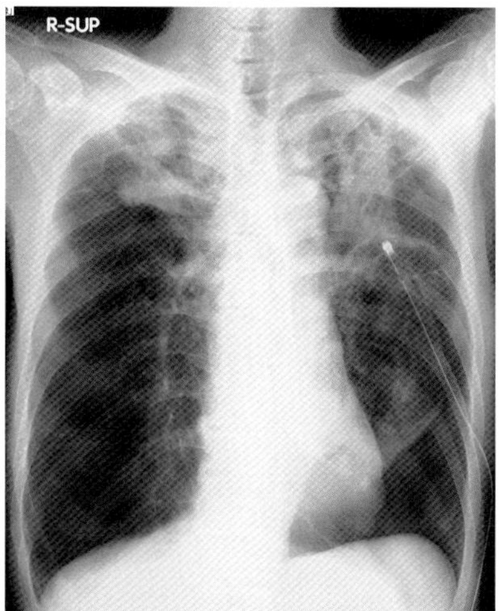

胸腔ドレーン挿入

第2病日

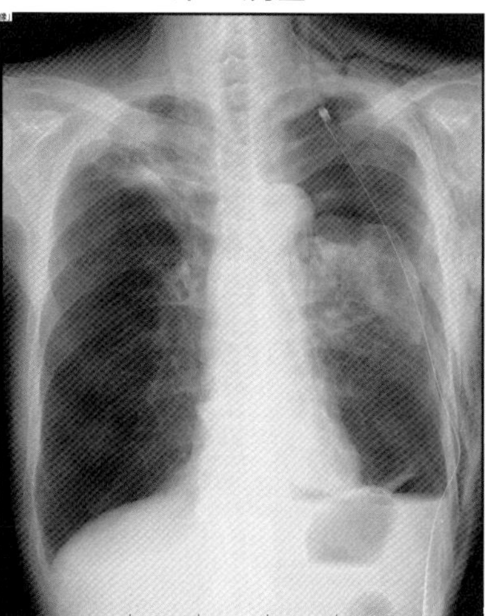

吸引後

第4病日

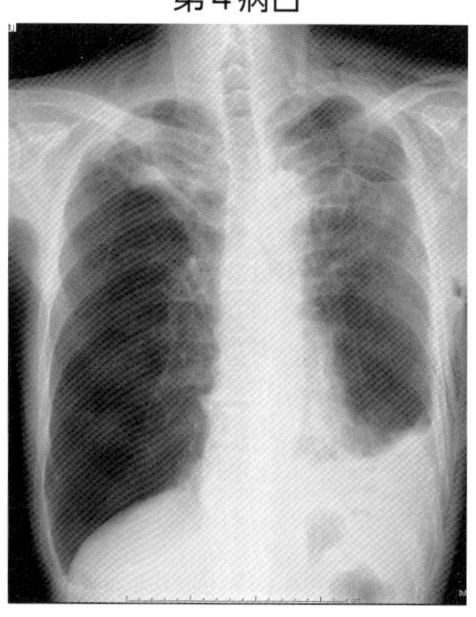

嚢胞切除術＋癒着術

左第５肋間から胸腔ドレーンを挿入し、-15cmH_2Oで吸引しました。しかし air leak 止まらず、呼吸器外科での手術治療となりました。

第２病日、呼吸器外科では、胸腔鏡下嚢胞切除術が施行されました。第４病日に自己血＋ミノサイクリンにより癒着が行われました。６日目に自宅退院となりました。

慢性閉塞性肺疾患の合併症・予後

気管支喘息
呼吸不全：Ⅱ型（CO_2ナルコーシスに陥りやすい）
細菌性肺炎
間質性肺炎
肺　癌
気　胸：症状は突発する呼吸困難、胸痛
肺性心・心不全

症例5 呼吸困難が悪急性に増悪していった症例

症例（80歳，男性）

●主　訴：呼吸困難

●既往歴：C型慢性肝炎（時期不詳），脳出血（78歳）

●内服歴：

イフェンプロジル酒石酸塩 20mg 3錠分3 各食後,

カルバゾクロムスルホン酸ナトリウム（アドナ）30mg 3錠分3 各食後,

トラネキサム酸（トランサミン）250mg 3錠分3 各食後

●生活歴：家族と同居，歩行・食事・トイレ・入浴等は自立

喫　煙：40本×20年、2年前より禁煙

アルコール：日本酒2合、2年前より禁酒

その他：黒酢・アガリクス 常用

●現病歴：

脳出血後遺症のため近医通院中、3か月前から肉眼的血尿のため当院泌尿器科で尿路系悪性腫瘍を疑い、精査を開始したところでした。2週間前より労作時呼吸困難が出現するようになり、朝急に安静時呼吸困難感と著しい全身倦怠感が出現し、歩行不能となったため近医を受診、当院へ紹介され即入院となりました。

●身体所見：

意　識：清明

体　温：36.9 ℃

血　圧：102/53 mmHg

脈　拍：100 bpm、整

呼吸数：18/分

SpO_2：84%（room air）

眼瞼結膜：黄染なし、貧血なし

頚　部：静脈怒張なし

心　音：清、雑音なし

呼吸音：両側下肺野に Velcro ラ音 聴取

腹　部：平坦、軟、圧痛なし、肝腫大なし

下　肢：浮腫認めず

心電図：洞性頻拍

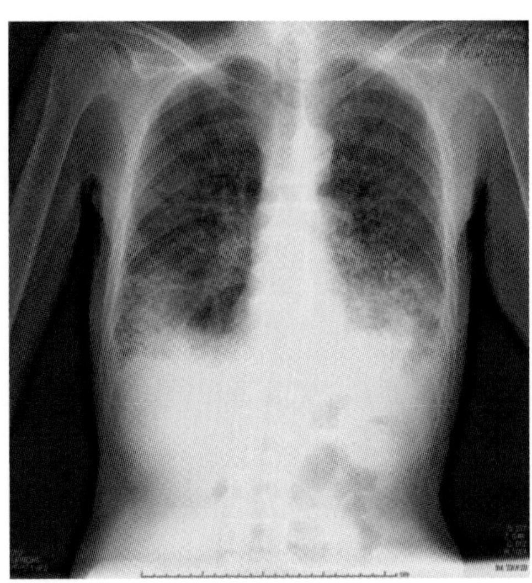

入院時胸部XP（立位）

入院時の胸部レントゲン所見は、両側とも下肺野を中心に間質性の網状陰影が見られ、換気面積が縮小していました。

胸部CT（入院13日前）

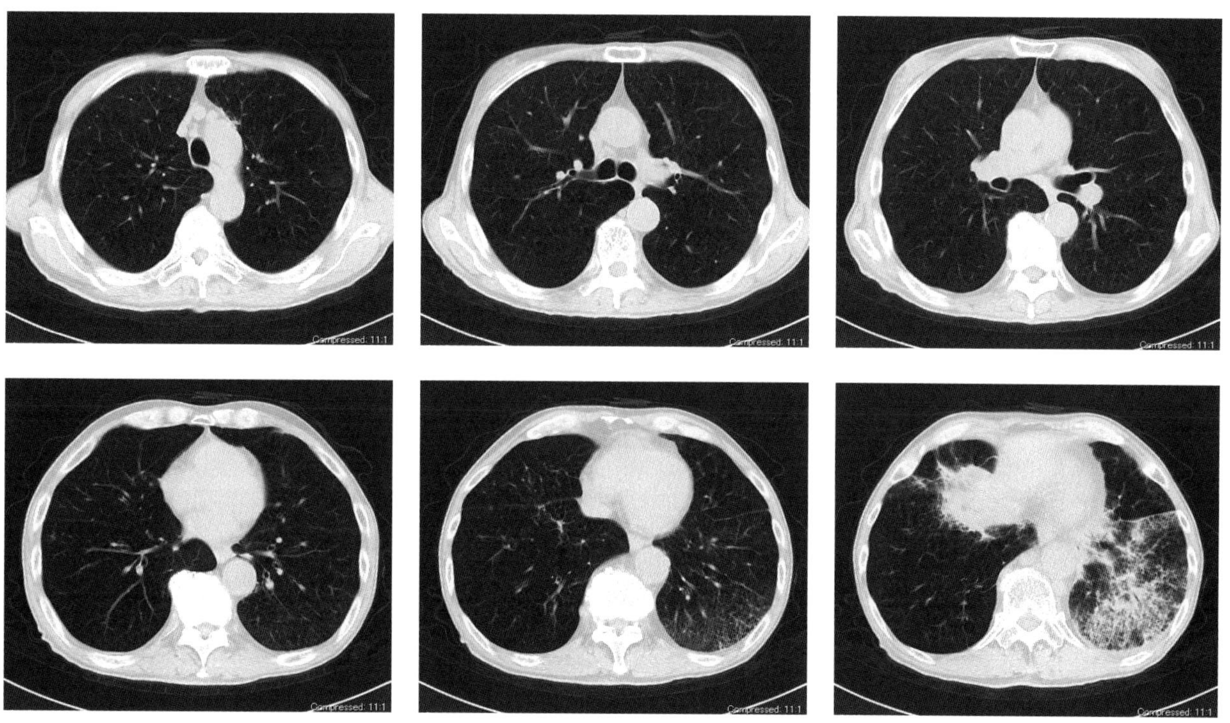

入院13日前、泌尿器科受診時の肺ＣＴ所見です。両側下肺野に間質性の網状陰影が生じ始めていることがわかります。

胸部CT（入院日：第１病日）

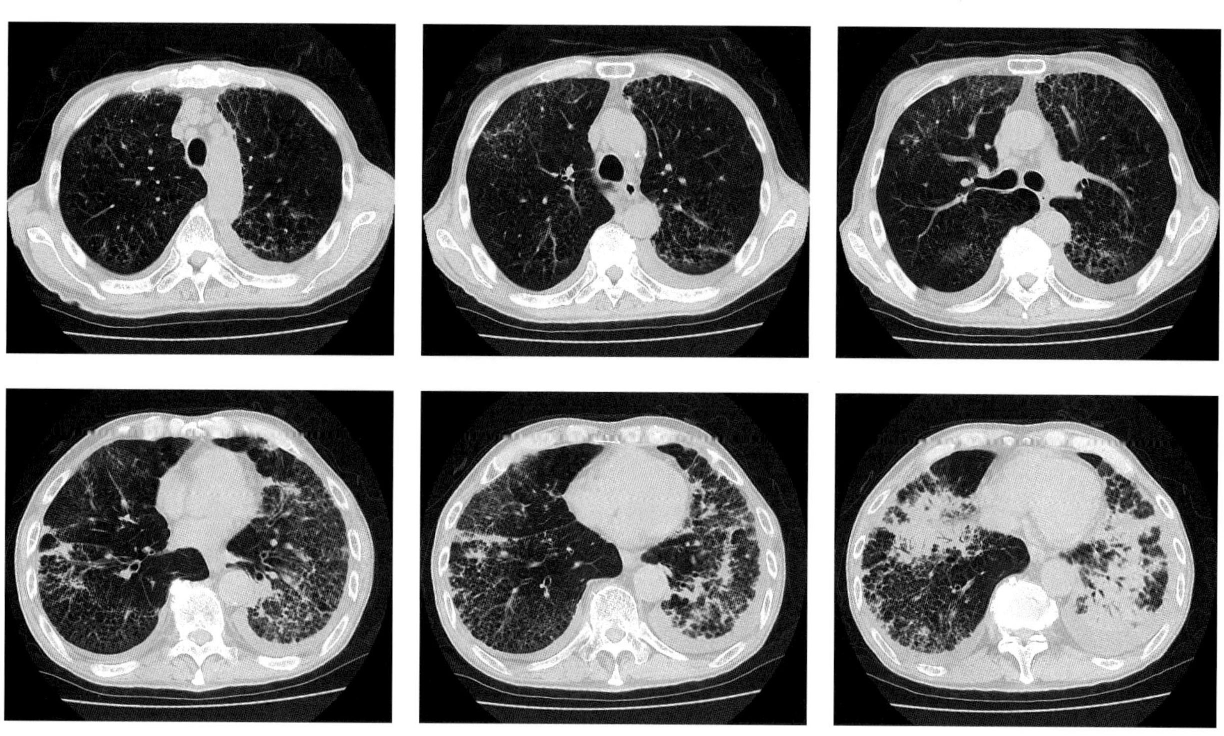

入院時には、両側にびまん性に網状の硬い間質性陰影が広がり、間質性肺炎と診断しました。少量の胸水もみられます。

入院時検査所見

[血算]

WBC	11,460	/μL
Neut	83.5	%
Eo	2.6	%
RBC	354	×10⁴/μL
Hb	10.7	g/dL
Ht	32.4	%
Plt	33.0	×10⁴/μL

[動脈血ガス分析] (O_2 mask 10L/min)

pH	7.43	
$PaCO_2$	37.1	Torr
PaO_2	45.4	Torr
B.E.	0.6	mmol/L
HCO_3^-	24.2	mmol/L
SaO_2	80.7	%

[生化学]

CRP	10.77	mg/dL	T. Bil	0.3	mg/dL
Na	140	mEq/L	AST	21	U/L
K	4.6	mEq/L	ALT	13	U/L
Cl	106	mEq/L	γ-GTP	23	U/L
BUN	35	mg/dL	LD	265	U/L
Cr	1.36	mg/dL	ALP	307	U/L
UA	6.4	mg/dL	CK	114	U/L
Alb	2.1	g/dL	BS	194	mg/dL

[特殊検査]

RF	陰性
抗核抗体	陰性
C-ANCA	陰性
P-ANCA	陰性
マイコプラズマ抗体	陰性
クラミジア抗体	陰性
喀痰 Tb-PCR	陰性

[腫瘍マーカー]

CEA	18.7	ng/mL
CA19-9	187.2	U/mL
CA125	182.9	U/mL
PSA	15.3	ng/mL

白血球 11,460、CRP 10.77と炎症所見を認め、酸素10L投与にても、SaO_2 80.7と高度な低酸素血症がありました。LDが265と上昇していました。RFは陰性でしたが、抗核抗体は陽性でした。マイコプラズマ、クラミジア、結核は陰性でした。腫瘍マーカーはご覧のとおり、上昇していました。間質性肺炎の原因としては、一般細菌による肺炎、膠原病随伴肺炎、急性間質性肺炎が鑑別として挙げられ、さらに癌性リンパ管症も否定できませんでした。

治療経過 ①

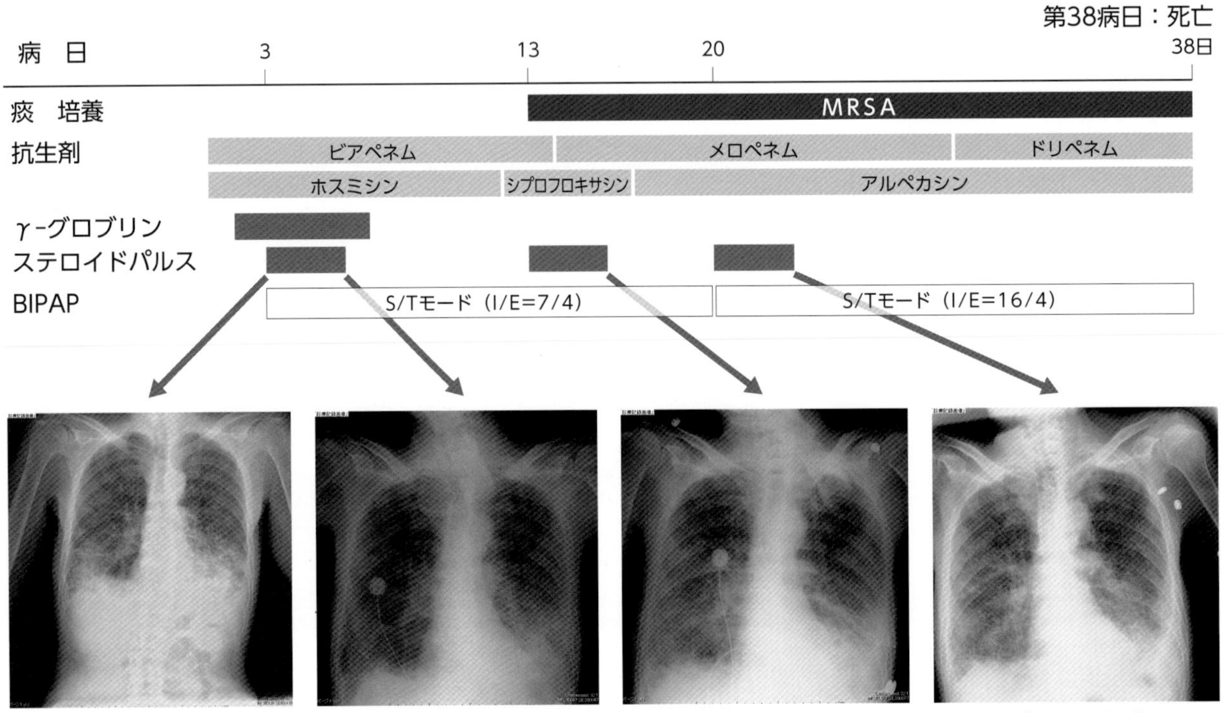

第38病日：死亡

病　日　3　13　20　38日

痰　培養　MRSA

抗生剤　ビアペネム　メロペネム　ドリペネム

ホスミシン　シプロフロキサシン　アルベカシン

γ-グロブリン

ステロイドパルス

BIPAP　S/Tモード（I/E=7/4）　S/Tモード（I/E=16/4）

パルス1回目・前　パルス1回目・後　パルス2回目・後　パルス3回目・後

まず細菌性肺炎を念頭において、カルバペネム系抗生剤とγグロブリンを投与し始めました。しかし、入院第３病日に低酸素血症がより増悪し、100％酸素をリザーバーマスクで10L投与しても、呼吸は浅く、酸素飽和度が60％までしか上昇しませんでした。挿管、人工呼吸器は家族が望まず、BIPAPを使用することにしました。しかし、CRPは減少せず、レントゲンでの浸潤影も拡大したため、急性間質性肺炎、即ちHamman Rich症候群を強く疑い、メチルプレドニゾロン１日1,000㎎を3日間のステロイドパルス療法に踏みきりました。その結果、SaO_2は90%まで改善し、浸潤影も改善しました。ところが、呼吸状態は再び徐々に増悪し、抗生剤を継続するとともに、パルス療法をもう2回施行することになりましたが、そのたびに効果は減弱しました。なお、13病日にMRSAが初めて検出されたためアルベカシンを併用しています。家族の希望により人工呼吸器は使用せず、残念ながら第38病日に呼吸停止、永眠されました。

治療経過 ②

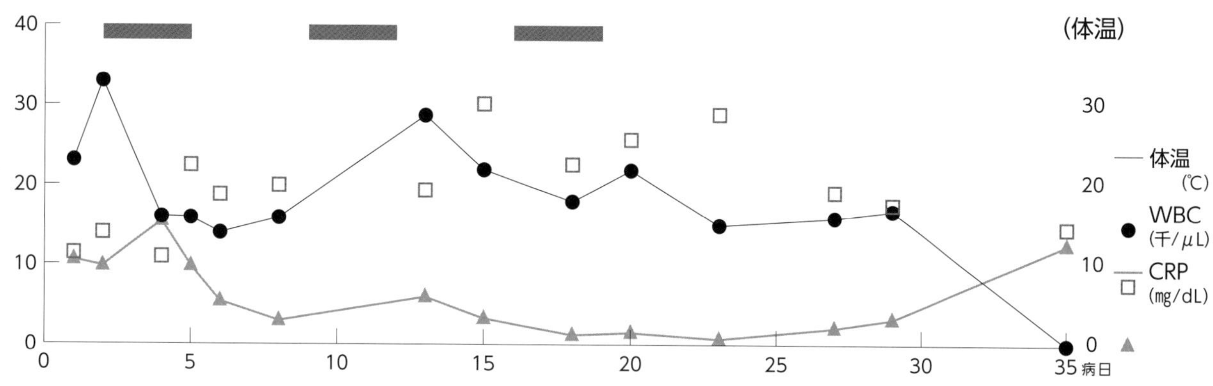

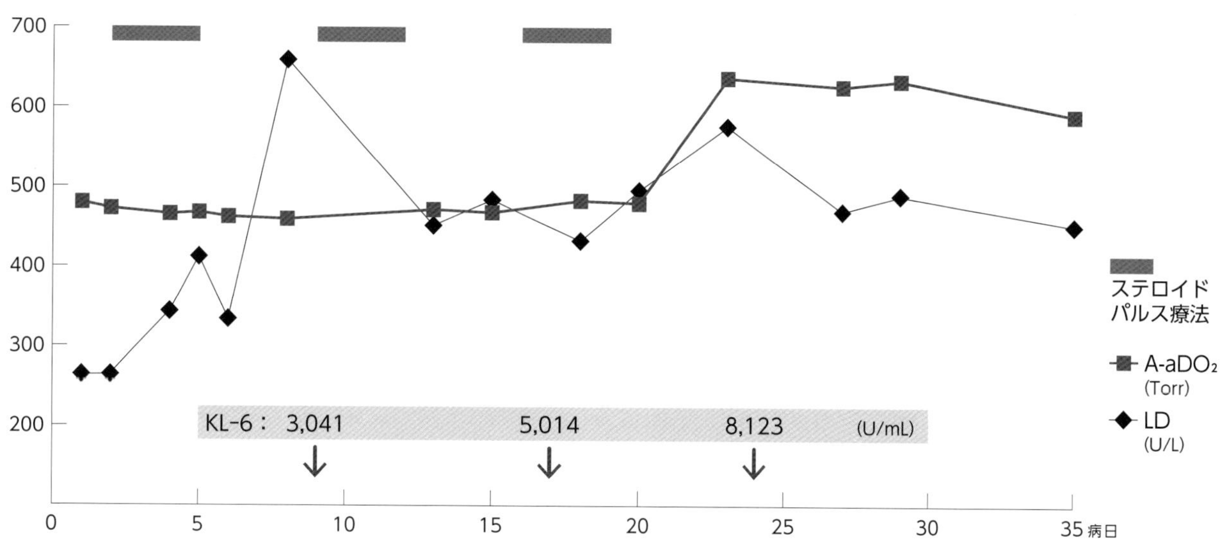

上段に炎症状態の推移を、下段に肺傷害の推移を示したものです。パルスの後にはCRPは減少しています。しかし終末期には再上昇しました。肺傷害を表すLDと間質性肺炎の指標となるKL-6は経過を通じて漸増し、パルス療法にもかかわらず高値が持続しました。拡散障害の指標の$A\text{-}aDO_2$開大も同様の変化を示しました。

剖検所見

剖検肺 割面

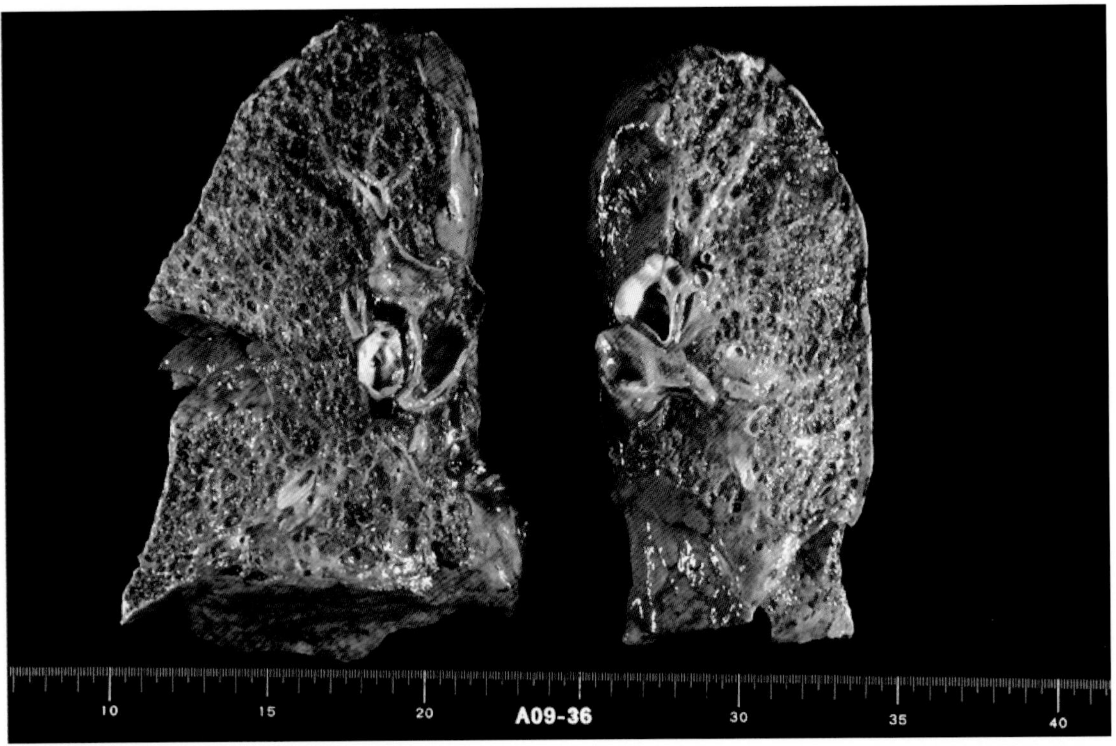

肺の割面ですが、両側とも全葉でびまん性に小嚢胞状変化を認め、急性に同時に全肺胞が破壊されたことを示唆しました。

組織学的検索

肺組織

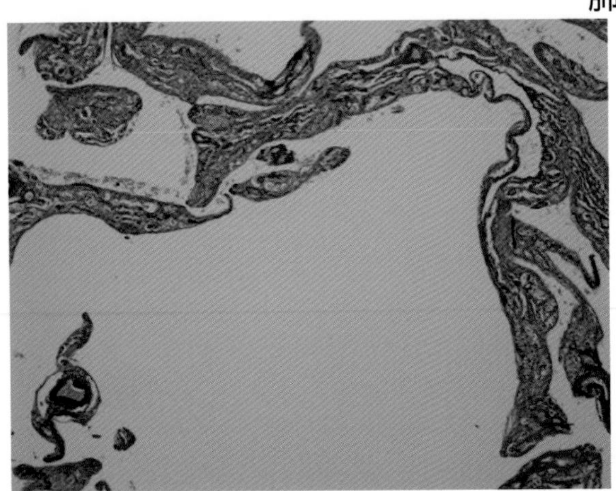

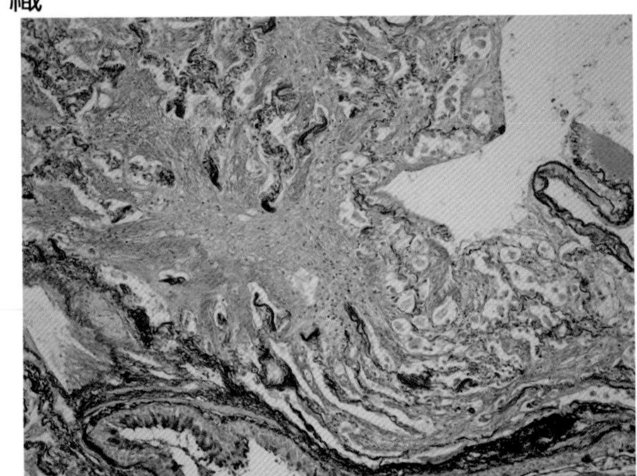

Elastica-van Giesen 染色

組織学的検索では、肺胞壁が破壊され、気腔の拡大が目立ちました（左）。

肺胞壁が保たれた部分では、肺胞腔内の器質化による線維化像が顕著でした（右）。肺組織中に、感染病原体、悪性腫瘍細胞は認めませんでした。

まとめ

・急激な経過をたどった後期高齢者間質性肺炎を経験しました。

・急性間質性肺炎（Hamman-Rich症候群）と考えられました。

・３回のステロイドパルス療法でも寛解させえませんでした。

・BIPAPによる呼吸管理を行いましたが、救命できませんでした。

・本症例は後期高齢の難治性急性間質性肺炎であり、シクロホスファミドやシクロスポリンの投与、あるいは人工呼吸管理は、予後を改善させる保証がないことから、家族の同意を得ることは困難でした。

症例6 炎症反応が軽微のまま呼吸不全が進行した肺炎症例

症例（75歳，女性）

- 主　訴：発熱，咳嗽，食欲低下，その後呼吸困難
- 既往歴：高血圧，糖尿病，肥満，糖尿病性網膜症
- 内服歴：

アムロジピン5mg 朝，メトホルミン250mg 3錠分3 各食後，レパグリニド0.25mg 朝，
アスピリン100mg 朝，ダイアモックス250mg 3錠分3 各食後，フルオロメトロン点眼

- 現病歴：

2021年4月16日にゴルフ大会に参加、4月19日より38.0℃の発熱、咳、白色粘稠痰があり、かかりつけ医より解熱鎮痛薬、鎮咳薬を投与されました。4月20日より関節痛と食欲低下も出現しました。4月23日になっても解熱せず、鼻咽頭ぬぐい液のPCR検査で新型コロナウイルスの陽性が判明しました。4月25日保健所の調整を経てA病院に入院しました。

- 身体所見：

意　識：清明
血　圧：160/80 mmHg
脈　拍：100/分、整
呼吸数：30/分
SpO_2：85%（RA），99%（O_2 nasal 2L/min）
呼吸音：清、心雑音なし
腹　部：異常なし

血液検査所見（4/23）

RBC	4.56 $\times 10^6/\mu L$	BUN	12.8 mg/dL	COVID-19抗原	（－）
Hb	14.2 g/dL	Cr	0.92 mg/dL	COVID-19PCR検査	（＋）
Ht	43.0 %	LD	269 U/L	Tbc菌 喀痰塗抹	（－）
WBC	5,270 $/\mu L$	AST	38 U/L		
Neut	64.7 %	ALT	40 U/L		
PLTs	136 $\times 10^3/\mu L$	γ-GTP	25 U/L		
CRP	1.76 mg/dL	ALP	56 U/L		
		CK	82 U/L		
Na	140 mEq/L	TP	6.8 g/dL		
K	4.4 mEq/L	Alb	3.8 g/dL		
Cl	102 mEq/L	T.Bil	0.5 g/dL		
		グルコース	175 mg/dL		
		HbA1c	7.3 %		

採血ではWBC増多はなくCRP 1.76と炎症反応は軽度でした。軽度の肝機能異常を認めました。COVID-19抗原とTbc菌塗抹は陰性でした。

胸部Xp（A病院）

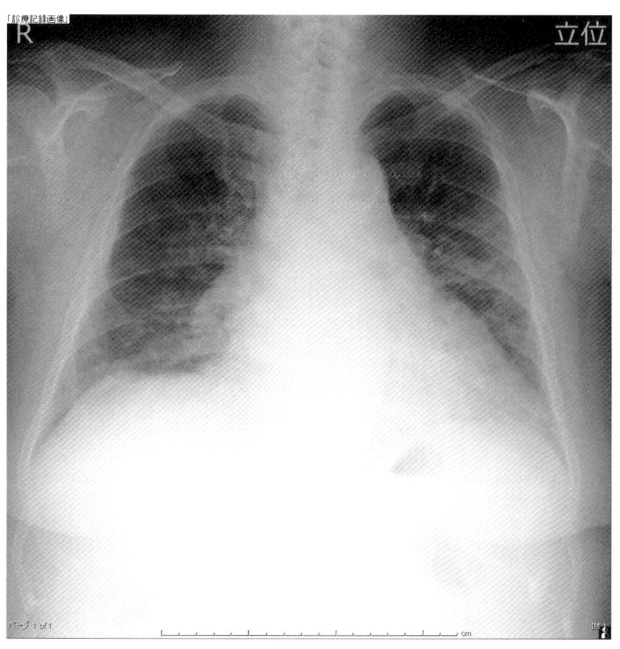

胸部Xpでは、両側中〜下肺野に軽度の浸潤影を認めました。

胸部CT（4/23：A病院）

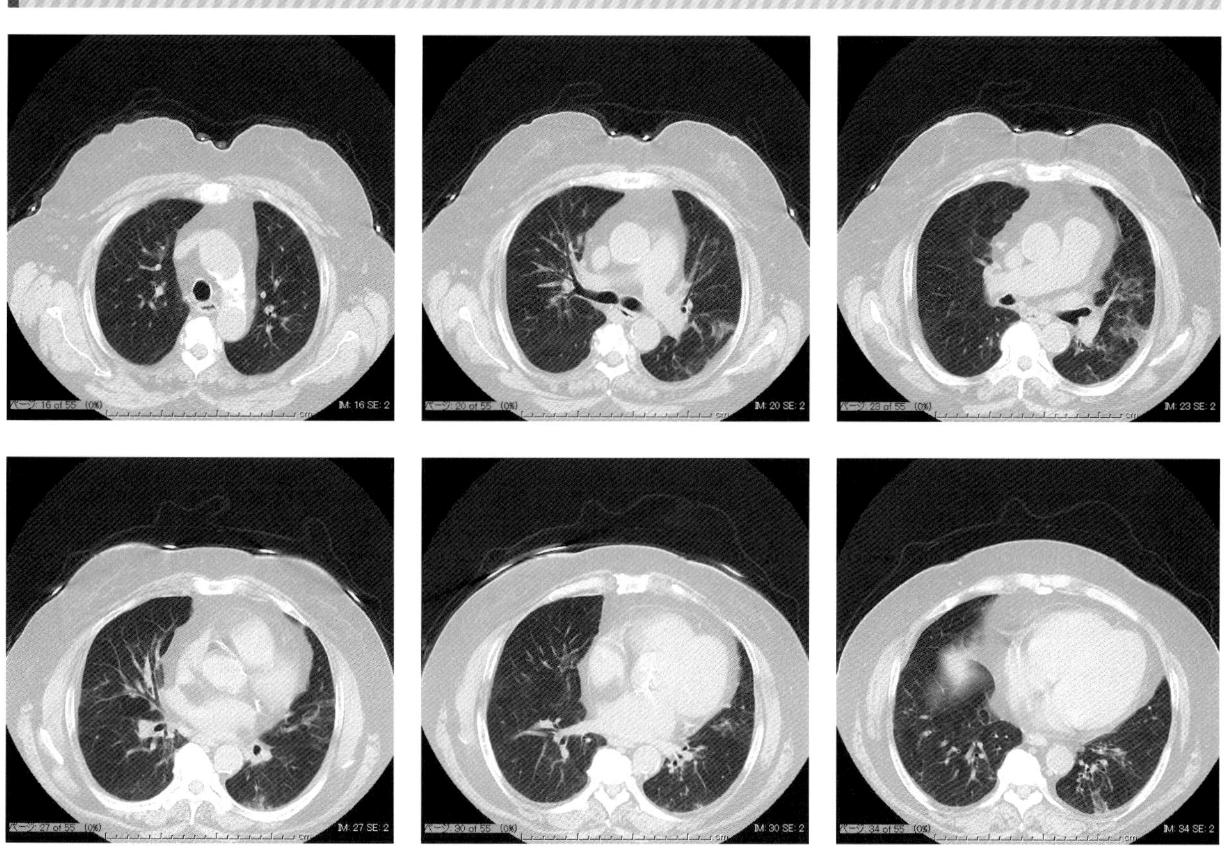

SpO_2：85%（RA），100%（$O_2$2L）

胸部CTでは両肺野に網状影、索状影が散在していました。肺炎と診断しました。

3．呼吸器疾患

▌血液検査所見（4/25）

RBC	4.65	$\times 10^6/\mu L$	BUN	18.4	mg/dL
Hb	12.5	g/dL	Cr	1.05	mg/dL
Ht	39.2	%	LD	365	U/L
WBC	4,830	$/\mu L$	AST	38	U/L
Neut	72.1	%	ALT	36	U/L
PLTs	133	$\times 10^3/\mu L$	γ-GTP	30	U/L
CRP	3.88	mg/dL			

入院2日目の血液検査では白血球数が増加せず、好中球増多も起こらず、CRPは少しだけ上昇しました。腎機能、肝機能は保たれていました。

▌胸部CT（4/25：A病院）

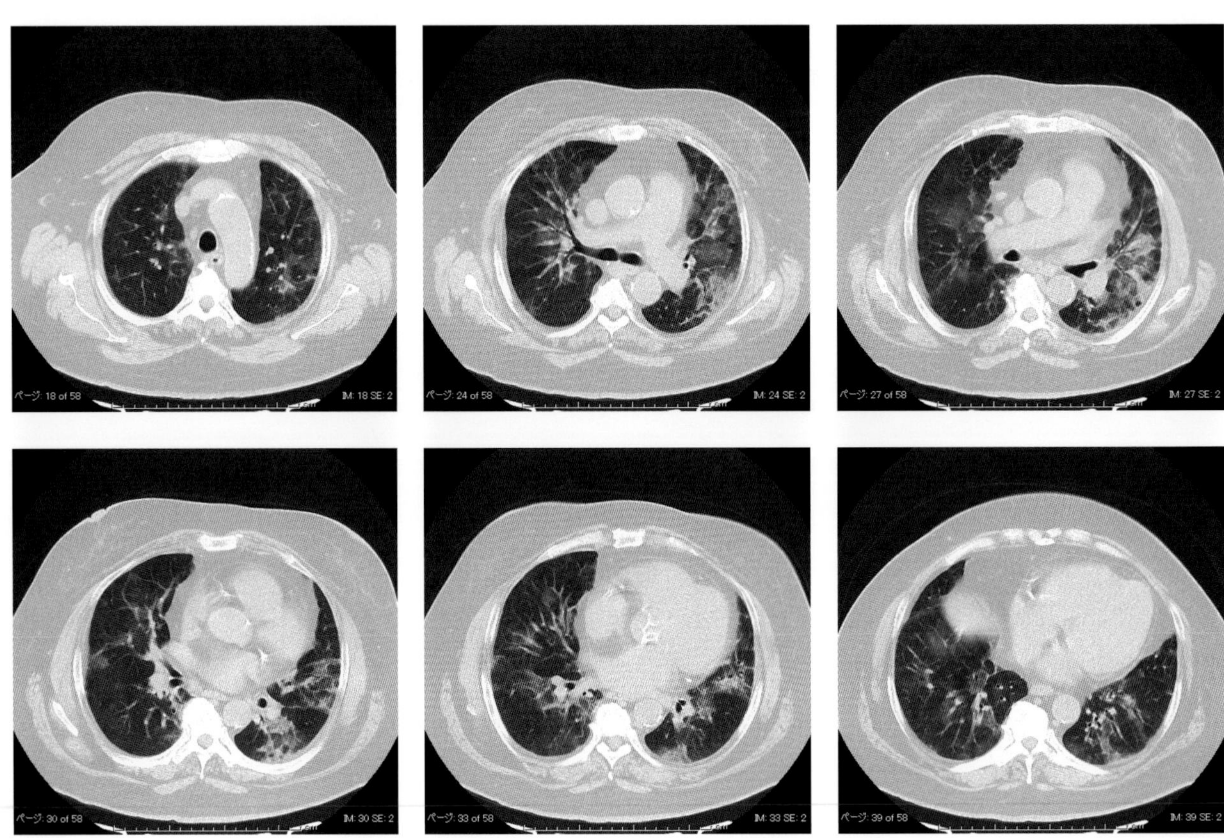

SpO₂：90%（O₂4Lマスク）

SpO₂は4Lマスク酸素投与でも90%と低酸素血症が進行しており、CTでも4月23日より浸潤影の範囲がかなり拡大していました。濃度の薄いスリガラス影も濃度の濃い陰影も大きくなっていました。このような陰影は新型コロナウィルス肺炎に特有です。

全治療経過

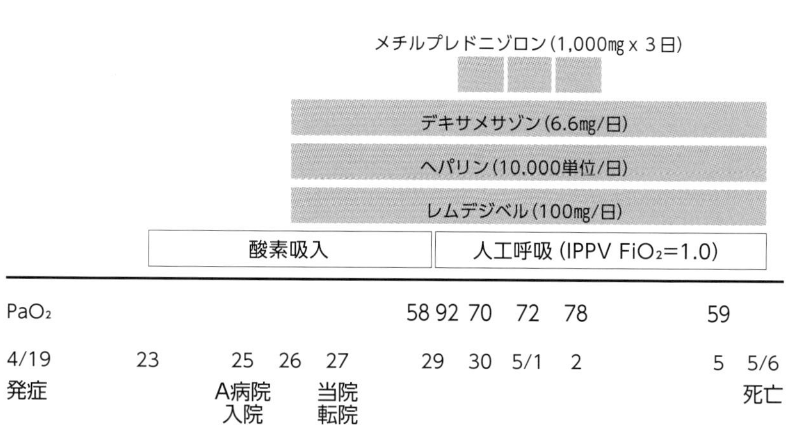

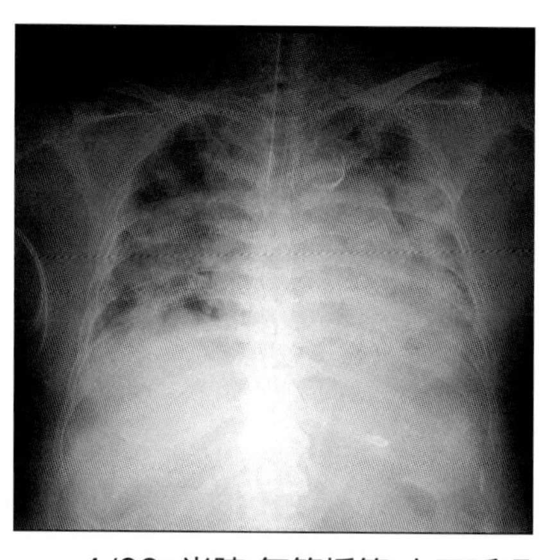

4/29：当院 気管挿管 人工呼吸

デキサメサゾン、ヘパリン、レムデジベルを併用しましたが、低酸素血症が進行したため、4月27日当院に転院し順番担当の高齢医学科入院を経て呼吸器内科に転科しました。気管挿管人工呼吸を FiO_2 1.0の設定で施行し、メチルプレドニゾロンによるパルス療法も行いました。しかし酸素飽和度が維持できなくなり、5月6日呼吸不全で心停止となり死亡されました。

血液検査経過

	4/27	4/30	5/4
RBC			
Hb	13.2	12.6	13.5
WBC	3.19	5.38	7.87
PLTs	130	166	149
CRP	2.85	0.37	0.07
PT(INR)			
APTT			
Fib			
FDP			
Na	140	142	146
K	3.7	3.2	3.1
BUN	24	26	29
Cr	0.80	0.87	0.69
TP	5.9	5.1	4.8
Alb	3.0	2.6	2.5
T.Bil	0.3	0.3	0.8
LD	413	466	920
AST	28	32	63
ALT	27	30	46
γ-GTP	28	27	26
ALP	52	50	63
CK	133	74	364

治療中の血液検査の推移ですが、CRP値からみて炎症はほとんど抑えられていました。吸引痰も膿性でなく、聴診では肺胞呼吸音でなく気管呼吸音となっていき、LDも上昇してきており、肺傷害すなわちARDSに陥っていると考えられました。腎機能は最後まで保たれていました。

まとめ

新型コロナウィルス・デルタ株による重症肺炎症例でした。

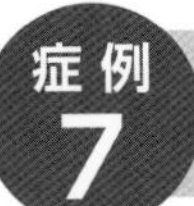

症例7 誤嚥後に発症した肺炎と考えられた症例

症例（90歳，女性）

●主　訴：呼吸困難，発熱

●既往歴：

大腿骨頚部骨折（左：77歳、右：80歳）

肺結核（80歳）詳細不明

多発性脳梗塞（80歳）

脳血管性認知症：HDS-R 5点（80歳）

●現病歴：3年前より認知症のため特別養護老人ホームに入所していました。

食事は自力摂取できており、特にむせが目立つことはありませんでした。ある日嘔吐し、気管内吸引を行ったところ食物残渣が吸引されました。翌日より呼吸困難と37.5度の発熱が出現し当院へ救急搬送されました。

●身体所見：

意　識：JCS-Ⅰ-3	呼吸音：両側湿性ラ音
血　圧：120/68 mmHg	心　音：異常なし
体　温：38.0 ℃	腹　部：軟　膨満あり
心　拍：120 /分　整	グル音微弱
呼吸数：30/分	四　肢：下腿浮腫（－）
SpO_2：89% (O_2 mask 5L/min)	神経学的所見：異常なし

意識レベルはJCS-Ⅰ-3と軽度低下し、マスクにて酸素5L投与されているにもかかわらずSpO_2は89%と呼吸不全状態でした。呼吸音は両肺野にて湿性ラ音が聴取されました。また、腹部は軟ですが膨満しておりグル音は微弱でありました。

血液検査所見

[動脈血ガス分析]
(O_2 mask 5L/min)

pH	7.316
$PaCO_2$	41.0 mmHg
PaO_2	57.6 mmHg
B.E.	-5.2 mmol/L
HCO_3	20.3 mmol/L
SaO_2	89 %

[血算]

RBC	455 $\times 10^4/\mu L$
Hb	14.9 g/dL
Ht	45.3 %
WBC	18,100 /μL
Neut	86.3 %

[炎症]

CRP	31.5 mg/dL

[生化学]

Na	142 mEq/L	AST	21 U/L
K	4.1 mEq/L	ALT	13 U/L
Cl	106 mEq/L	γ-GTP	7 U/L
BUN	31 mg/dL	LD	202 U/L
Cr	1.07 mg/dL	CK	75 U/L
TP	6.7 g/dL	アミラーゼ	36 U/L
Alb	2.5 g/dL		

高度炎症を認めました。

胸部CT（入院時）

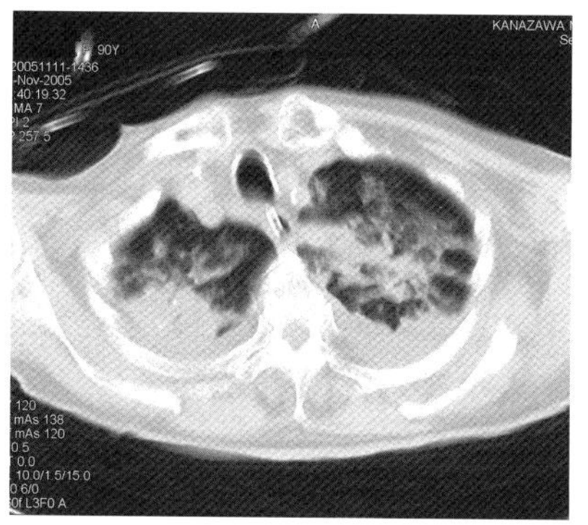
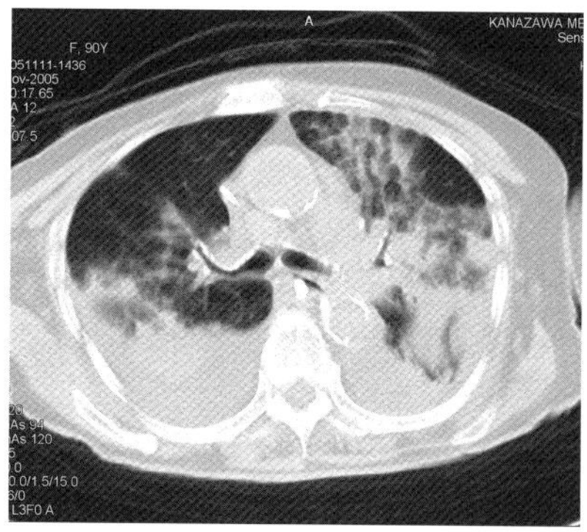
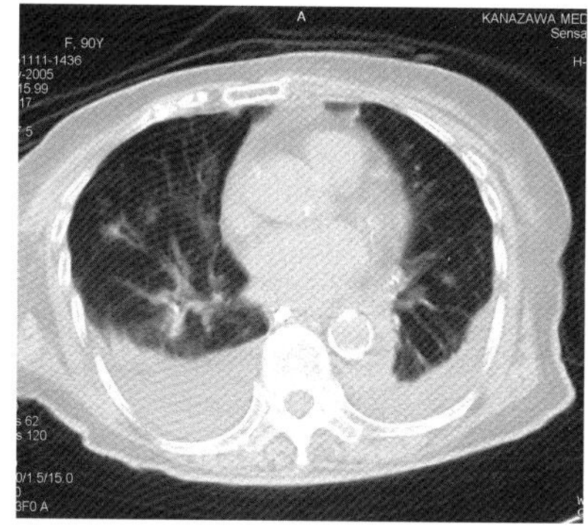

入院時胸部CTでは両側上中肺野を中心に雪状の融合した浸潤影が認められました。胸水貯留も認めました。

腹部CT

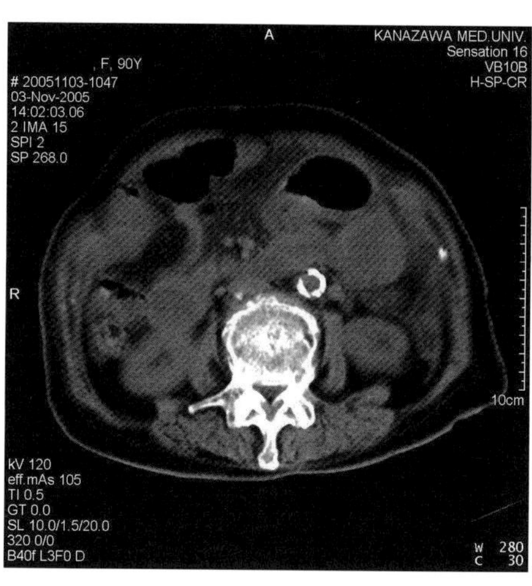

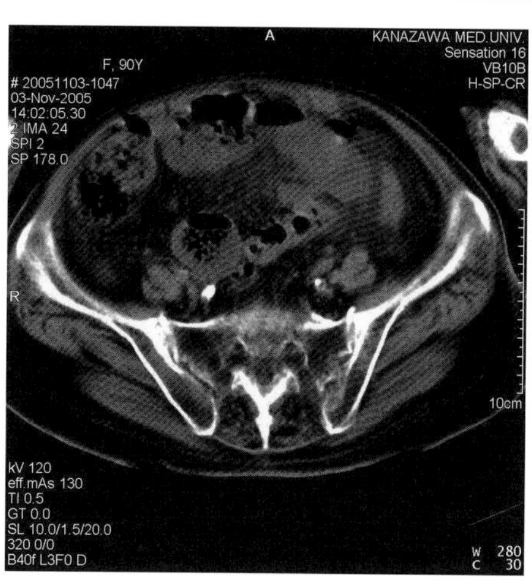

腹部CTにて拡張した腸管内に腸管ガスと液体の貯留が認められ、結腸壁は肥厚しサブイレウス状態を示し、腸炎の存在も示唆されました。

治療経過

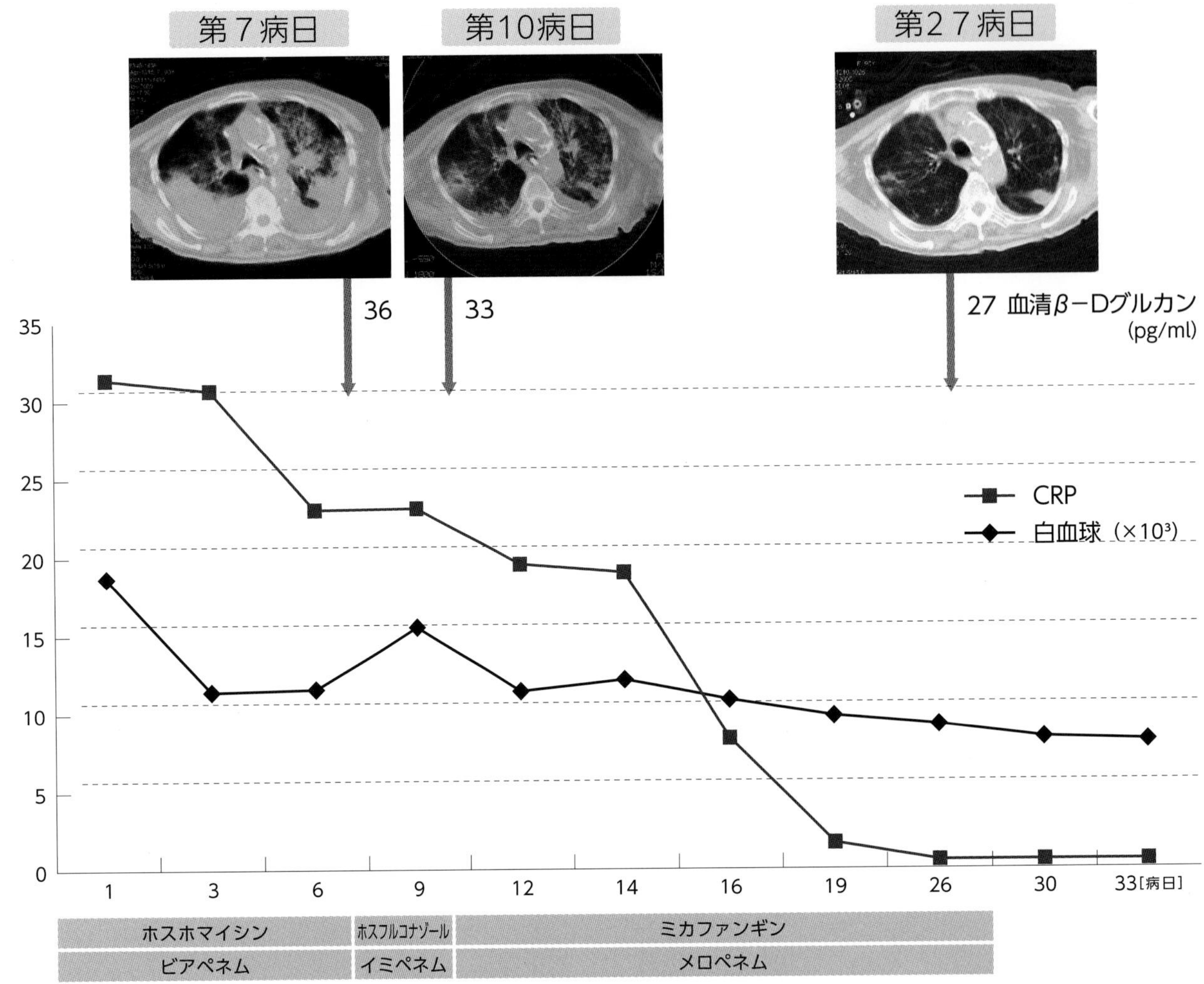

入院時からの薬剤投与状況と白血球数とCRPの推移とをグラフに表します。

最初投与したビアペネムでは炎症の抑制が不十分であり、血清β-Dグルカンが強陽性と判明したためカンジダ感染も合併していると診断し、抗真菌薬を併用しました。第7病日からホスフルコナゾールを投与しましたが効果不十分で、第10病日にミカファンギンに変更しました。その後明らかな炎症所見の低下と浸潤影の減少を認め、軽快させえました。

まとめ

カンジタが肺炎と同時に腸炎を起こした症例でした。高齢者では一般細菌以外に真菌も原因となることがあります。そのため抗生剤の使用に当たっては注意し、血清β-Dグルカンが上昇していれば抗真菌剤の早期併用が有効です。

症例 8　陳旧性肺結核症例に突然起こった呼吸不全

症例（82歳，女性）

- 主　訴：全身倦怠感，発熱
- 既往歴：糖尿病，陳旧性肺結核
- 現病歴：5ヶ月前、誤嚥性肺炎で当科入院し、抗生剤治療にて軽快していました。
  1ヶ月前に病棟トイレへの歩行時に転倒し、大腿骨頚部骨折を発症し、整形外科に転科し大腿骨頭置換術を受けました。術後回復は順調でしたが、手術2週間後に再び食事を誤嚥し肺炎を発症しました。
  メロペネムを投与されましたが軽快しなかったため、当科に転科しました。体動時の全身倦怠感を訴えましたが、呼吸苦は自覚していませんでした。
- 身体所見：
  心拍数：110/分、整　　SpO₂：80%
  血　圧：100/70 mmHg　　呼吸音：右減弱、左肺 crakle 聴取

著しい低酸素血症を呈していました。

血液検査所見

WBC　4,210 /μL（好中球：82%）　　CRP　9.5 mg/dL

胸腹部CT

〈大腿骨骨頭置換術前〉

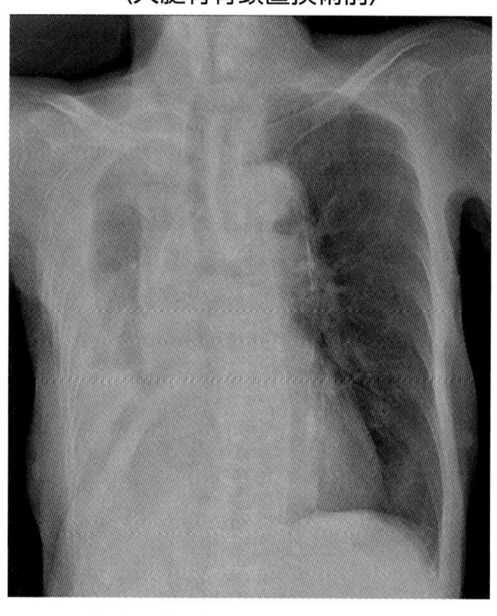

右肺は収縮、縦隔の右方偏位
右胸膜肥厚と器質化胸水

（数十年間右肺機能廃絶状態で左肺が過膨張して代償していました）

〈今回（ポータブル）〉

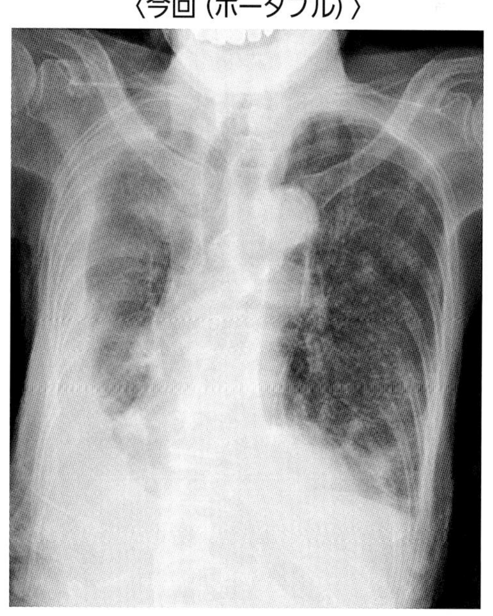

両肺野び慢性に散在性粒状陰影、融合傾向

経過

当科に転科した翌日呼吸困難に陥り、5L O_2マスク投与下でもSpO_2 90%を維持できなくなりました。喀痰の抗酸菌染色ではガフキー3号で、PCR検査にて結核菌が検出されたため肺粟粒結核と診断、専門病院に転院となりました。

転院後経過

気管挿管、レスピレーターによる呼吸管理となり、イソジアニド、リファンピシン、ストレプトマイシン、ピラジナミドの４者併用療法が開始されました。肺野の陰影は一旦薄くなりましたが、再び増強しました。呼吸状態は軽快しないまま、一般細菌の菌交代が重複し起こりました。ステロイドパルス療法により、呼吸状態は一時的に改善しましたが、MRSAが出現して再度増悪、38病日目に永眠されました。

まとめ

高齢者によく見られる陳旧性肺結核では、数十年後に結核菌の再活性化がおこり、再発する可能性があります。結核菌は死んではいません。本症例のように粟粒結核として再発したときは予後不良です。

肺炎をめぐる動線

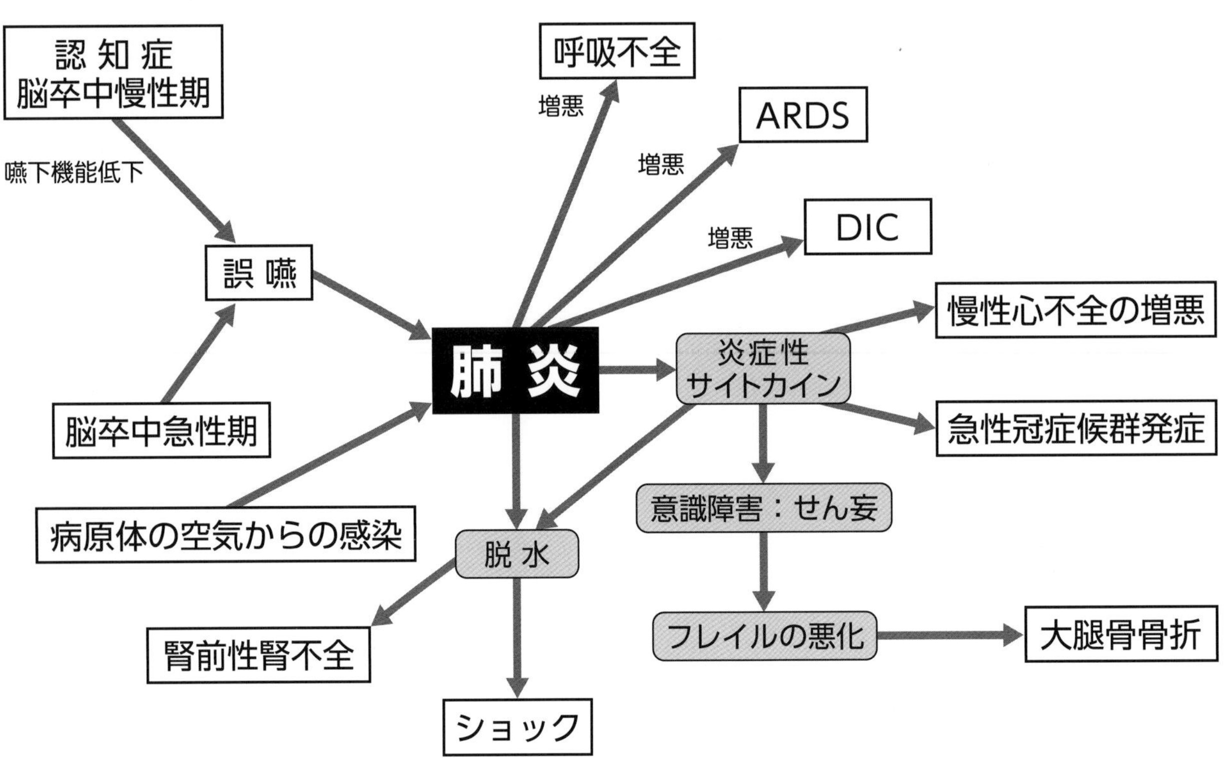

4章 その他の感染症

症例1 発熱に血尿を伴った症例

症例（80歳，男性）

- 主　訴：肉眼的血尿，発熱
- 既往歴：認知症，症候性てんかん，脳梗塞，慢性心不全，狭心症，高血圧，排尿障害，前立腺肥大症
- 服薬歴：

  アレビアチン 100mg 2錠分2 朝夕，フロセミド 20mg 朝，アスピリン 100mg 朝，
  メキシレチン 100mg 2錠分2 朝夕，カルベジロール 1.25mg 2錠分2 朝夕，ファモチジン 20mg 夕
- 現病歴：施設入所していました。

  前立腺肥大と神経因性膀胱で尿閉を繰り返し、１年前から尿道カテーテル留置状態でした。
  5月31日突然、鮮血の肉眼的血尿を認めました。同時に38.5℃に発熱し、入院となりました。
- 身体所見：

  意　識：清明
  その場のコミュニケーションある程度可能
  認知症状態
  体　温：37.7℃
  SpO_2：96%
  血　圧：90/60mmHg
  脈　拍：68/分
  呼吸音：清、ラ音なし
  心　拍：整、心雑音なし
  腹　部：平坦、軟、圧痛なし、腫瘤触知なし
  下　肢：浮腫なし

尿・血液検査所見

色調	赤色	沈査：		RBC	2.89 $\times 10^6/\mu L$	Cr	0.89 mg/dL
混濁	強度混濁	赤血球	100以上	Hb	9.6 g/dL	TP	6.8 g/dL
pH	7.5	白血球	100以上	Ht	28.9 %	Alb	3.3 g/dL
比重	1.010	扁平上皮	—	WBC	3,880 /μL	LD	159 U/L
試験紙：		尿路上皮	—	Neut	74.4 %	AST	17 U/L
蛋白	2＋	尿細管上皮	—	PLTs	216 $\times 10^3/\mu L$	ALT	17 U/L
糖	—	硝子円柱	5-9/WF			γ-GTP	89 U/L
潜血	3＋	細菌	—	CRP	13.00 mg/dL	ALP	443 U/L
ケトン体	—					グルコース	85 mg/dL
ビリルビン	—			Na	141 mEq/L		
ウロビリノーゲン	正常			K	3.7 mEq/L	BNP	467.2 pg/mL
白血球反応	3＋			Cl	103 mEq/L	PSA	66.57 ng/ml
細菌反応	—			BUN	22 mg/dL		

尿は肉眼で赤色、強度混濁しており、試験紙で蛋白２＋、潜血３＋、白血球反応３＋でした。沈査の鏡検では赤血球、白血球ともにきわめて多数認め強い尿路感染を示唆しました。採血ではHb 9.6と貧血があり、WBC 3,880と基準値内でしたがCRP 13と上昇していました。血小板数は保たれ、BUN 22, Cr 0.89と腎機能異常は認めませんでした。PSAは66と高値でした。

胸腹部CT

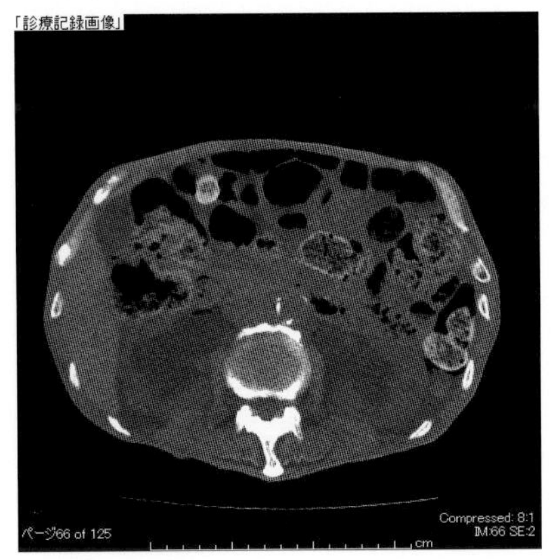

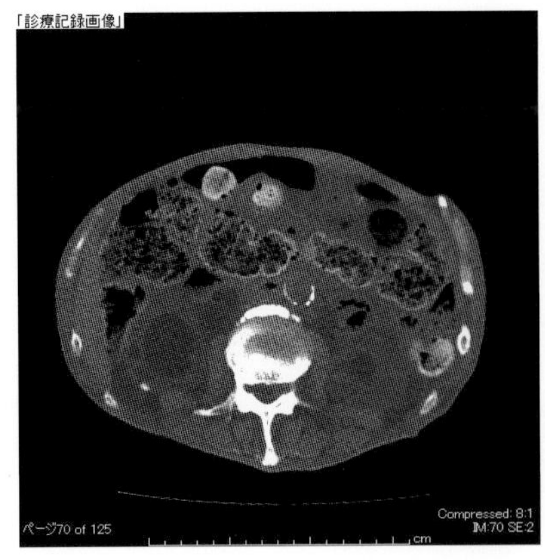

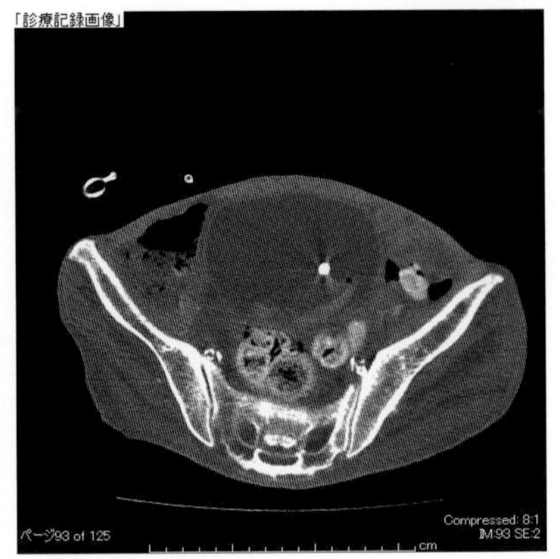

胸部CTでは肺野に新鮮な浸潤影は認めず、腹部では両側に水腎症がありました。尿閉を繰り返した後の陳旧性変化と考えられました。腎皮質は菲薄化しておらず、また腎周囲の脂肪織の毛羽立ちも認めませんので、急性腎盂腎炎は否定的でした。両側尿管は拡張しておらず、結石も認めませんでした。膀胱内には高吸収を呈する内容物があり出血あるいは凝血塊と考えられました。以上、出血性膀胱炎と診断しました。

治療経過

	5/31	6/3	6/5	6/7
尿色調	赤色	黄色	麦わら色	麦わら色
尿潜血反応	3+	2+	2+	1+
白血球反応	3+	1+	2+	1+
Hb	9.6	8.9	9.5	9.2
WBC	3.88	2.69	3.11	2.97
Neut(%)	74.4	69.9	60.0	62.8
PLTs	216	223	246	255
CRP	13.00	6.17	3.99	1.97
BUN	22	13	15	16
Cr	0.89	0.76	0.83	0.79

タゾバクタム・ピペラシリン合剤

アドレノクローム、トラネキサム酸

▲施設退院

末梢から維持輸液(1,000cc/日)を施行し、止血剤としてアドナ、トランサミンを点滴投与しました。入院の夜に尿道カテーテルが閉塞しました。膀胱内の凝血塊によるものと考えられ、泌尿器科によって膀胱洗浄され軽快しました。抗生剤としてタゾバクタム・ピペラシリン合剤を毎日２回投与しました。入院時の尿培養からは Staphylococcus. spp. が検出されました。CRP値は直線的に正常化していきました。この間、血尿も軽快しました。

症例 2 高熱をきたした施設入所者

症例（80歳，女性）

●主　訴：発熱

●既往歴：認知症，症候性てんかん，尿路感染症

●服薬歴：

コハク酸ソリフェナシン（ベシケア）2.5mg 夕，

バルプロ酸ナトリウム（デパケンR）200mg 2錠分2 朝夕

●現病歴：特別養護老人ホームに入所していました。

12月22日に嘔吐が２回あり、その後39℃に発熱したため救急受診しました。

●身体所見：

意　識：清明

その場のコミュニケーションある程度可能

認知症状態

体　温：40.0℃

SpO_2：97%

血　圧：128/104mmHg

脈　拍：100/分

呼吸音：清、ラ音なし

心　拍：整、心雑音なし、

腹　部：平坦、軟、圧痛なし、腫瘤触知なし

下　肢：浮腫なし

4．その他の感染症

尿・血液検査所見

色調	黄色	RBC	4.05 $\times 10^6/\mu L$	Na	139 mEq/L
混濁	強度混濁	Hb	12.7 g/dL	K	4.0 mEq/L
pH	7.4	Ht	36.0 %	Cl	101 mEq/L
比重	1.020	WBC	17,960 /μL	BUN	23 mg/dL
試験紙：		Neut	93.5 %	Cr	0.98 mg/dL
蛋白	3+	PLTs	102 $\times 10^3/\mu L$	TP	6.8 g/dL
糖	—			Alb	3.5 g/dL
潜血	1+	CRP	20.32 mg/dL	LD	323 U/L
ケトン体	—			AST	42 U/L
ビリルビン	—	PT(INR)	1.27	ALT	22 U/L
ウロビリノーゲン	正常	APTT	28.8 秒	γ-GTP	33 U/L
白血球反応	2+	Fib	439 mg/dl	ALP	308 U/L
細菌反応	2+	FDP	14.3 μg/mL		

尿は強度混濁しており、試験紙で蛋白3+、潜血1+、白血球反応2+、細菌反応2+でした。採血ではWBC 17,960、CRP 20.32と高度炎症がありました。血小板数は10.2万と減少傾向にあり、PT INRは1.25以上でFDPも10以上ありました。BUN 23，Cr 0.98と腎機能異常は認めませんでした。

胸腹部CT

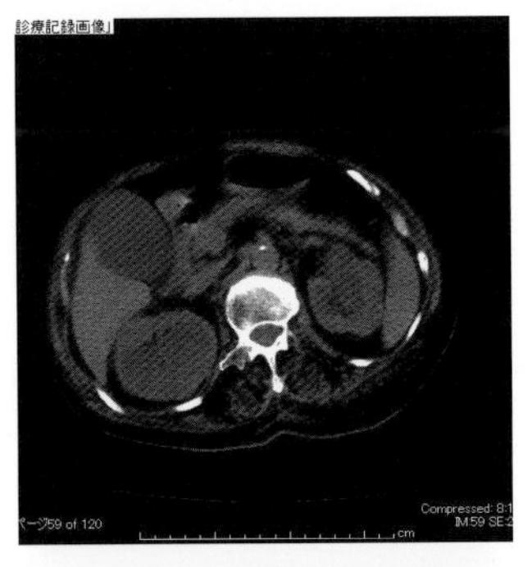

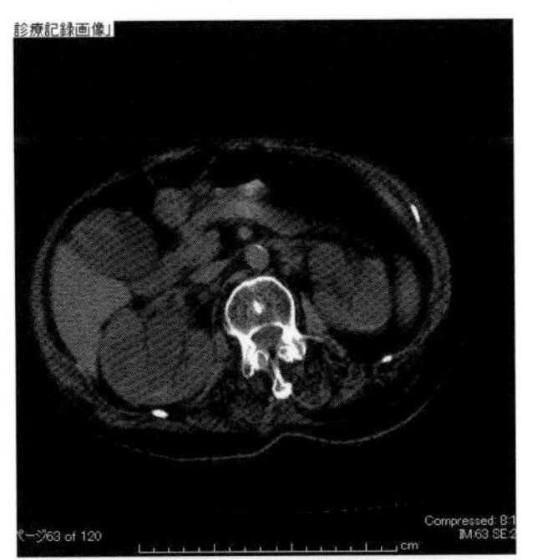

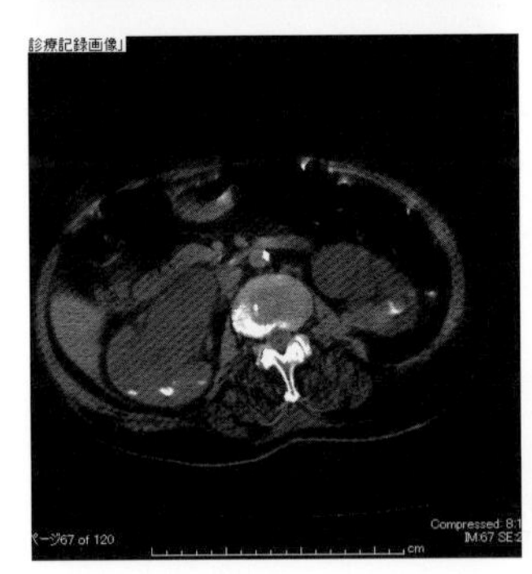

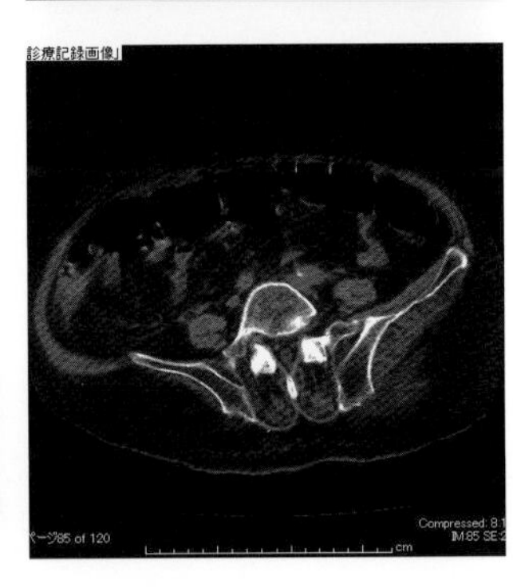

胸部CTでは肺野に新鮮な浸潤影は認めず、腹部では右に軽度の水腎症がありました。腎皮質は菲薄化しておらず、また腎周囲の脂肪織の毛羽立ちも認めませんでした。右腎盂、腎杯に結石、右尿管中部に結石がありました。左尿管にも結石がありました。膀胱内には結石を認めませんでした。以上、腎盂尿管結石を伴う腎盂腎炎と診断しました。抗生剤治療を開始しました。

治療経過

	12/23	12/25	12/28	1/4
尿	強度混濁	清	軽濁	清
白血球反応	3+	3+	3+	1+
血液				
Hb	12.7	11.7	11.2	11.2
WBC	17.96	11.55	9.54	5.75
Neut(%)	93.5	76.6	50.0	56.1
PLTs	102	48	162	377
CRP	20.32	14.99	5.26	0.17
PT-INR	1.27	1.13	1.23	1.14
FDP	14.3	5.6	7.3	6.7
BUN	23	10	8	5
Cr	0.98	0.64	0.66	0.68

タゾバクタム・ピペラシリン合剤

トロンボモデュリン

▲施設退院

抗生剤はタゾバクタム・ピペラシリン合剤を毎日２回投与しました。DIC徴候があったためトロンボモデュリンを併用しました。入院時の尿培養からはG郡β-ストレプトコッカスとグラム陽性桿菌が検出されました。CRP値は直線的に正常化していきました。血小板数は48,000まで減少しましたが回復し、PT，FDPも正常化しました。尿路結石が複数存在していましたが、尿管ステント挿入治療をせずに薬物療法のみで軽快させえました。診察でフォーカス不明の発熱（感染症）の時は、まず尿路感染症である可能性を念頭に置く必要があります。高齢者では頻度が多いです。

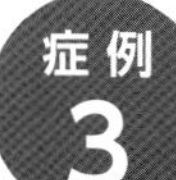

症例3 発熱に腹部膨満を伴った症例

症例（82歳，女性）

- 主　訴：発熱，腹部膨満
- 既往歴：神経因性膀胱，慢性心不全，右股関節人工骨頭置換術
- 服薬歴：コハク酸ソリフェナシン 5mg 朝，酸化マグネシウム 250mg 3錠分3 各食後
- 現病歴：施設に入所していました。

　12月4日に39℃の発熱があり、腹部が膨満していることに気づかれました。

- 身体所見：

意　識	清明	呼吸音	清、ラ音なし
体　温	37.6℃	心　拍	整
SpO_2	96%	腹　部	膨満
血　圧	138/76mmHg	グル音	微弱
脈　拍	140/分、整	圧　痛	不明瞭
		下　肢	浮腫あり

尿・血液検査所見

色調	黄色	RBC	3.71 $\times 10^6/\mu L$	Na	144 mEq/L
混濁	混濁	Hb	11.4 g/dL	K	4.5 mEq/L
pH	7.5	Ht	33.6 %	Cl	111 mEq/L
比重	1.010	WBC	27,510 $/\mu L$	BUN	57 mg/dL
試験紙：		Neut	93.7 %	Cr	1.92 mg/dL
蛋白	3+	PLTs	25 $\times 10^3/\mu L$	TP	5.4 g/dL
糖	—			Alb	2.2 g/dL
潜血	3+	CRP	35.95 mg/dL	LD	266 U/L
ケトン体	—			AST	37 U/L
ビリルビン	—	PT(INR)	1.21	ALT	20 U/L
ウロビリノーゲン	正常	APTT	34.8 秒	γ-GTP	16 U/L
白血球反応	3+	Fib	733 mg/dl	ALP	319 U/L
細菌反応	+	FDP	18.3 $\mu g/mL$		

尿は混濁しており、蛋白3+、潜血3+、白血球反応3+、細菌反応+でした。採血ではWBC 27,510、CRP 35.95と高度炎症がありました。血小板数は2.5万と著明に減少しており、FDPは10以上ありました。BUN 57，Cr 1.92と腎機能もかなり低下していました。炎症と脱水がすでに何日か持続しており、DICにも陥っていると考えました。

胸腹部CT

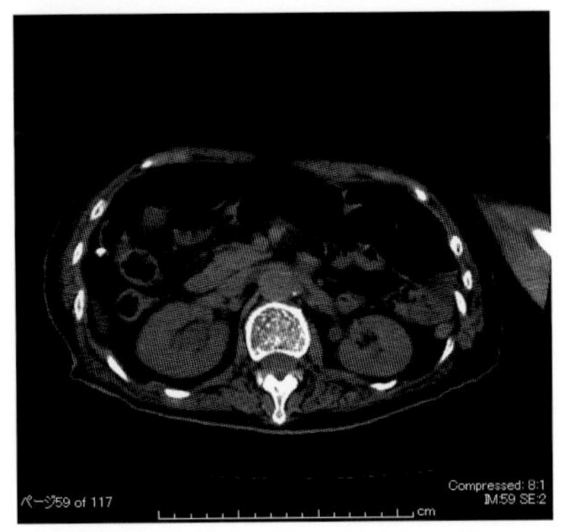

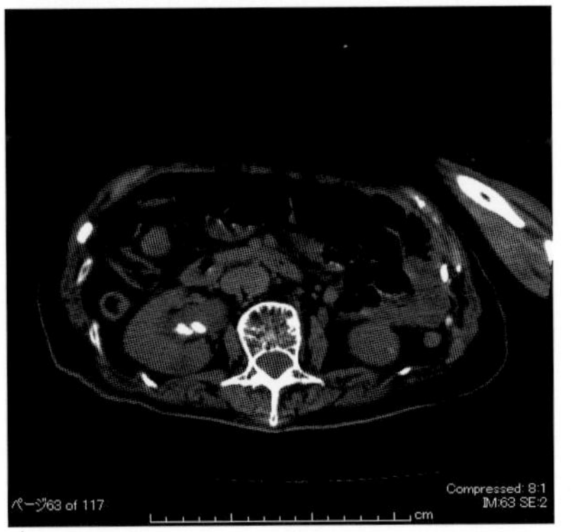

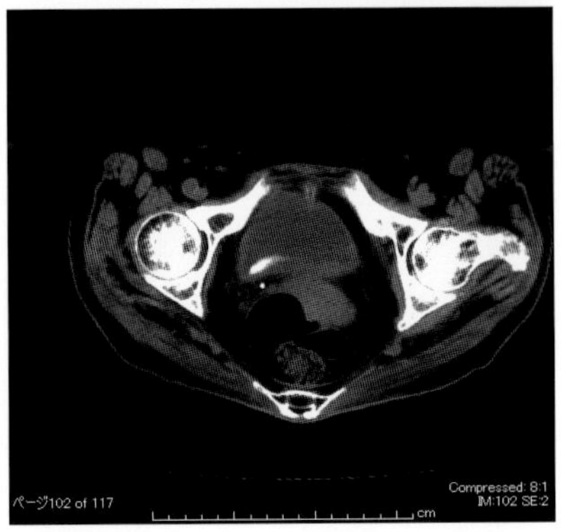

胸部CTでは肺野に新鮮な浸潤影は認めず、心拡大があり、少量胸水も認めました。腹部では両側の腎盂腎杯がかなり拡張し水腎症でした。両腎に粗大石灰化を認めました。さらに大量の腸管ガス貯留を認めました。しかしイレウスは否定的でした。尿管はL1レベル以下は拡張していませんでした。膀胱内には結石を認めませんでした。水腎症の原因としての閉塞機転はCT画像からは特定できませんでした。以上、結石を伴う水腎症と腎盂腎炎、DICと診断しました。

治療経過

	12/6	12/8	12/10	12/13	12/21	12/27
WBC	27.51	14.81	10.35	16.93	8.07	4.73
PLTs	25	24	71	210	239	191
CRP	35.95	14.98	2.86	2.11	1.17	0.74
PT-INR	1.21	0.99	1.02	0.94	0.97	0.97
FDP	18.3	16.3	36.3	20.4	12.7	9.5
BUN	57					
Cr	1.92					
BNP	906			374	154	46
	セフォゾプラン			シプロフロキサシン	ホスホフルコナゾール	
	トロンボモデュリン				ミノサイクリン	
			▲尿管ステント挿入・留置			▲施設退院

抗生剤はセフォゾプランで開始しました。トロンボモデュリンを併用しました。炎症は軽快していきました。10日に泌尿器科により尿管ステントが留置されました。13日には炎症が再上昇しました。入院時の尿培養からは緑膿菌が検出されていましたので、より感受性の高いシプロフロキサシンに変更しました。血小板数は回復しました。しかし、軽度の炎症が持続していました。尿培養結果から明らかになったカンジダに対して、22日からホスホフルコナゾールを投与し軽快させえました。

まとめ

気づかれないまま、高度感染とDICをきたした症例を尿管ステント・抗生剤・トロンボモデュリンで治療しました。

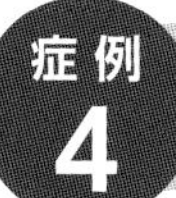

症例4 在宅で放置状態の認知症患者に起こった感染症

症例（80歳，男性）

- ●主　訴：意識障害，褥瘡
- ●現病歴：

10年以上前に精神科専門病院で認知症と診断されましたが、以降は通院を拒否し放置していました。認知症の進んだ妻と同居していました。長女が時々見に行っており、4ヶ月前までは座位で食事をするが尿便失禁状態であったことを確認しています。6月29日に訪問した際には部屋にハエが多数飛んでおり、本人は畳の上に倒れていました。しかし、前からいつも排泄物で汚れていたのでハエは気にしなかったと言います。7月9日の訪問では、やはり部屋にハエが多数おり、着ていたシャツが黒く変色、前回見たときと同じ体勢で臥床しており、畳も真っ黒になっていました。おかしいと思い体をひっくり返すと右半身に大量のウジがわいており、ハエも群がっているのを発見しました。まったく反応もなかったので救急要請となり搬送されました。

- ●身体所見：

意　識：Ⅲ-200
体　温：35.5℃
SpO_2：81%（98%：酸素10L）
血　圧：94/51mmHg
脈　拍：110/分
呼吸音：右減弱、ラ音なし
心　拍：整、心雑音なし
腹　部：平坦、軟、圧痛なし、腫瘤触知なし

以下、形成外科対診による診察：
右半身を中心に褥瘡多発、褥瘡内にウジ虫多数
右肩部・右背部：表皮壊死あり
右大転子部：筋層まで達する13×7cmの褥瘡
径2cmのポケットあり、悪臭
右踝部：表皮浸軟、潰瘍あり
左大転子部：表皮浸軟
全身表皮にウジ虫の這い出した後と思われる水泡多数

蛆を除去後の皮膚病変（形成外科による）

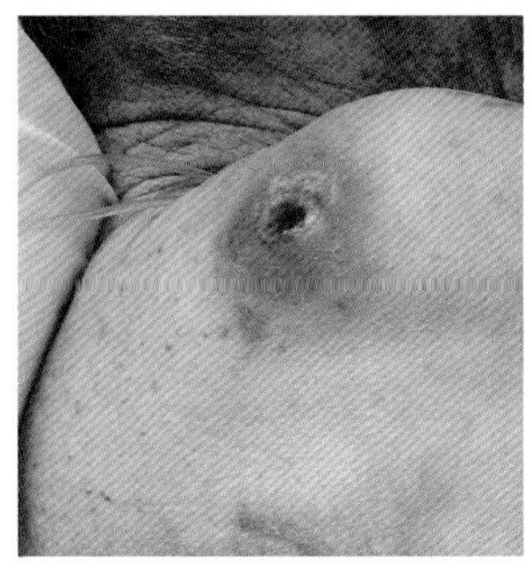
右肩甲部

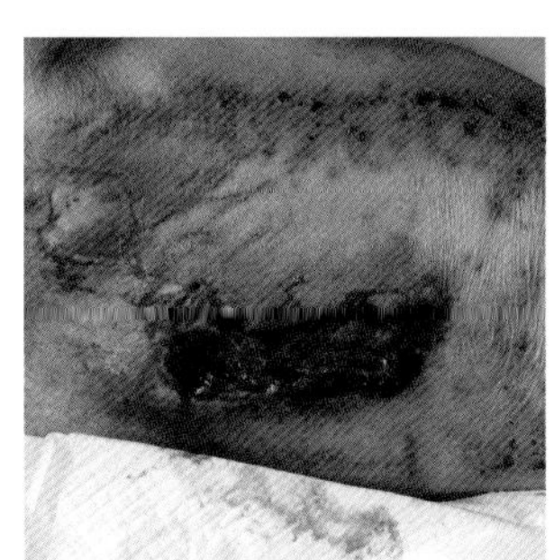
右側胸背部

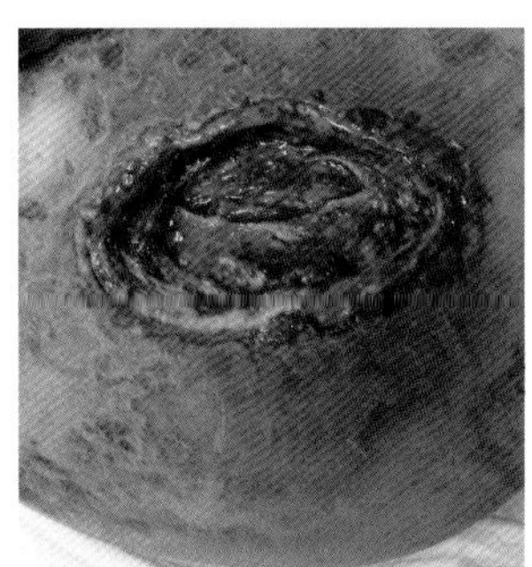
右大転子部

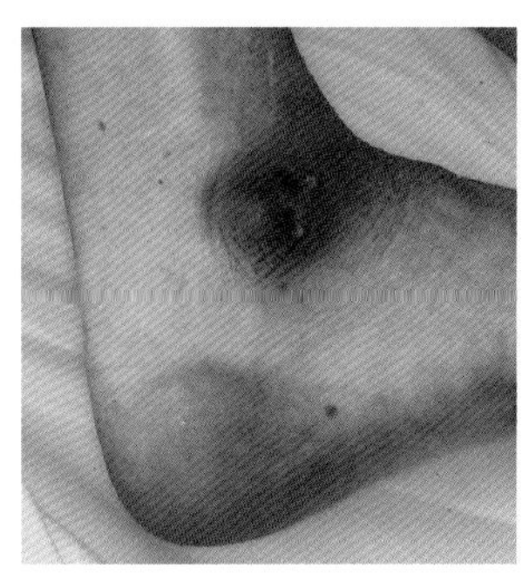
右踝部

救急外来ではすぐに形成外科医による蛆の除去、デブリドマンが開始されました。特に右大転子部には13×7cmの筋層に達する深い褥瘡がありました。その他、肩甲、胸背部、踝に表皮浸軟、表皮壊死、痂疲形成を認め、全体をまとめてNPUP Ⅲ-Ⅳ度の褥瘡でした。洗浄、清拭、除圧し、スルファジアジン銀クリームを塗布しました。

血液検査所見

RBC	5.16 $\times10^{6}/\mu$L	PT(INR)	1.30	Cr	1.65 mg/dL	ALP	342 U/L
Hb	15.7 g/dL	APTT	29.8 秒	TP	6.9 g/dL	CK	425 U/L
Ht	48.8 %	Fib	689 mg/dl	Alb	2.4 g/dL	Glu	145 mg/dL
WBC	18,900 /μL	FDP	51.9 μg/mL	T.Bil	3.7 mg/dL	血清浸透圧	351 mOsm/kg
Neut	91.9 %			D.Bil	2.4 mg/dL		
PLTs	260 $\times10^{3}/\mu$L	Na	156 mEq/L	LD	341 U/L		
		K	4.8 mEq/L	AST	53 U/L		
CRP	28.06 mg/dL	Cl	119 mEq/L	ALT	39 U/L		
		BUN	73 mg/dL	γ-GTP	58 U/L		

採血ではWBC 18,900、CRP 28.06と高度炎症がありました。血小板数は26万と正常でしたが、PT INRは1.25以上でFDPも40以上あり、DICを疑いました。BUN 73, Cr 1.65と腎機能障害があり、Na 156で血清浸透圧 351と高浸透圧性脱水を認めました。

CT所見

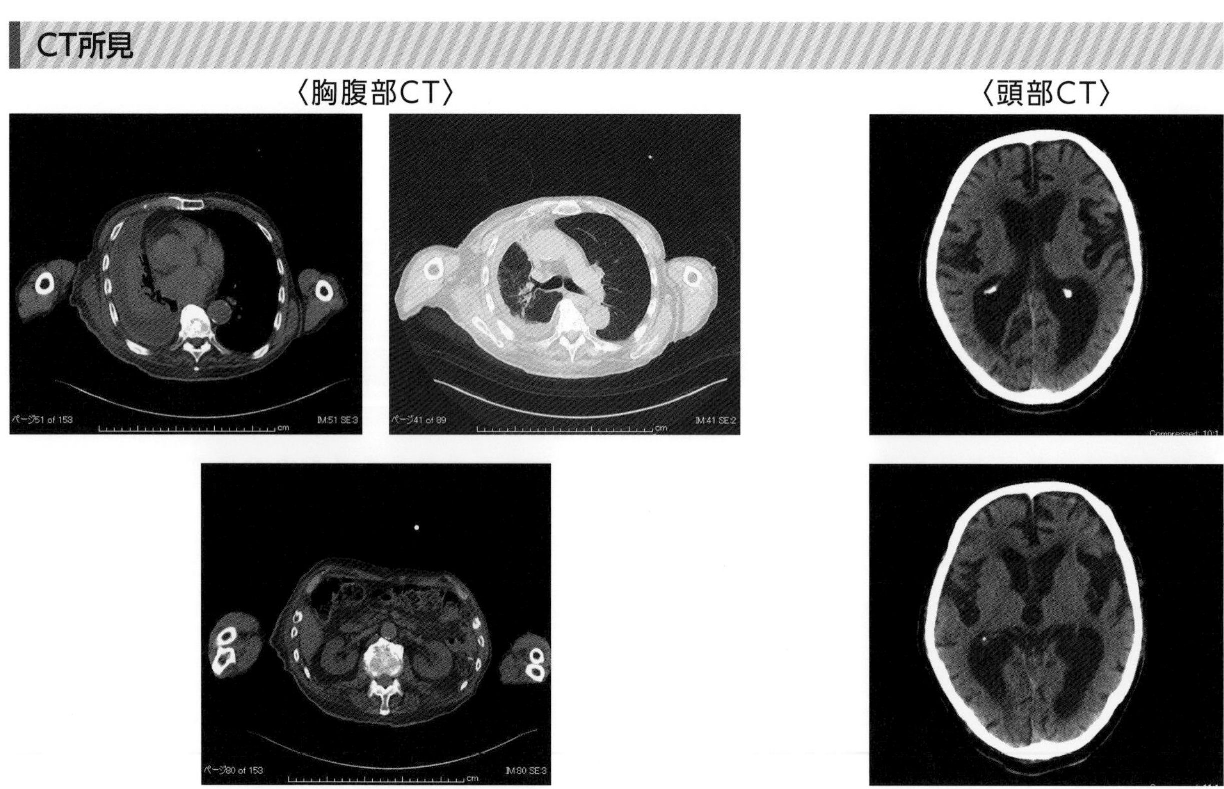

胸部CTでは肺野に浸潤影は認めず、右胸水貯留と無気肺を認めました。腹部CTで胃内容物はあり、宿便もありました。胆嚢、腎尿路系に炎症のフォーカスは示唆されませんでした。頭部CTではかなりの脳委縮があり、陳旧性脳梗塞も認めました。以上の検査結果から、創傷蠅蛆症（ようそしょう）が主な炎症の原因と診断しました。

治療経過

	7/9	7/10	7/13	7/22	7/28
Hb					
WBC	18.90	21.55	12.93	10.89	11.19
Neut(%)	91.9	92.7	88.6	86.5	89.5
PLTs	260	232	160	283	
CRP	28.06	30.24	17.24	13.31	16.35
PT-INR	1.30	1.37			
FDP	51.9	33.8			
Na	156	158	143	134	134
BUN	73	59	20	13	21
Cr	1.65	1.24	0.93	0.54	0.52

褥瘡のデブリードマン・洗浄
タゾバクタム・ピペラシリン合剤+ミノサイクリン
メロペネム
ダプトマイシン
経管栄養
嘔吐し誤嚥
死亡

CRP 28.06と高度炎症を認めました。抗生剤はタゾバクタム・ピペラシリン合剤を毎日２回投与しました。血液培養からはカンジダが検出されましたのでダプトマイシンを併用しました。CRP値は減少していきましたが、正常化が鈍ったため18日にメロペネムに変更しました。28日に嘔吐し誤嚥をおこしました。呼吸不全に陥り血圧が徐々に低下。30日に死亡しました。

まとめ

介護放棄され寝たきりとなった認知症患者の褥瘡に起こった蝿蛆症でした。褥瘡部にハエが卵を産みつけ、これが孵化して幼虫となり皮膚に潜りこみ成長します。やがて、床に落ちてハエとなり生活環を形成します（寄生）。

5章 消化器疾患

症例1 著しい亀背に伴う精神的苦痛を多く訴えていた症例

現病歴 1

症例（80歳，女性）

- ●主　訴：労作時呼吸困難
- ●既往歴：高度円背、腰椎圧迫骨折、骨粗鬆症、

  78歳：早期胃癌：内視鏡的粘膜下層剥離術（ECD）後、逆流性食道炎　79歳：身体表現性障害

  78歳時に腹部不快感により受診した当院消化器内科の上部消化管内視鏡検査で、早期胃癌が見つかりECDにより完治させています。逆流性食道炎も合併していました。徐々に円背が進行し、これを苦にして腹部不快感、腰痛などの身体症状をすべてこれに結び付けて考えるようになりました。食欲低下し体重は減少していき、37.1kgとなりました。

  79歳時に精神神経科で身体表現性障害と診断されています。
- ●服薬歴：フルボキサミンマレイン酸塩（アメル）25mg 眠前，ロラゼパム0.5mg屯用
- ●現病歴：80才時、労作時呼吸困難を自覚するようになり当科に紹介されました。

  初診時から「私は何でこのような円背になったのですか」と苦痛を何度も訴えられていました。外来受診のたびに呼吸苦、動悸、腰痛など様々な症状を亀背に結びつけて訴えていました。
- ●身体所見：

  血　圧：130/60mmHg

  脈　拍：60/分、整

  SpO_2：96%

  眼瞼結膜：貧血なし

  心　拍：整、心雑音聴取せず

  呼吸音：清

  腹部（側臥位診察）：平坦、軟、圧痛なし

  肝・脾：触知せず

  両下肢：浮腫なし

血液検査所見

RBC	2.55 ×10^6/μL	Na	139 mEq/L	γ-GTP	16 U/L
Hb	8.1 g/dL	K	4.0 mEq/L	ALP	144 U/L
Ht	24.1 %	Cl	102 mEq/L	BNP	41 pg/mL
MCV	94.5 fL	BUN	45 mg/dL		
WBC	5.96 ×10^3/μL	Cr	0.93 mg/dL		
Neut	74.1 %	TP	6.4 g/dL		
PLTs	205 ×10^3/μL	Alb	3.1 g/dL		
		T.Bil	0.3 mg/dL		
CRP	0.81 mg/dL	LD	142 U/L		
		AST	17 U/L		
		ALT	13 U/L		

心電図

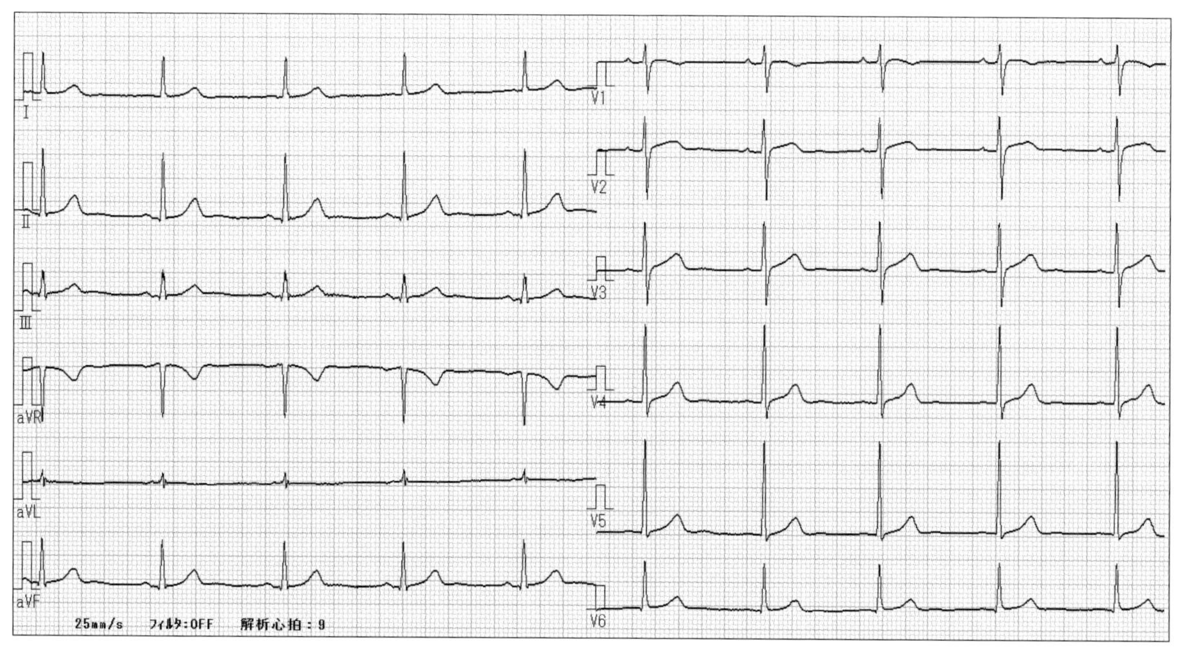

胸部XP

〈正面〉

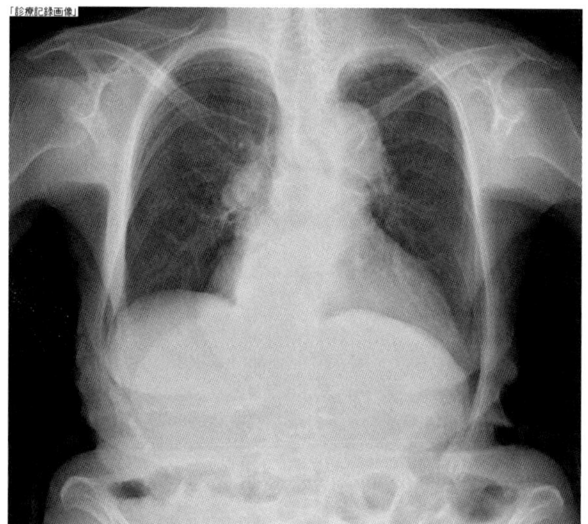

〈側面〉

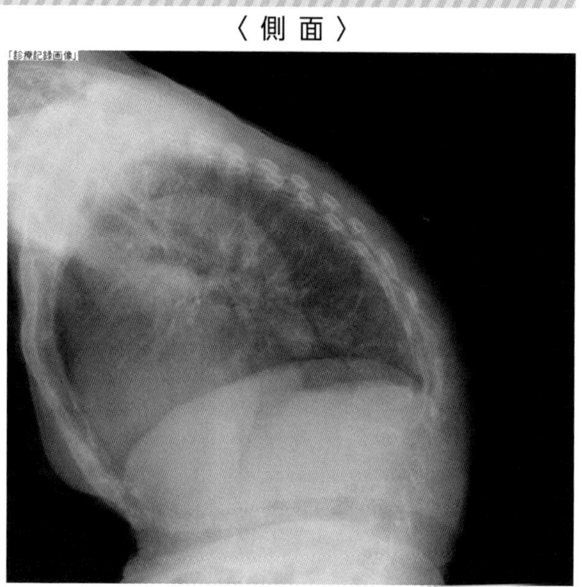

洞調律でレントゲンでの心陰影拡大があり、心臓超音波検査では僧帽弁、三尖弁の中等度逆流を認めましたが、左室壁運動は正常で BNPは41pg/mLと上昇していませんでした(高齢者の正常値は100pg/mLまでです)。当初うっ血は認めなかったため、ロサルタンカリウム25mg/日投与のみで利尿薬を投与せず経過をみていました。

4ヶ月後、体動時の呼吸困難が強くなり下肢浮腫が出現しました。胸部レントゲン検査では少量の胸水貯留を認め、うっ血性心不全を起こしてきていると診断し、フロセミド10mg/日投与を開始しました。これによりうっ血は解除され、自覚症状も軽減しました。少量の利尿薬でコントロール可能な弁膜症の慢性心不全状態でした。

現病歴 2

- ●主　訴：発熱，喘鳴，呼吸困難
- ●現病歴：83歳時と84歳時の２回、誤嚥性肺炎を発症し、入院し抗生剤治療しました。

胸部CT (83歳)

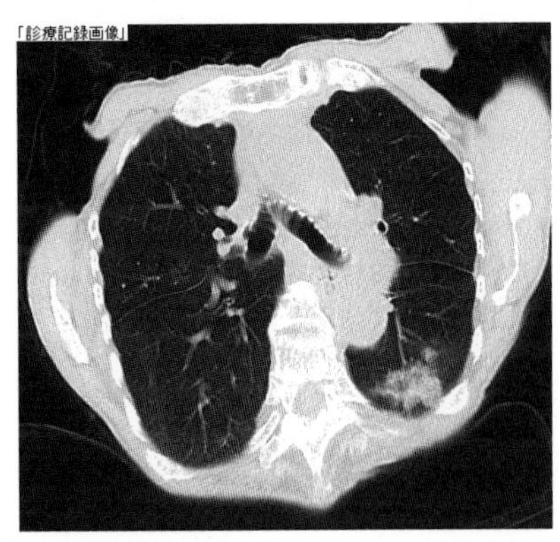

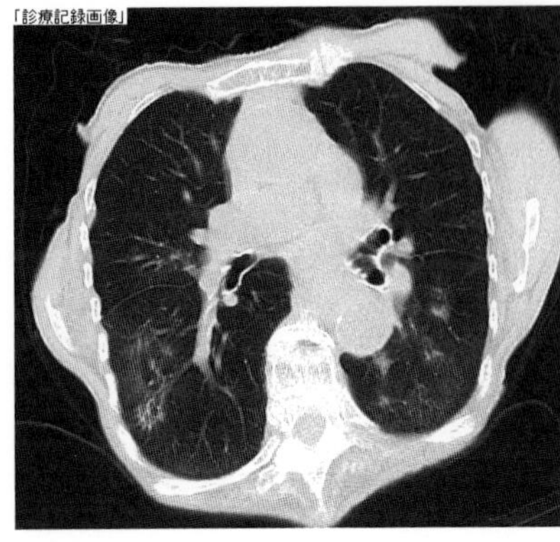

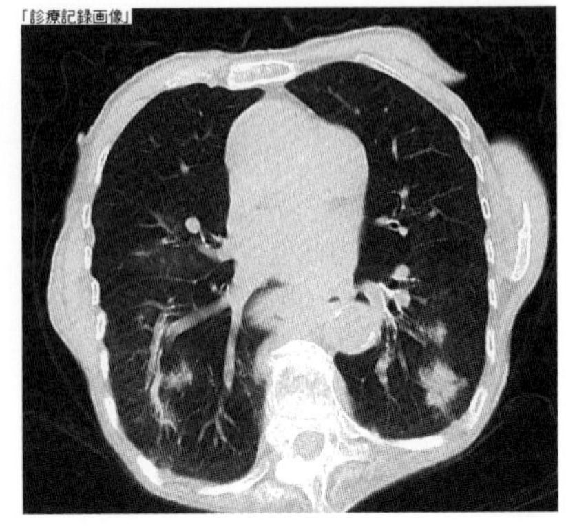

血液検査所見

peak CRP　14.47 mg/dL

現病歴 3

- ●主　訴：左胸痛発作
- ●現病歴：

  85歳。しばしば左胸痛を自覚していました。当科外来予約日は朝から特に強い痛みを自覚し、待合室でうずくまっていました。処置室に連れて行ったところタール便を排出しました。

- ●身体所見：
  - 意　識：清明
  - 血　圧：91/45mmHg
  - 脈　拍：58/分、整
  - 体　温：37.4℃
  - SpO_2：98%
  - 眼瞼結膜：貧血あり
  - 心　拍：整、心雑音なし
  - 呼吸音：ラ音なし
  - 腹　部：平坦
  - グル音：正常、軟、圧痛なし、筋性防御なし、反跳痛なし

血液検査所見

項目	値	単位	10日前の定期外来時
RBC	2.55	$\times10^6$ /μL	← (3.20)
Hb	8.1	g/dL	← (10.1)
Ht	24.1	%	← (30.1)
MCV	94.5	fL	
WBC	5.96	$\times10^3$ /μL	
Neut	74.1	%	
PLTs	205	$\times10^3$ /μL	
CRP	0.81	mg/dL	

項目	値	単位	10日前
Na	139	mEq/L	
K	4.0	mEq/L	
Cl	102	mEq/L	
BUN	45	mg/dL	← (18)
Cr	0.93	mg/dL	← (0.84)
TP	6.4	g/dL	
Alb	3.1	g/dL	
T.Bil	0.3	mg/dL	
LD	142	U/L	
AST	17	U/L	
ALT	13	U/L	
γ-GTP	16	U/L	
ALP	144	U/L	

1ヶ月前と比較し、明らかな貧血と脱水を認めました。心電図では有意なST-T異常は認めませんでした。胸腹部CTでは心拡大のみで、胸痛を起こす病変は認めず、また明らかなフリーエアーは認めませんでした。

上部消化管内視鏡検査

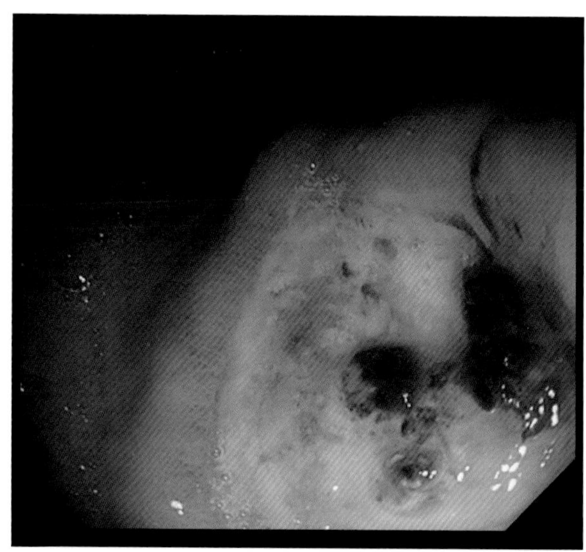

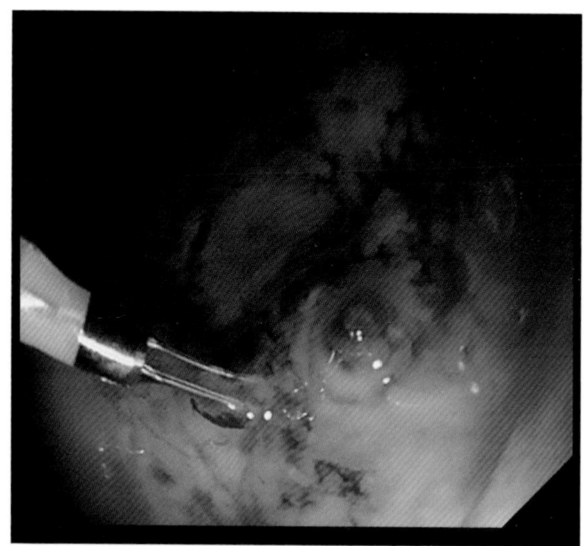

消化器内科による緊急上部消化管内視鏡検査では、食道裂肛ヘルニアはありましたが、食道粘膜に異常は認めませんでした。胃体部小弯に径15㎜のA1 stage 潰瘍を発見しました。潰瘍面は全体に白苔で覆われていましたが、一部露出血管を認めました。高張食塩水エピネフリン(HSE)局注し、クリップでの縫縮を試みましたが滑って断念しました。露出血管に接触しても出血しないため、トロンビン2万単位、アルト散布し終了しました。消化器内科は入院させ絶食で点滴し、濃厚赤血球4単位を輸血しました。採血でHbの低下を認めないことを確認した後、4日目からオメプラゾール内服開始し、食事も開始しました。8日後に再度内視鏡検査施行し、止血確認し、潰瘍部からの生検を施行しました。病理検査では悪性所見は認めませんでした。12日後に退院しました。退院時のHbは10.5g/dLでした。

出血性胃潰瘍の最初の主訴が左胸痛でした。

現病歴 4

- 主　訴：胸部不快感，やがて右胸腹部痛を訴え苦悶
- 現病歴：

消化器内科退院翌日の夜、息が止まりそうで苦しいと言って救急受診されました。右上腹部から右胸部にかけて締め付けるような痛みを訴えました。

- 身体所見：

血　圧：147/87mmHg　　呼吸音：清、ラ音なし

SpO_2：100%　　心　拍：不整

眼瞼結膜：貧血あり　　腹　部：心窩部に圧痛あり、反跳痛なし

心電図（第１病日）

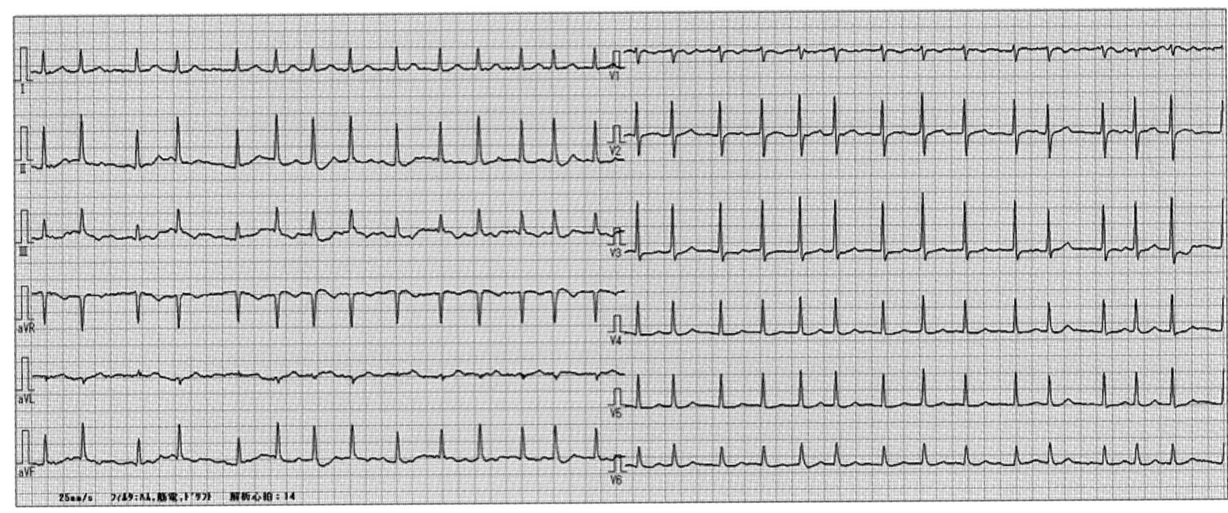

発作性心房細動の診断で高齢医学科入院となりました。Ⅱ，Ⅲ，aVF，V_{4-6}で軽度のST低下は認めますが、頻脈性心房細動にはよくある所見で、狭心症を疑うようなST-T異常は認めませんでした。翌朝、痛みは心窩部に固定され、タール便を排出したので、胃潰瘍からの出血の再発を疑い、肝胆膵内科による内視鏡検査が施行されました。

上部消化管内視鏡検査

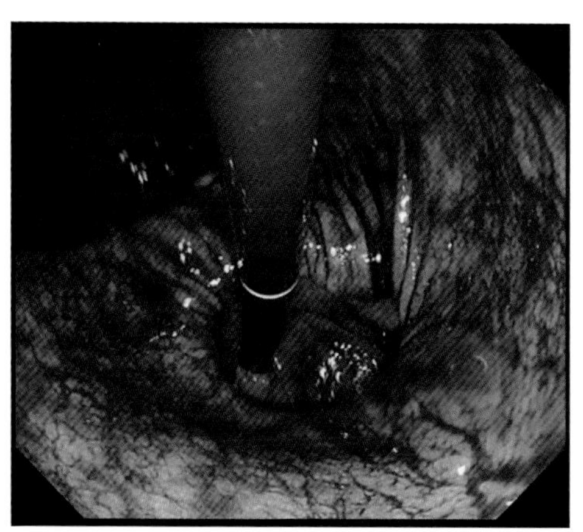

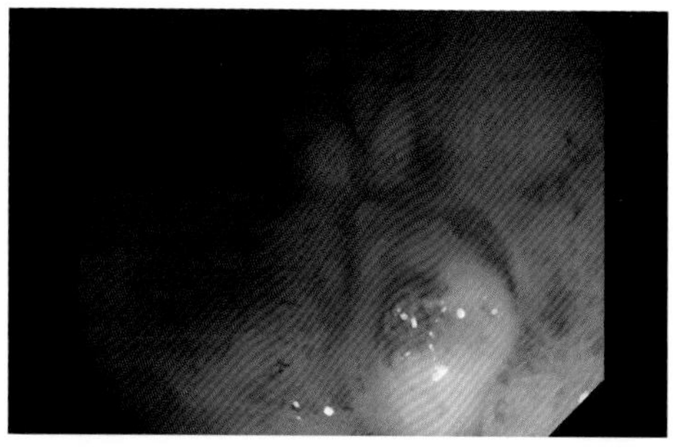

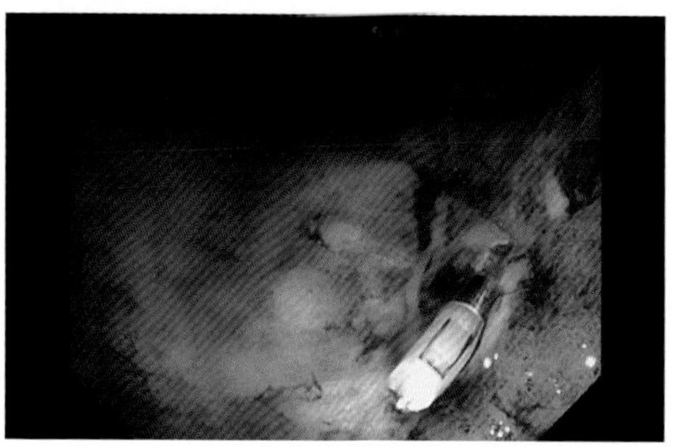

胃体中部小弯の以前から認めていた潰瘍は消退傾向でしたが、白苔の一部に露出血管を認めました。HSE注射し、クリップで１か所縫縮しました。トロンビン２万単位、アルト500mg散布し終了しました。肝胆膵内科に転科して治療が継続されました。止血は成功し、オメプラゾール20mg×2/日を5日間投与しました。その後はラベプラゾール20mg/日内服に切り替え、貧血も生じず経過していました。

	救　急	1日後	7日後	
RBC	3.55	3.06	3.30	$\times 10^6/\mu L$
Hb	11.1	9.2	10.1	g/dL
Ht	33.3	29.1	30.4	%

しかし、心房細動は持続していました。ジゴキシンによる心拍数コントロールを施行しました。第10病日に抗凝固療法について肝胆膵内科主治医とも相談し、やはり活動期の胃潰瘍があるため開始しがたいということになりました。

心電図（第12病日）

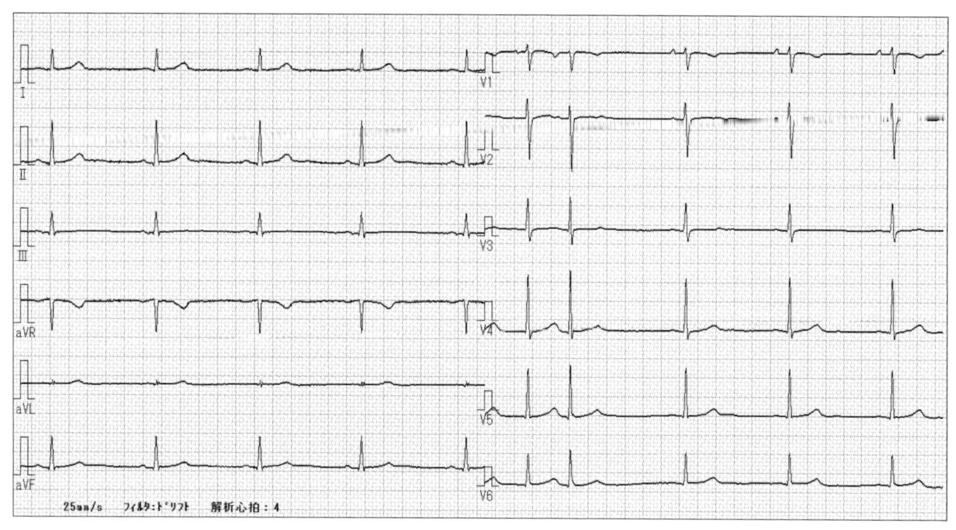

現病歴 5

●主　訴：右上腕痛

●現病歴：肝胆膵内科入院中、第12病日朝には洞調律に復帰していました。

朝から右上腹部から手掌にかけて疼痛、知覚異常（しびれ）を訴えました。蒼白であり、冷感もありました。右上腕、橈骨、尺骨動脈の触知不可でした。血管外科に対診しました。超音波検査では上腕の1/3中枢で血流途絶しており、造影CTでは右上腕動脈の途絶を確認しました。動脈硬化によるものでなく心房細動による心腔内血栓の塞栓症と診断されました。第13病日に血栓除去術が施行され、血流は完全に再開しました。幸い右上肢に虚血の後遺症は認めませんでした。抗凝固療法としてアピキサバン2.5mg×2/日が開始されました。洞調律維持のため、ジゴキシン0.1mg/日＋ピルシカイニド50mg×2/日も併用しました。第15病日に食事を開始しました。第30病日に上部消化管内視鏡検査を施行し、潰瘍底は大幅に縮小し、周囲に再生上皮を認めH2stageと診断しました。第38病日に自宅退院できました。

現病歴 6

●主　訴：前胸部絞扼感

●現病歴：前回退院して14日後、昼前から間歇的な胸部絞扼感を自覚していました。

夜になり増強したため救急搬送されました。

●身体所見：

意　識：清明	呼吸数：21/分
血　圧：142/56mmHg	SpO_2：99%
脈　拍：76/分、整	体　温：37.4℃

心窩部から臍部にかけての持続痛を訴えており、圧痛もあり、筋性防御少しあり。下腹部は膨隆し圧痛あり。悪心・嘔吐なし、下痢なし、タール便なし。

●心電図：洞調律で不整脈はなく、ST-T異常も認めず、急性冠症候群は否定されました。

血液検査所見

RBC	2.17 ×10^6/μL	Na	138 mEq/L	T.Bil	0.6 mg/dL
Hb	5.3 g/dL	K	4.0 mEq/L	LD	231 U/L
Ht	18.5 %	Cl	107 mEq/L	AST	56 U/L
WBC	6.18 ×10^3/μL	BUN	26 mg/dL	ALT	33 U/L
Neut	91.4 %	Cr	1.08 mg/dL	γ-GTP	16 U/L
PLTs	158 ×10^3/μL	TP	5.4 g/dL	ALP	150 U/L
CRP	1.82 mg/dL	Alb	2.7 g/dL	Amy	75 U/L

高度貧血となっていました。

胸腹部造影CT検査

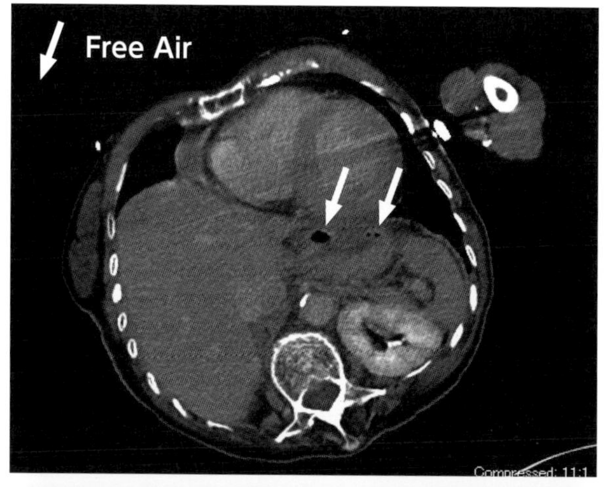

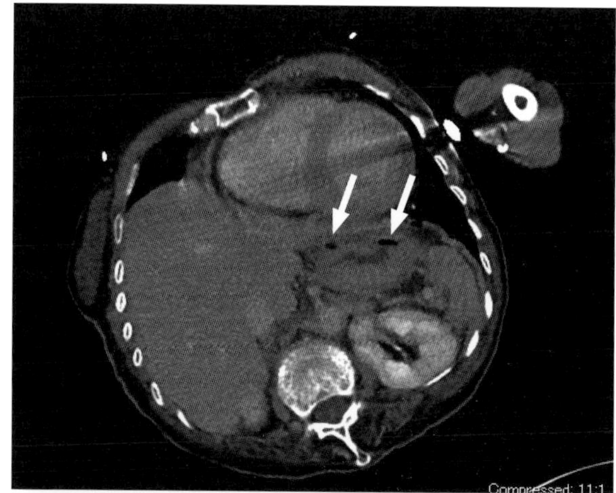

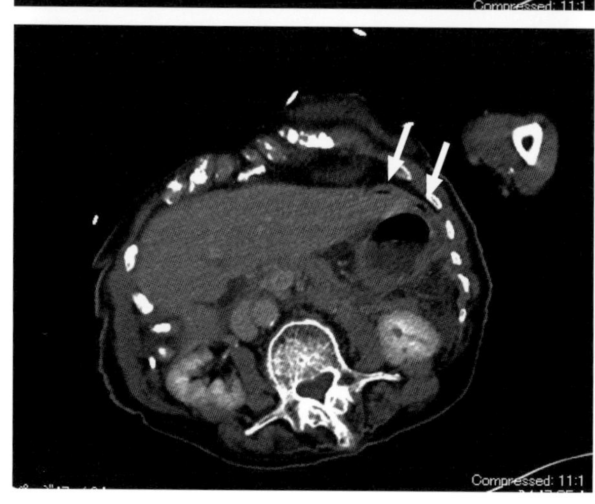

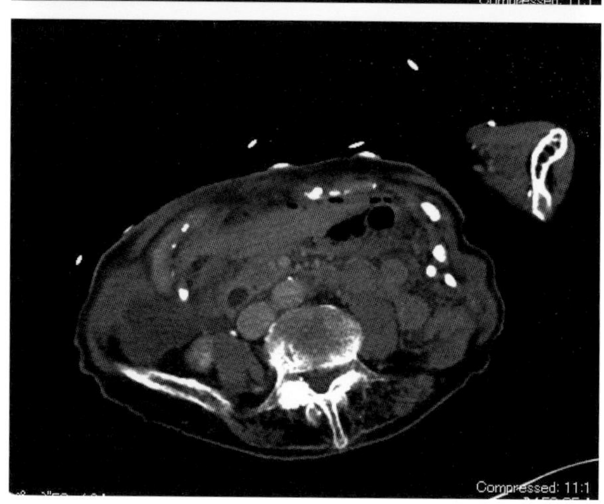

腹腔内に Free Air が存在しました(⇩矢印)。胃壁周囲から肝臓表面にかけてFree Airがあり、胃穹隆部から体部小弯側には粘膜下に Air を認めたので、ここが穿孔した可能性が高いと考えられました。横行結腸の壁が肥厚しており、腹水も貯留していましたので、腹膜炎と診断しました。消化器外科により、緊急の開腹手術となりました。穿孔は胃上部小弯前壁に1cmの潰瘍穿孔を認めました。胃潰瘍穿孔部単純縫合閉鎖＋小網被覆術＋腹腔ドレナージ術が施行されました。術後に腸閉塞(イレウス)が生じましたが、イレウス管挿入による保存的治療で回復させました。

胃潰瘍穿孔の主訴が前胸部絞扼感でした。50日後に退院、施設入所しました。施設内では食欲も安定し、精神的にも穏やかな日々を送っています。高齢医学科と肝胆膵内科外来に通院していますが、6年後の今日まで問題となるようなイベントは起こっていません。

まとめ

著しい亀背により消化管由来の症状を胸部症状として訴えた症例。

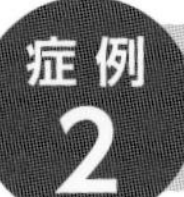

徐々に増悪する呼吸困難、腹部膨満、浮腫、亜黄疸

症例（83歳，男性）

- 主　訴：労作時動悸・息切れ，腹部膨満，下肢浮腫，食欲不振
- 既往歴：高血圧，肝機能障害
- 服薬歴：アゼルニジピン 8mg 朝，イミダプリル塩酸塩 5mg 朝
- 生活歴：飲酒歴：焼酎3-5杯/日
- 現病歴：

高血圧、血液検査上の肝機能障害で近医通院していましたが、受診を自己中断することがたびたびありました。X年ごろから労作時の動悸・息切れを軽度自覚していましたが、精査していませんでした。X+5年9月ごろから下肢に浮腫が出現し、10月から腹部が膨満、食欲が低下してきました。息切れも増悪し、11月20日当科に紹介されました。

- 身体所見：身長158.8cm，体重67.4kg

意　識：清明
血　圧：体温36.6℃
血　圧：142/75mmHg
脈　拍：68/分、整
SpO_2：95%
眼瞼結膜：貧血なし
眼球結膜：黄疸あり

頚部リンパ節腫脹認めず、ウィルヒョウ（－）
呼吸音：清
心　拍：整、心雑音聴取せず
腹　部：膨満、腹壁静脈怒張（－）
肝・脾：触知せず
両下肢：圧痕性浮腫かなりあり

血液検査所見（11/20）

RBC	3.69 $\times10^6/\mu L$	Na	141 mEq/L	γ-GTP	711 U/L	HBs-Ag（判定）	−
Hb	13.0 g/dL	K	4.7 mEq/L	ALP	960 U/L	HBs-Ag（測定値）	0.1 倍
Ht	40.5 %	Cl	106 mEq/L	CK	73 U/L	HBs-Ab（判定）	+
WBC	7.61 $\times10^3/\mu L$	BUN	13 mg/dL	Ch-E	120 U/L	HBs-Ab（測定値）	539.2 pg/mL
Neut	59.8 %	Cr	0.85 mg/dL	T.Chol	125 mg/dL	HBc-Ab（判定）	+
PLTs	207 $\times10^3/\mu L$	TP	7.2 g/dL	TG	74 mg/dL	HBc-Ab（測定値）	7.61 $\times10^3/\mu L$
		Alb	2.4 g/dL	グルコース	109 mg/dL	HCV-Ab（判定）	+
CRP	1.26 mg/dL	T.Bil	4.5 mg/dL	アンモニア	85 μg/dL	HCV-Ab（測定値）	60.0 %
		D.Bil	3.2 mg/dL			CEA	5.5 ng/mL
PT（INR）	1.05	LD	301 U/L			CA19-9	39.2 U/mL
PT	88.4 %	AST	162 U/L			αフェトプロテイン	28.6 ng/mL
APTT	30.6 秒	ALT	79 U/L			PIVKAⅡ	8,250 mAU/mL

血液検査では、直接ビリルビン優位の黄疸があり、肝機能異常と胆道系酵素の上昇を認めました。アルブミン、コリンエステラーゼ、コレステロールが低値で低栄養がありました。HCV抗体陽性でPIVKAⅡが著しく上昇しており、慢性C型肝炎に肝細胞癌を合併した状態と考えました。血中アンモニアが軽度上昇していました。ただ、血小板数、凝固線溶系には異常がありませんでした。

腹部単純CT検査

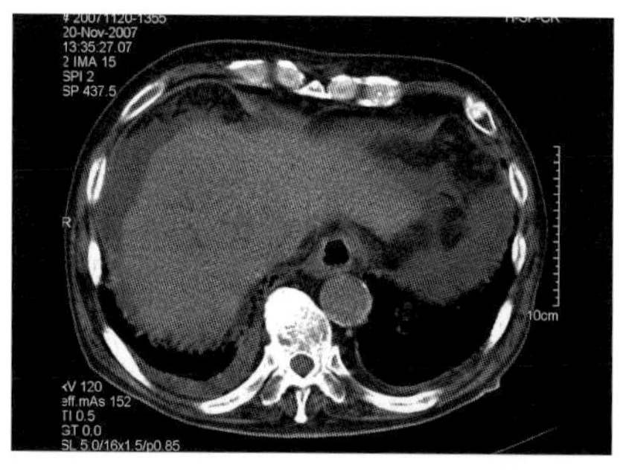
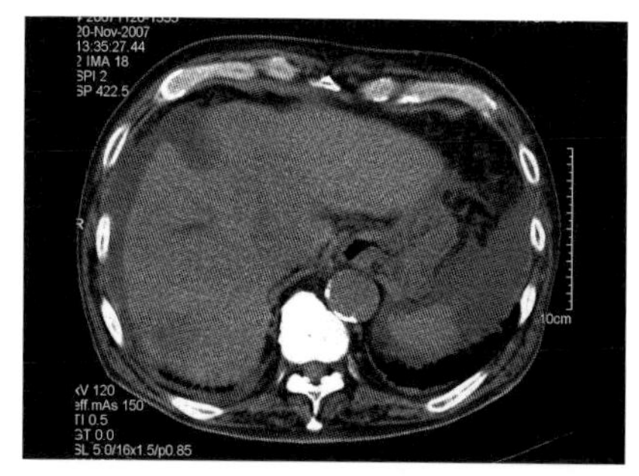
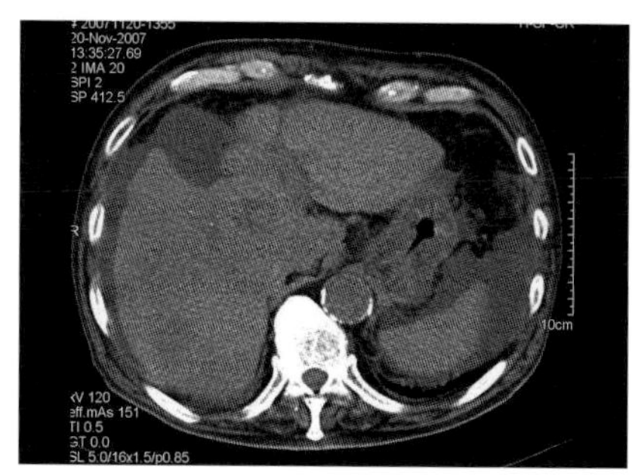
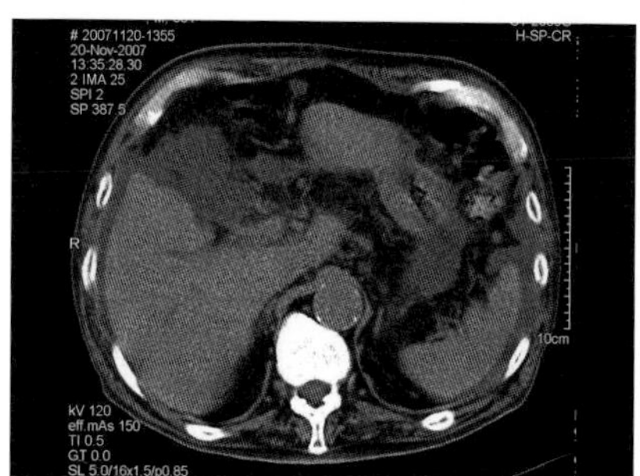

腹部造影CT検査

〈早 期〉　〈後 期〉

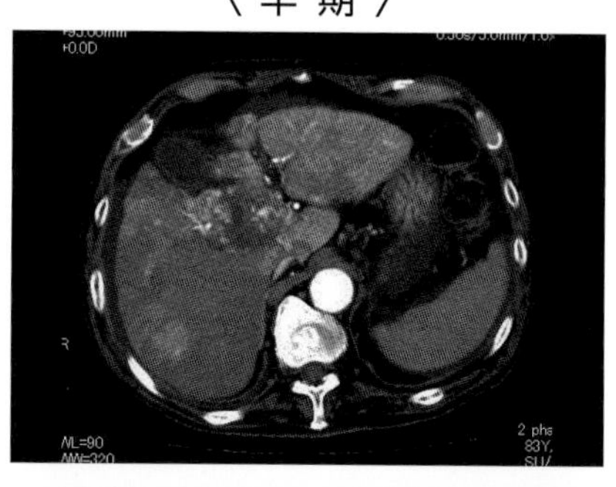
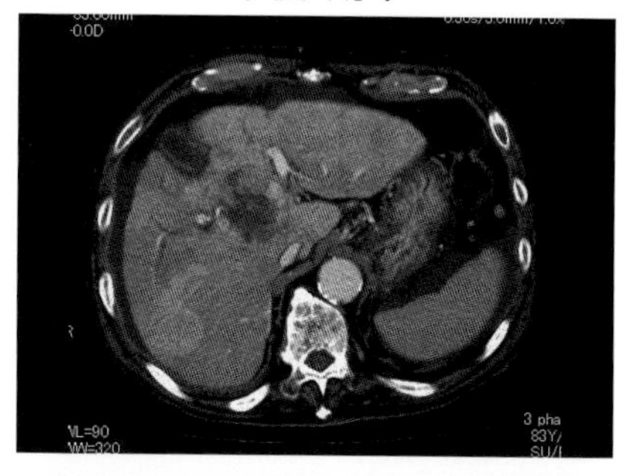
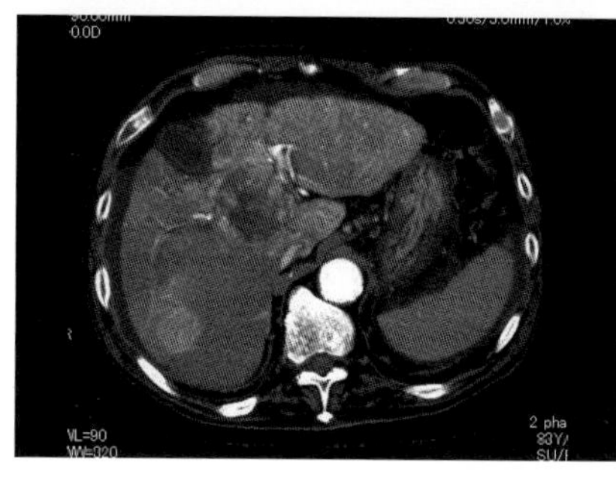
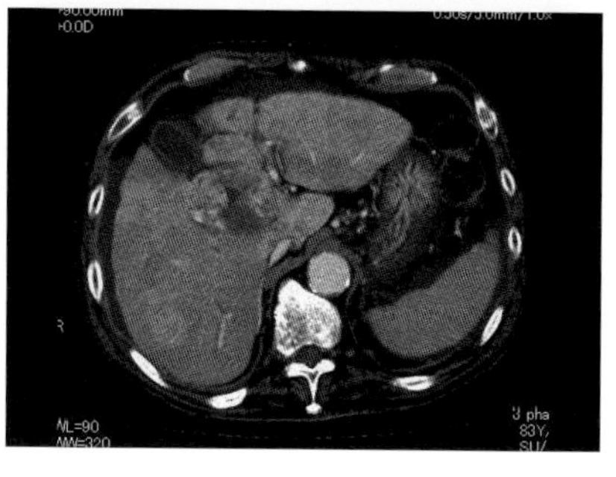

腹部単純CTでは、肝臓は辺縁が不整で、右葉の萎縮、左葉の増大もあり肝硬変パターンでした。造影CTでは、S8に内部変性を伴うSOLを認め、S6とに早期に造影され後期に造影効果不良のSOLを認めました。脾腫は認めませんでした。胆嚢はびまん性の壁肥厚を認めましたが、総胆管をはじめ胆道系には有意な腫瘤や狭窄、拡張は認めませんでした。膵臓にも腫瘤は認めず、主膵管は正常でした。腹水貯留がありました。以上、肝硬変に原発性肝癌を合併したと診断しました。腹部超音波検査結果もこれに矛盾しませんでした。全身のGa-腫瘍シンチグラフィーでは肝臓以外に異常集積は認めませんでした。肝硬変があるにも関わらず上部消化管内視鏡検査では食道静脈瘤は認めませんでした。胃にA2期の潰瘍があり、生検では Group Ⅰで胃癌は否定されました。以上、肝障害度のChild-Pugh分類では10点(C)でした。

Child-Pugh (チャイルド・ピュー) 分類

	1点	2点	3点
脳　症	ない	軽度(Ⅰ、Ⅱ)	時々昏睡(Ⅲ〜)
腹　水	ない	少量(1〜3L)	中等量(3L〜)
血清ビリルビン値 (mg/dL)	2.0未満	2.0〜3.0	3.0超
血清アルブミン値 (g/dL)	3.5超	2.8〜3.5	2.8未満
プロトロンビン活性値 (%)	70超	40〜70	40未満

各ポイントを合計して、その合計点で判定する。

・Grade A (軽　度)：5〜6点 代償性
・Grade B (中等度)：7〜9点 非代償性
・Grade C (高　度)：10〜15点 非代償性

上部消化管内視鏡検査

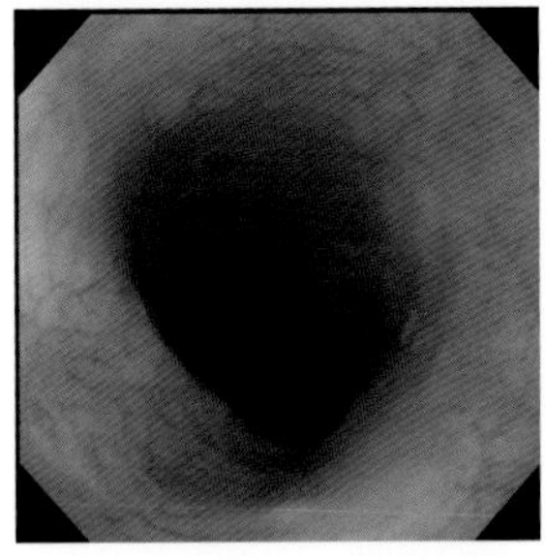
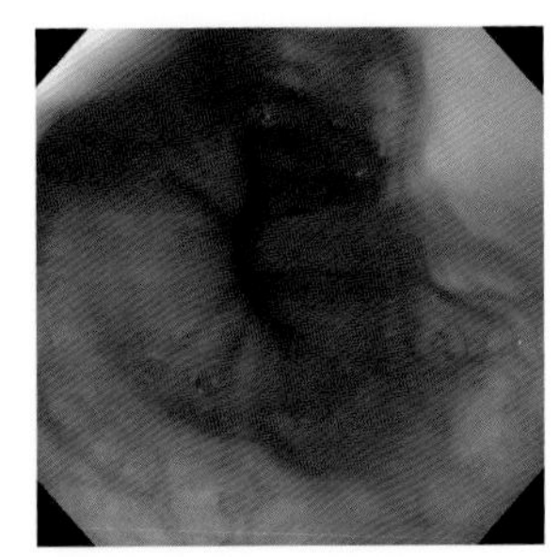
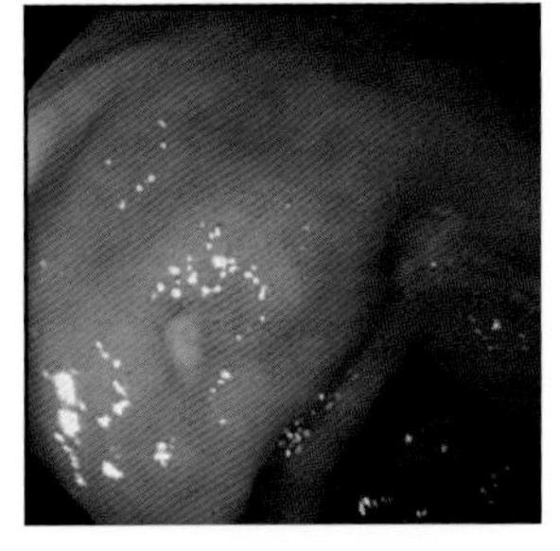
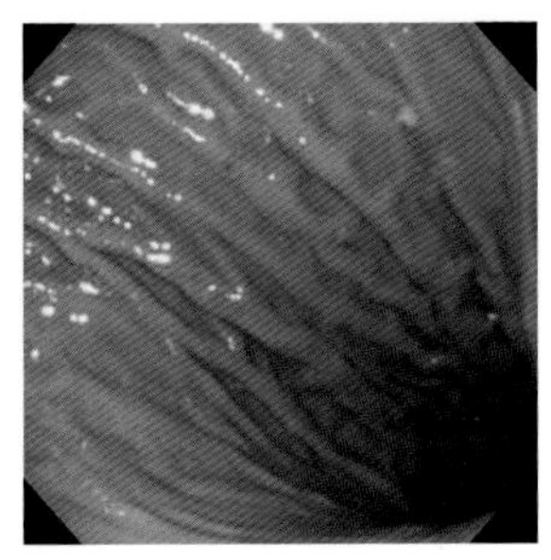

入院治療

まず、利尿薬(フロセミド40mg+スピノロラクトンA25mg)投与しました。体重は12月3日には59.3kgにまで減少し腹部膨満と浮腫は改善し、腹水と浮腫はコントロールできたと考えました。

12月3日の血液検査は右に示しますように、血管内脱水傾向、血清Kの上昇を認めました。しかし黄疸の程度に変化なく、肝胆道系酵素はさらに上昇し、血中アンモニアも上昇しました。その後、分岐枝アミノ酸製剤(アミノレバンEN)を内服させてアンモニアを低下させました。患者は幸い苦痛がなく、食事摂取も可能でした。

今後の方針

年齢から手術療法は適応外で、肝細胞癌が大きいのでTAEなどの局所抗癌療法は効果が期待できず、抗癌剤のポート留置による動注療法でも予後改善は期待できないと判断されました。患者には癌の告知はしないことになりました。今後は自宅退院して近医に通院して処方してもらうことになりました。

血液検査所見

Na	131	mEq/L
K	5.3	mEq/L
Cl	106	mEq/L
BUN	29	mg/dL
Cr	0.99	mg/dL
TP	7.2	g/dL
Alb	2.4	g/dL
T.Bil	4.2	mg/dL
D.Bil	3.4	mg/dL
LD	288	U/L
AST	237	U/L
ALT	145	U/L
γ-GTP	861	U/L
ALP	1,237	U/L
アンモニア	160	μg/dL
PT (INR)	1.56	
PT (%)	46.8	
APTT	46	

5. 消化器疾患

まとめ

慢性C型肝炎を放置して肝硬変から肝不全に至り、原発性肝癌まで合併した症例でした。

症例3 黄疸、食欲低下が進行した90歳台症例

症例（92歳，女性）

- ●主　訴：黄疸，食欲不振，肝腫大・肝腫瘍
- ●既往歴：狭心症，一過性脳虚血発作，認知症
- ●服薬歴：ジルチアゼムR 100mg 朝，クロピドグレル 75mg 朝，ランソプラゾール 10mg 朝，レバミピド 100mg 3錠分3 各食後
- ●生活歴：グループホーム入所中
- ●現病歴：

X年6月初め頃から顔面の黄染に気づかれ、同時期より食欲が低下し6月末には食事がほとんど摂れなくなりました。腹痛や嘔吐はありませんでした。

グループホーム担当医院受診し腹部超音波検査で肝臓の腫大と肝臓内腫瘍を認め、7月8日当科に紹介されました。このときは水分摂取も不可能になっており、入院治療となりました。

- ●身体所見：

意　識：清明
体　温　36.9℃
血　圧：102/60mmHg
脈　拍：80/分、整
SpO_2：95%
眼瞼結膜：貧血あり
眼球結膜：黄疸あり
全身皮膚：黄疸あり

頚部リンパ節腫脹認めず、ウィルヒョウ（－）
呼吸音：清
心　拍：整、心雑音聴取せず
腹　部：平坦、腹壁静脈怒張（－）、グル音低下
肝：右季肋下４横指触知、弾性軟、圧痛なし
脾：触知せず
他腫瘤：触知せず
両下肢：浮腫なし

血液検査所見（7/8）

RBC	2.18	$\times10^6/\mu L$	Fib	103	mg/dL	LD	778	U/L	HBs-Ag（判定）	－	
Hb	8.1	g/dL	FDP	13.2	mg/dL	AST	197	U/L	HBs-Ag（測定値）	0.1	
MCV	105.5	fL	D-dimer	6.80	mg/dℓ	ALT	80	U/L	HBs-Ab（判定）	－	
Ht	23	%				γ-GTP	291	U/L	HCV-Ab（判定）	－	
WBC	5.60	$\times10^3/\mu L$	Na	131	mEq/L	ALP	701	U/L	HCV-Ab（測定値）	0.1	
Neut	77.0	%	K	4.3	mEq/L	CK	39	U/L			
PLTs	272	$\times10^3/\mu L$	Cl	99	mEq/L	Ch-E	127	U/L	CEA	14.7	ng/mL
			BUN	11	mg/dL	T.Chol	142	mg/dL	CA19-9	71,200.0	U/mL
CRP	2.26	mg/dL	Cr	0.76	mg/dL	TG	99	mg/dL	CA125	675.8	U/mL
			TP	6.4	g/dL	グルコース	111	mg/dL	αフェトプロテイン	159.6	ng/mL
PT（INR）	1.35		Alb	3.0	g/dL	アンモニア	38	μg/dL	Span-1	53,000	U/mL
PT	51.3	%	T.Bil	9.8	mg/dL						
APTT	30.5	秒	D.Bil	7.0	mg/dL						

血液検査では、直接ビリルビン優位の黄疸があり、肝胆道系酵素の上昇を認めましたが、肝機能異常は軽度でした。アルブミン、コリンエステラーゼ、コレステロールが低値で低栄養がありました。HBsAgもHCV抗体も陰性でした。腫瘍マーカーではCA19-9 71,200、Span-1 53,000と著しく上昇しており、CEA、CA125も上昇していたので、膵癌などが疑われました。血中アンモニアの上昇は認めませんでした。血小板数は正常でしたが、凝固線溶系に異常を認めました。

腹部CT検査

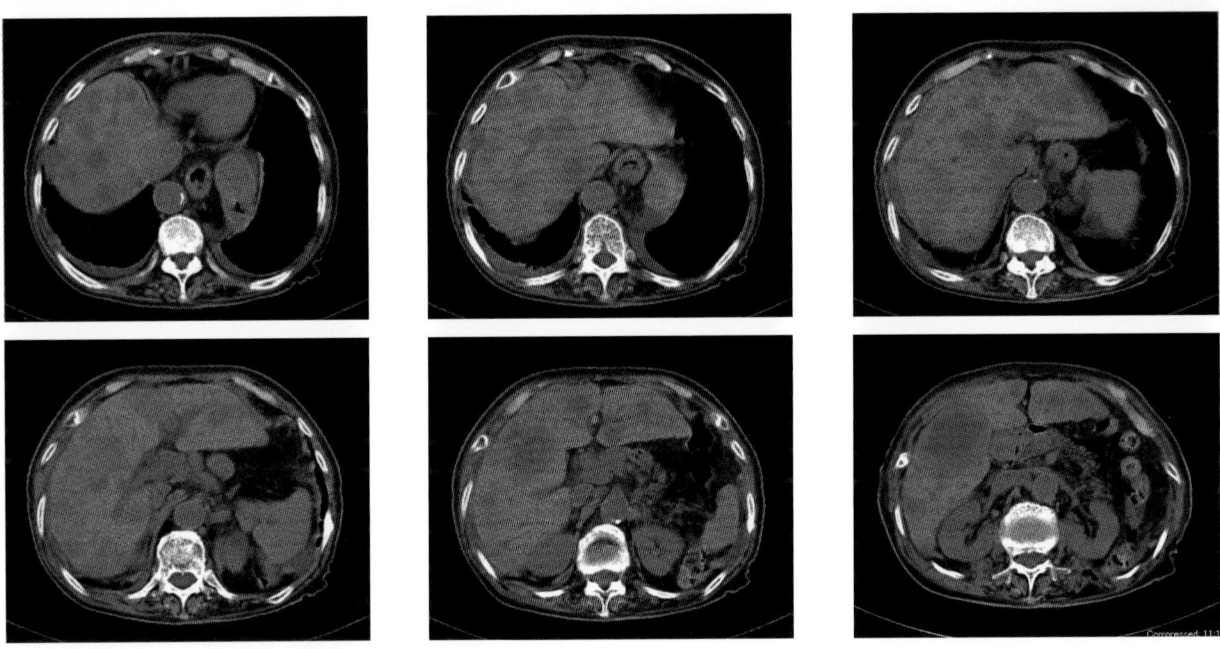

腹部CT検査（16日後）

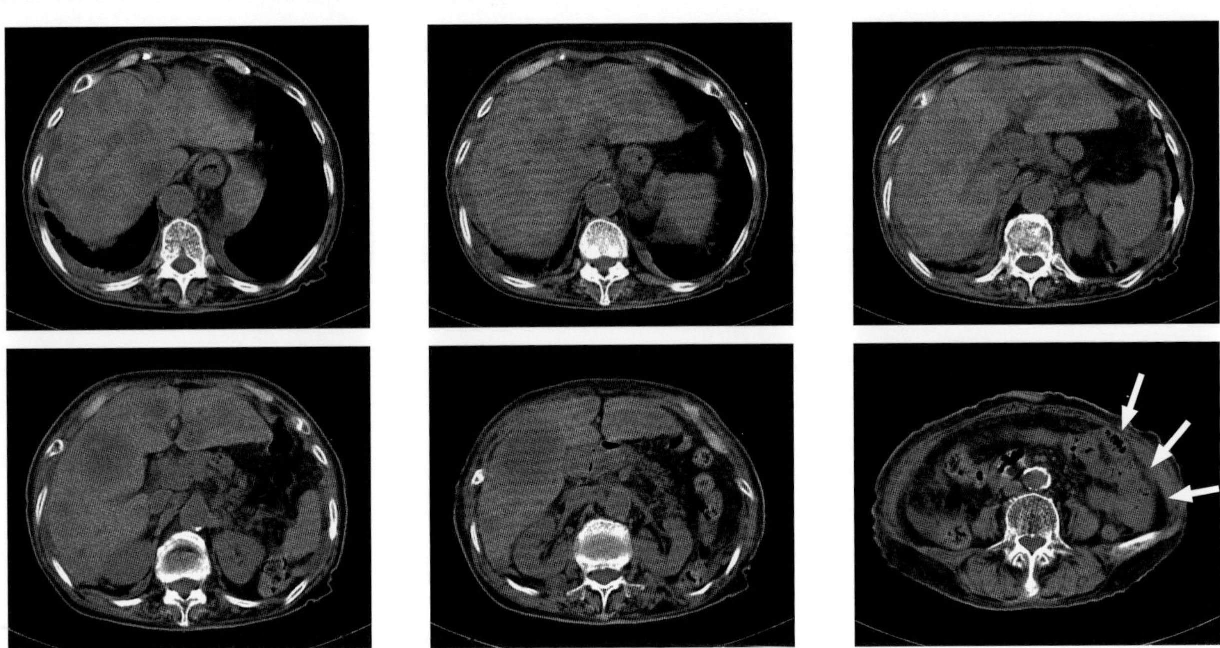

胸腹部単純CTでは、両下肺野にground-glass opacity（GGO）が散在していました。両側少量胸水貯留も認めました。肝臓は腫大し、びまん性に大小様々な低吸収域が散在しており、転移性肝腫瘍と考えました。肝臓辺縁は平滑で肝硬変パターンは見られず、肝内胆管の拡張も認めませんでした。胆嚢壁肥厚はなく、膵腫大や膵管拡張も認めませんでした。大動脈周囲リンパ節は腫脹しており、下行結腸とS状結腸に壁の肥厚があり（⇩矢印）結腸癌を疑いました。腹水貯留もありました。超音波検査でも胆嚢、胆管、膵臓の悪性腫瘍を疑う所見は認めませんでした。以上、結腸癌の多発肝転移を疑いました。

後日施行した腹部超音波検査でもCT所見と同様で、胆嚢、総胆管、膵臓に腫瘍病変は認めませんでした。

16日後のCTでは胸水、腹水とも少し増量していました。

入院治療

嚥下機能は保たれ、食事摂取は可能でしたがごく少量でした。入院１週間後に中心静脈栄養を施行することになりました。入院2週間後に呼吸音ではwheeze を聴取し、腹部膨満と浮腫も出てきて、胸腹水が増加したと診断しました。ループ利尿薬を少量併用するようになり、水バランスは一時的に安定しました。

今後の方針

超高齢で認知症もある状態での悪性腫瘍ターミナル状態でした。しかし、その後の血液検査所見から肝不全は目立って増悪してこず、入院中家族との会話で笑顔も見られる精神状態でしたので、IVHのまま長期療養型病院に転院させることにしました。

血液検査所見（7/31：入院3週間目）

RBC	1.74	$\times10^6/\mu L$
Hb	6.5	g/dL
WBC	7.72	$\times10^3/\mu L$
PLTs	229	$\times10^3/\mu L$
CRP	3.40	mg/dL
Na	130	mEq/L
K	4.3	mEq/L
Cl	106	mEq/L
BUN	31	mg/dL
Cr	0.59	mg/dL
TP	5.3	g/dL
Alb	2.0	g/dL
T.Bil	7.2	mg/dL
D.Bil	6.0	mg/dL
LD	793	U/L
AST	123	U/L
ALT	64	U/L
γ-GTP	232	U/L
ALP	884	U/L
アンモニア	44	μg/dL

まとめ

認知症もあり、苦しむことなく中心静脈栄養で長期療養型病院に転院した転移性肝腫瘍の末期超高齢者例でした。

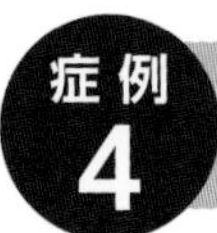

症例4 黄疸の進行中に急性の発熱をきたした症例

症例（97歳，男性）

●主　訴：黄疸，食欲不振，発熱

●現病歴：

認知症で当科外来、前立腺肥大で泌尿器科に通院していました（タムスロシン塩酸塩 0.1mg 朝）。いつからか不明でしたが、家族が皮膚の黄染に気づいていました。徐々に食欲が低下してきましたが、認知症もあり自覚症状は訴えませんでした。8日前に39.5℃の発熱があり近医受診し、WBC 6,300/μL，CRP 2.3mg/dL，T.Bil 8.1mg/dL，AST 210U/L，ALT 127U/L，γ-GTP 449U/L，ALP 2,470U/L，LD 336U/L　と炎症と黄疸および肝胆道系酵素上昇を認め、メシル酸ガレノキサシン200mg×3日（ニューキノロン系抗生剤）投与され、当科外来を紹介されました。

●身体所見：

意　識：清明	眼球結膜：黄疸あり
体　温：36.1℃	呼吸音：清
血　圧：120/60mmHg	心　拍：整、心雑音聴取せず
脈　拍：60/分、整	腹　部：平坦、グル音正常、軟、圧痛なし、筋性防御なし
SpO_2：97%	
眼瞼結膜：貧血なし	肝・脾：触知せず、腫瘤触知せず

当科受診時血液検査所見

RBC	2.89 ×10⁶/μL	Fib	315 mg/dL	LD	192 U/L	HBs-Ag（判定）	－
Hb	9.7 g/dL	FDP	4.9 mg/dL	AST	96 U/L	HBs-Ab（判定）	－
Ht	29.9 %	D-dimer	3.16 mg/dL	ALT	87 U/L	HCV-Ab（判定）	－
WBC	6.06 ×10³/μL	Na	142 mEq/L	γ-GTP	448 U/L		
Neut	64.9 %	K	3.6 mEq/L	ALP	2,672 U/L	CEA	5.7 ng/mL
PLTs	352 ×10³/μL	Cl	107 mEq/L	CK	24 U/L	αフェトプロテイン	3.2 ng/mL
		BUN	23 mg/dL	Ch-E	164 U/L		
CRP	3.09 mg/dL	Cr	1.20 mg/dL	T.Chol	153 mg/dL		
		TP	6.2 g/dL	TG	54 mg/dL		
PT（INR）	1.02	Alb	2.4 g/dL	グルコース	107 mg/dL		
PT	95.5 %	T.Bil	3.0 mg/dL				
APTT	34.3 秒	D.Bil	2.3 mg/dL				

血液検査では、炎症と黄疸、肝胆道系酵素上昇は軽快してきていました。直接ビリルビン優位の黄疸でした。血小板数、凝固線溶系には異常がありませんでした。貧血と低栄養がありありました。近医からの抗生剤が効いていたと考えられます。

腹部CT

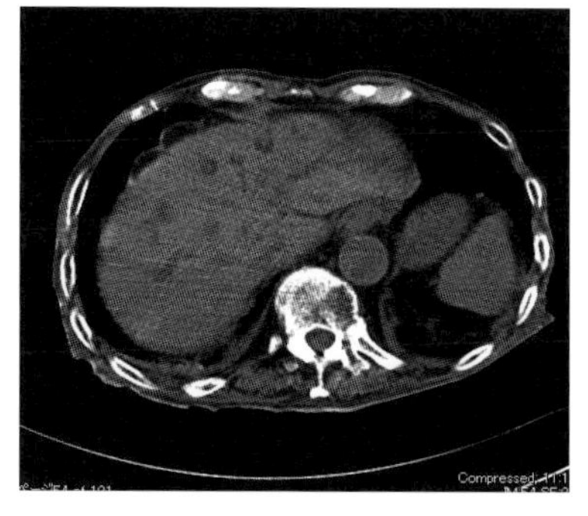
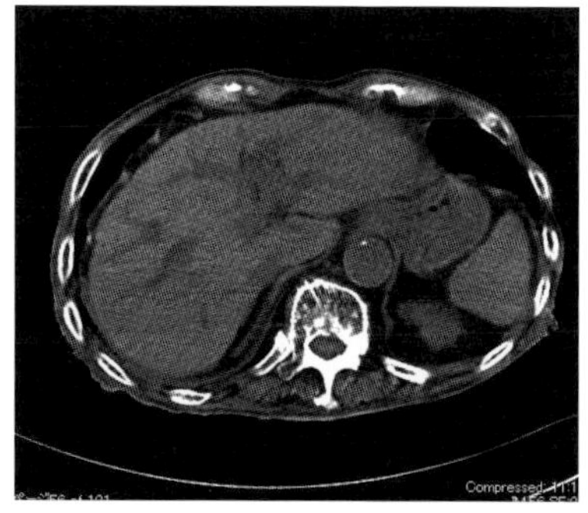
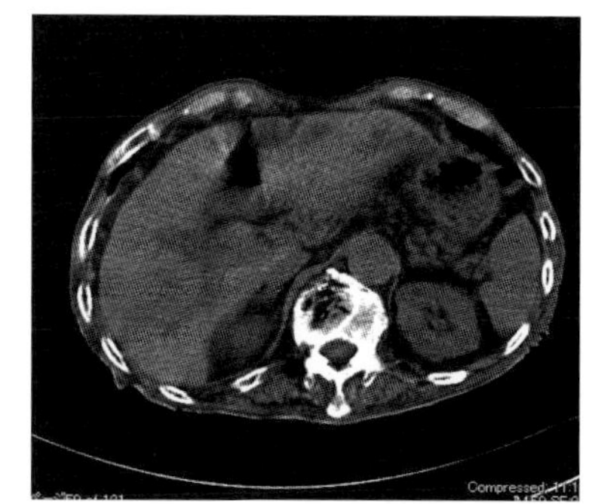
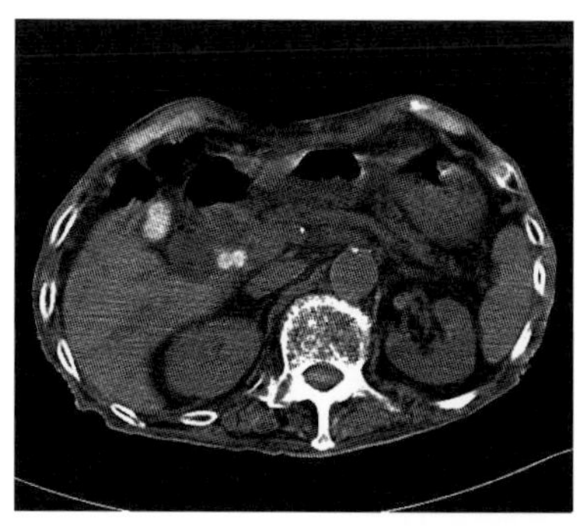
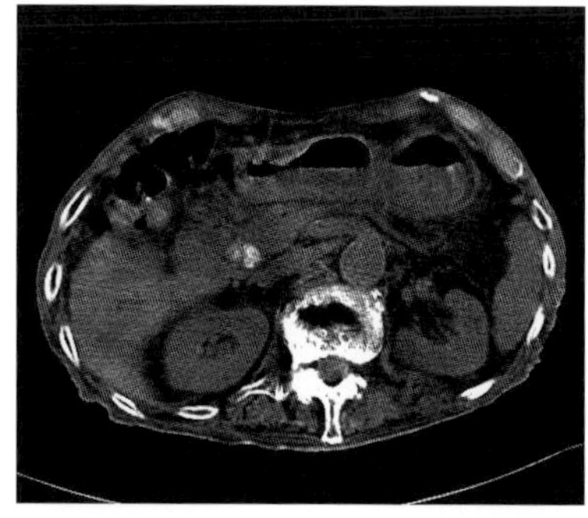
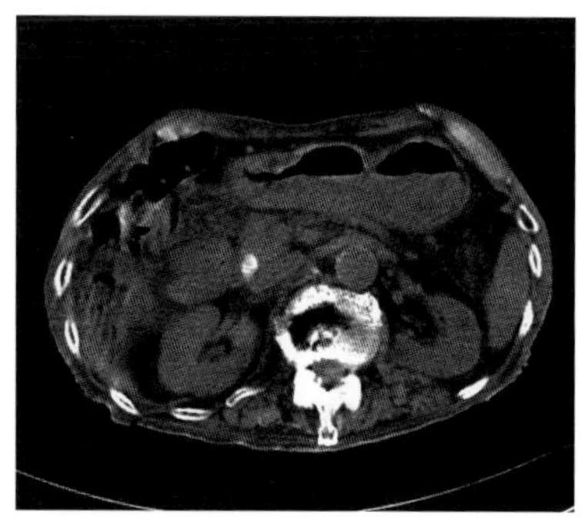
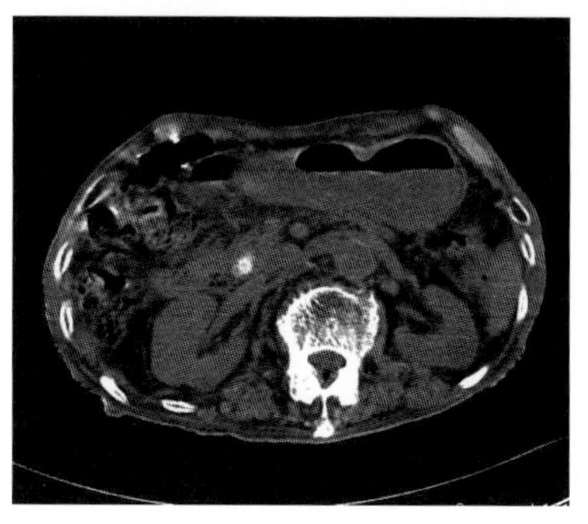
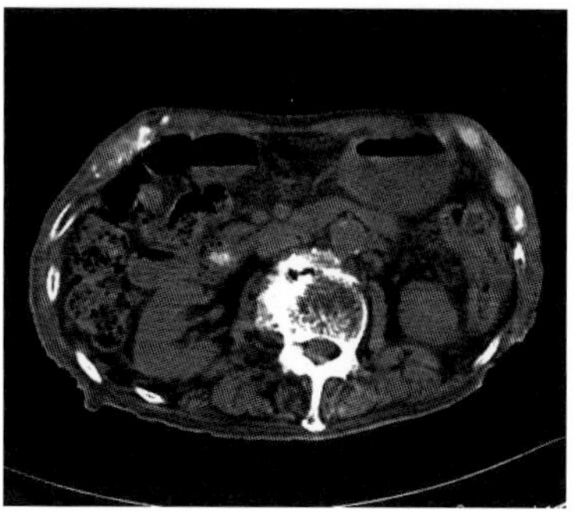

腹部CTでは、肝内胆管の著明な拡張を認め、胆嚢から総胆管に多数の結石を認めました。膵臓は萎縮していました。

以上、総胆管結石＋胆嚢結石による閉塞性黄疸と診断しました。治療には胆道ドレナージが必須ですが、認知症があるため内視鏡処置中とドレナージ維持には十分な注意が必要でした。高齢医学科に入院したまま肝胆膵内科医師により内視鏡的経鼻胆道ドレナージ(ENBD)チューブが挿入されてドレナージが開始されました。抗生剤はスルバクタム・セフォペラゾンナトリウムを選択しました。

5. 消化器疾患

治療経過

	9/17	9/24	9/26	10/2	10/6	10/23
	入 院		自己抜去		外科転科	手 術
Hb	9.7	10.3	10.0	10.0	9.9	
WBC	6.06	8.03	8.76	7.11	6.33	
Neut(%)	64.9	66.2	82.4	61.9	73.3	
PLTs	352	330	301	276	285	
CRP	3.09	2.17	2.83	3.41	7.61	
T.Bil	3.0	2.0	1.9	2.0	1.5	
AST	96	31	25	172	36	
ALT	87	28	21	125	44	
γ－GTP	448	236	201	310	194	
ALP	2,672	1,404	1,280	2,475	1,515	

スルバクタム・セフォペラゾン

ENBD

ENBD

抗生剤とドレナージにより肝機能異常と黄疸は軽快してきました。

しかし、10日目にチューブを自己抜去しました。その後、炎症は軽快せず悪化し、胆道系酵素も高値持続し再上昇の傾向が認められました。総胆管から肝内胆管に結石が積み上がっているようで内視鏡的砕石は困難と判断され、高齢医学科主治医が家族に報告、相談した結果、消化器外科に対診し手術治療となりました。

術前に内視鏡的逆行性胆道ドレナージ(ERBD)チューブを挿入してドレナージを再開始しました。胆嚢摘出術＋胆道再建術(胆管空腸吻合)＋術後切石ルート作成＋胃瘻増設術が行われました。なお、術前の造影CTと下部消化管内視鏡検査で下行結腸に癌が見つかっており、横行結腸ー下行結腸切除術も合わせて行いました。

内視鏡的逆行性胆管造影（ERP）

総胆管末端に結石があり、そこに結石がいくつも積み上がって肝内胆管まで至っているような像（↓）。

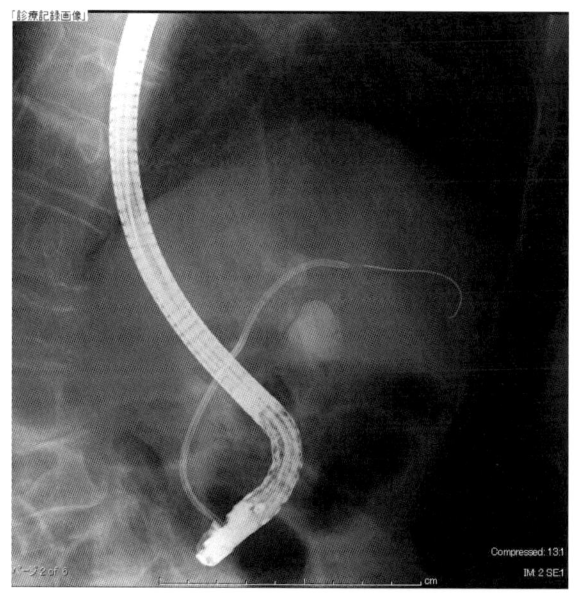

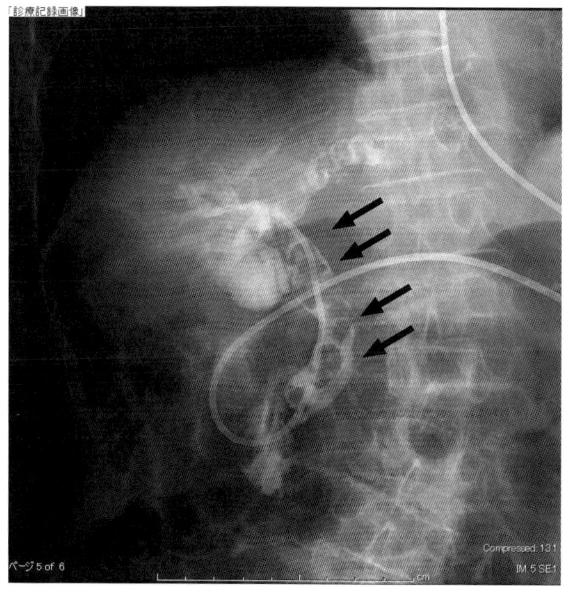

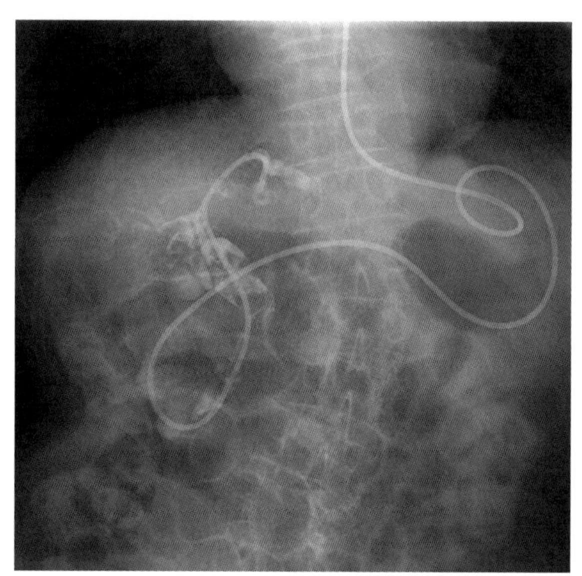

術後、胃瘻で栄養管理し一旦車椅子移乗可能となっていました。しかし、閉塞性黄疸がずっと持続していたので、肝内胆管の残存結石を腸瘻から内視鏡的に切石しようと試みました。これは成功せず逆に胆管炎を併発、増悪し3月14日に永眠しました。

まとめ

超高齢の肝内結石症を伴った総胆管結石症による閉塞性黄疸症例で、内科による内視鏡的ドレナージが成功せず外科手術が施行されました。しかし閉塞を解除して黄疸を治癒させることはできませんでした。

5. 消化器疾患

症例5 腹部膨満と下半身の著しい浮腫によりADLが低下した症例

症例（86歳，女性）

- ●主　訴：両下肢浮腫の増悪，腹部膨満，歩行困難
- ●既往歴：高血圧，陳旧性脳梗塞
- ●服薬歴：シロスタゾール 50mg 2錠分2 朝夕
- ●現病歴：

高血圧、陳旧性脳梗塞で近医を歩行で通院していましたが、2週間前より急に両下肢浮腫が増悪し腹部も膨満し歩行が困難になってきました。呼吸困難はなく、食事摂取も可能で、排便も問題ありませんでした。

1月16日精査加療目的で当科に紹介されました。

- ●身体所見：

意　識：清明
体　温：36.3℃
血　圧：95/63mmHg
脈　拍：76/分、整
SpO_2：98%
眼瞼結膜：貧血なし
眼球結膜：黄疸なし

頸静脈怒張あり
呼吸音：清
心　拍：整、心雑音聴取せず
腹　部：臍部より下の皮膚に浮腫著明、腹壁静脈怒張（－）
肝腫大：３横指、弾性軟
両下肢：大腿から足先まで圧痕性浮腫著明

当科受診時血液検査所見

RBC	3.24 $\times10^6/\mu L$	FDP	14.8 mg/dL	ALT	19 U/L	HBs-Ag(判定)	−
Hb	9.9 g/dL	D-dimer	9.75 mg/dL	γ-GTP	17 U/L	HBs-Ag(測定値)	0.1 倍
Ht	31.5 %	ATⅢ	100.0 %	ALP	196 U/L	HBs-Ab(判定)	+
MCV	97.1 fL	Na	145 mEq/L	CK	239 U/L	HBs-Ab(測定値)	539.2 pg/mL
WBC	5.71 $\times10^3/\mu L$	K	3.0 mEq/L	Ch-E	161 U/L	HCV-Ab(判定)	−
Neut	78.4 %	Cl	106 mEq/L	T.Chol	158 mg/dL		
PLTs	197 $\times10^3/\mu L$	BUN	16 mg/dL	TG	49 mg/dL	CEA	5.1 ng/mL
		Cr	0.61 mg/dL	グルコース	94 mg/dL	CA19-9	39.2 U/mL
CRP	3.97 mg/dL	TP	6.0 g/dL	HbA1c	5.6 %	αフェトプロテイン	12.2 ng/mL
		Alb	3.0 g/dL			PIVKAⅡ	30 mAU/mL
PT (INR)	1.13	T.Bil	1.0 mg/dL			BNP	27.4 pg/mL
PT	78.5 %	D.Bil	0.4 mg/dL	FreeT3	2.28 pg/mL		
APTT	24.7 秒	LD	240 U/L	FreeT4	1.32 ng/dL		
Fib	367 mg/dL	AST	29 U/L	TSH	3.14 μIU/mL		

血液検査では、軽度貧血と低栄養、低カリウム血症を認めました。CRP 3.97と軽度炎症がありました。肝機能異常はなく、黄疸もなく、血小板減少は認めませんでした。腫瘍マーカーも上昇していませんでした。D-dimerが9.75と高値でした。

胸腹部CT（1/16）

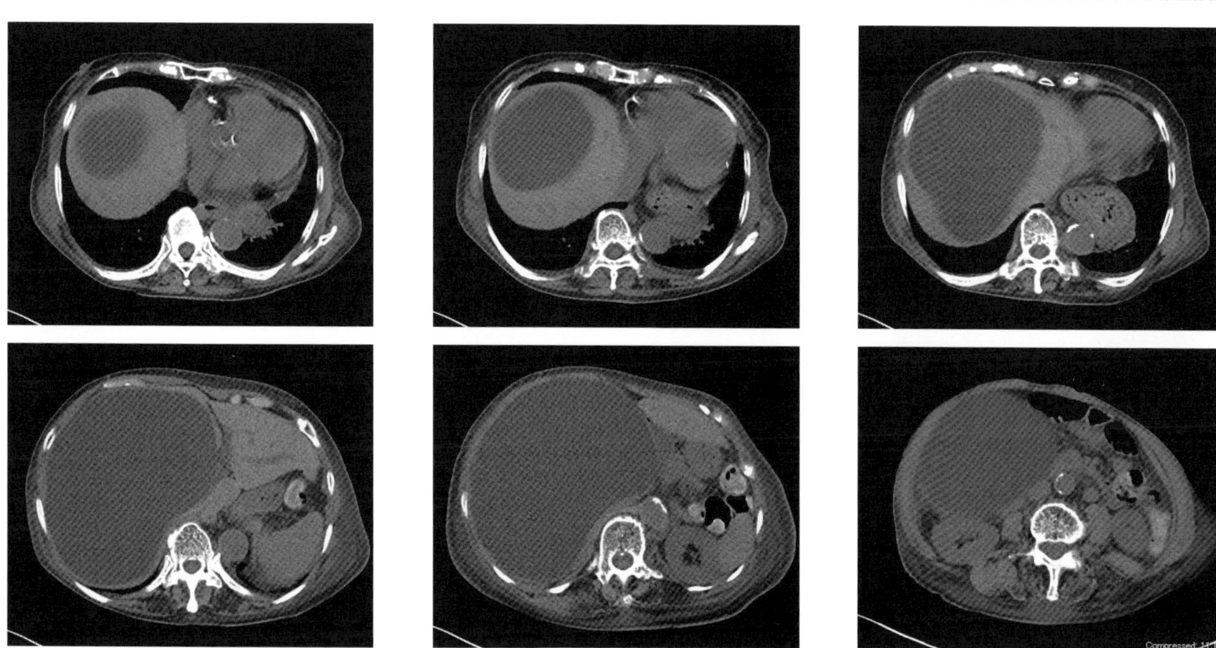

胸腹部CT・造影CT

〈胸腹部CT〉

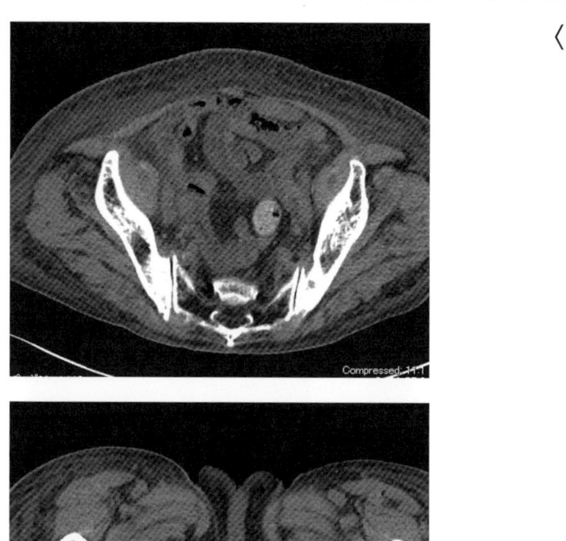

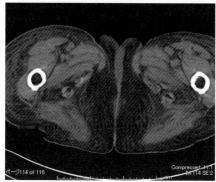

〈造影CT〉

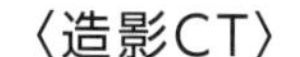

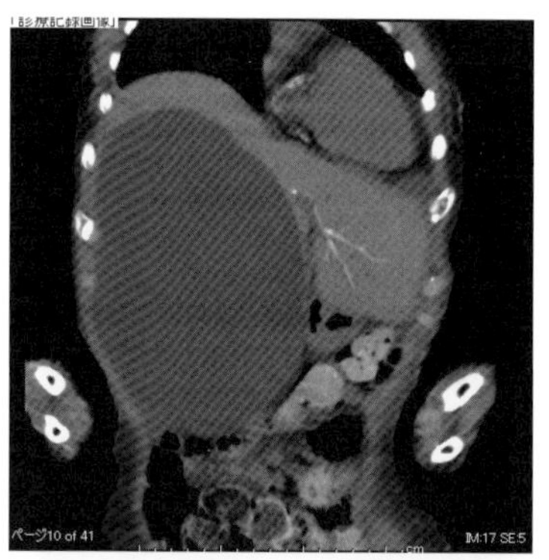

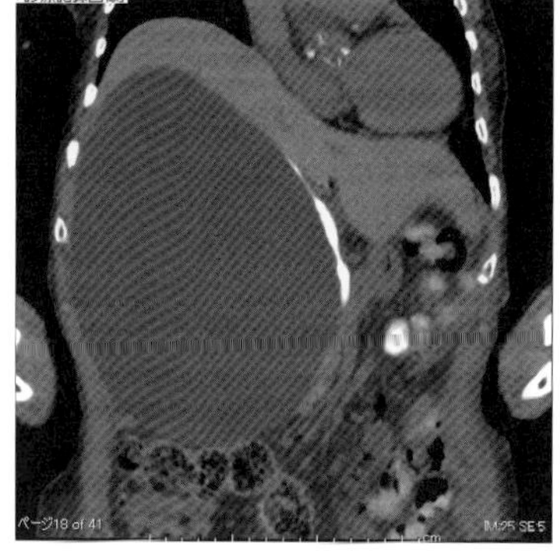

腹部CTでは、肝臓内に最大径220㎜の巨大嚢胞が存在していました。嚢胞は下大静脈を骨盤腔から胸腔まで圧迫し、右心房を圧迫して還流不全となっていました。下半身中心に軟部組織に浮腫が広がっていました。脾腫なく、膵臓に異常なく、胆嚢内結石は認めましたが、胆道系の拡張は認めませんでした。

腹部造影CTでは、胆管と肝嚢胞との交通はないことが確認されました。胆嚢内に胆石があり、総胆管は圧迫されていました。さらに、超音波検査で左下肢静脈に深部静脈血栓を認めました。うっ滞した静脈血流から血栓が形成されていました。

心臓超音波検査

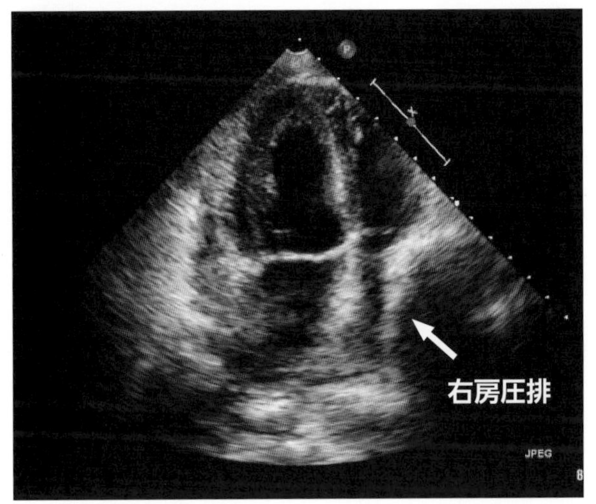

心臓超音波検査では、左室壁運動は正常、右房が外部の構造物により圧排されていました（⇖）。肺動脈圧は収縮期34mmHg、平均20mmHgと軽度上昇していました。

左右下肢表在に広範囲に敷石状エコーを認め腹腔内の静脈圧排による静脈還流障害からくる浮腫が疑われました。

以上、肝嚢胞が原因の下大静脈症候群と診断しました。

治療（1/28）

まず、ヘパリン3,000単位静注し、10,000単位／日で持続点滴開始しました。

血管外科に対診したところ、肝嚢胞穿刺吸引治療目的で入院させました。穿刺後に嚢胞が虚脱して下大静脈血流が良くなったときに肺塞栓が起こらないように、右鎖骨下静脈穿刺し一時的下大静脈フィルターを留置しました。エコー下肝嚢胞穿刺ドレナージ術が施行されました。積極的吸引により1,800ccのドレナージに成功しました。その後、カテーテルが嚢胞から外れてミノサイクリン注入にまでは至りませんでした。下大静脈フィルターを閉じて抜去しました。

穿刺後CT

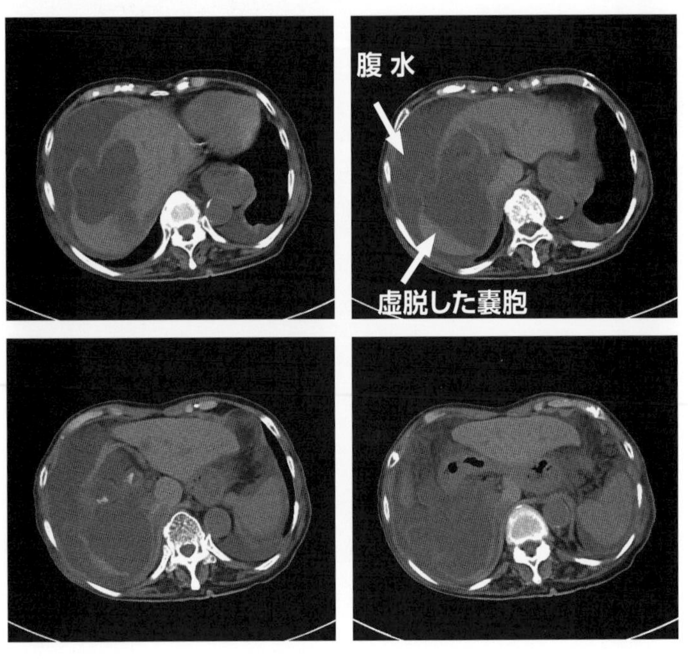

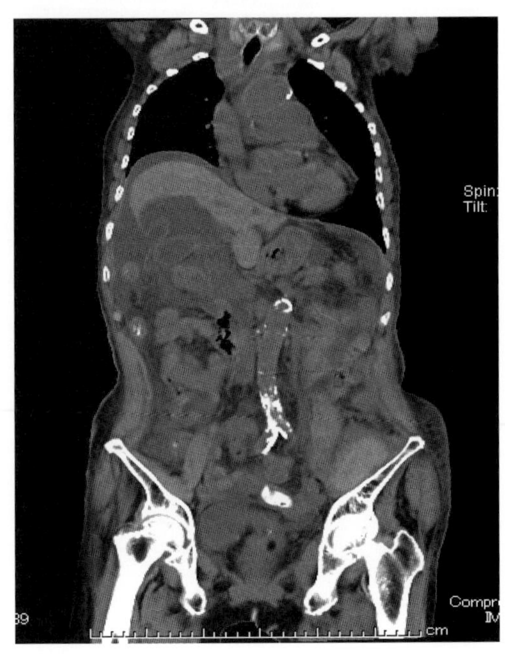

穿刺後CTでは虚脱した嚢胞（⇗）とその周囲に広範囲に腹水（⇘）を認めました。下肢浮腫は2～3日で劇的に軽快し、食欲も回復し歩行も可能になってきました。リハビリテーションを経て、2月12日に自宅退院となりました。抗凝固療法としてエドキサバン30mg/日が処方されました。

再発（2/9）

外来でフォローアップされていましたが、下半身の浮腫が再発し2月19日CTで穿刺後より肝嚢胞のサイズが増大していることが確認されました。血管外科は4月20日再入院させて、一時的下大静脈フィルターを留置し、エコー下肝嚢胞穿刺ドレナージ術が施行されました。積極的吸引により2,000ccをドレナージし、塩酸ミノサイクリン200mgを注入しました。翌日にも200mg注入しカテーテルを抜去しました。エドキサバン30mg/日を処方し、1週間後に退院となりました。

フォローアップCT

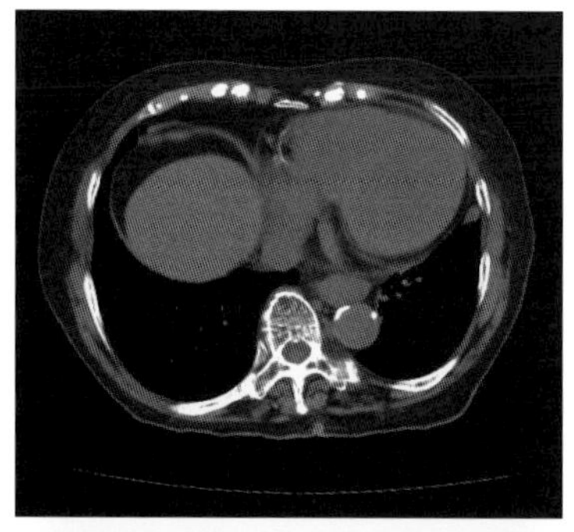

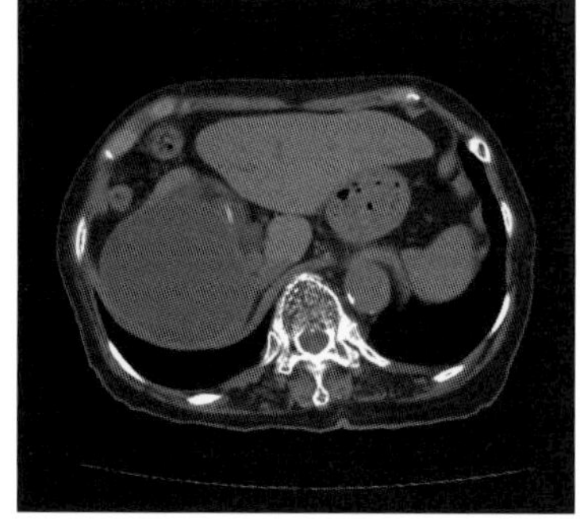

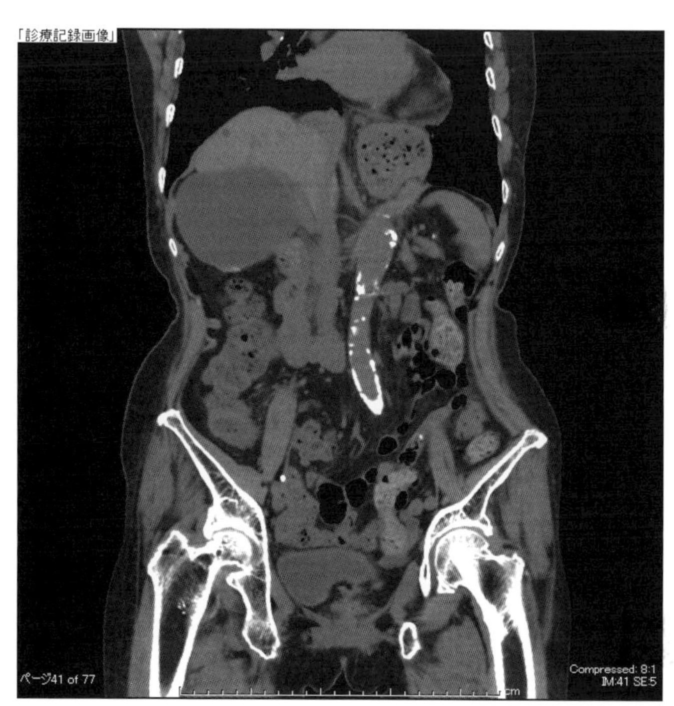

7月1日CTでは肝嚢胞は2回目の穿刺後よりやや増大し直径80mmとなっていましたが、下半身に浮腫は再発していませんでした。その後、血管外科外来から高齢医学科外来にバトンタッチしてフォローしていますが、3年経っても浮腫は出現していません。

まとめ

巨大肝嚢胞による圧迫で生じた下大静脈症候群に対し、穿刺ドレナージ治療で軽快させました。一般に巨大肝嚢胞が起こす合併症には嚢胞内出血、感染などもあり治療の適応になります。

症例6 高度肥満症例に起こったフォーカス不明の急性高熱疾患

現病歴 1

症例（80歳，男性）

●主　訴：労作時呼吸困難・喘鳴

●服薬歴：

アムロジピン 5mg 朝，テルミサルタン/ヒドロクロロチアジド 80mg/12.5mg 朝，ドキサゾシン 1mg 朝，ピタバスタチン 1mg 朝，シタグリプチンリン 50mg 朝，フェブキソスタット 10mg 朝

●現病歴：

高血圧、脂質異常症、糖尿病、 高尿酸血症、高度肥満、慢性腎機能障害（糖尿病性腎症）で近医外来に通院していました。半年前から重いものを持って運ぶと息切れが起こりぜーぜーピーピー言うようになりました。胸痛なく、冷汗もありません。しかし、毎日6,000歩は歩けていました。

●身体所見：身長：153cm　体重：75kg

意　識：清明

体　温：36.0℃

血　圧：166/72mmHg

脈　拍：67/分、整

SpO_2：97%

眼瞼結膜：貧血なし

眼球結膜：黄疸なし

甲状腺腫なし

頸静脈怒張あり

呼吸音：下肺野：吸気終末にcourse crackles
呼気終末にpiping

心　拍：整

収縮期雑音：4LSB，Ⅱ/Ⅵ

腹　部：膨隆、グル音減弱、緊満、弾性軟、圧痛なし

肝・脾：触知せず、腫瘤触知せず

下　肢：浮腫なし

血液検査所見

RBC	4.08 $\times 10^6/\mu L$	FDP	7.7 mg/dL	AST	19 U/L
Hb	12.0 g/dL	D-dimer	1.80 mg/dl	ALT	17 U/L
Ht	35 %	Na	137 mEq/L	γ-GTP	22 U/L
WBC	4.00 $\times 10^3/\mu L$	K	4.8 mEq/L	ALP	200 U/L
Neut	54.4 %	Cl	103 mEq/L	CK	98 U/L
PLTs	169 $\times 10^3/\mu L$	BUN	23 mg/dL	Amy	70 U/L
		Cr	1.46 mg/dL	T.Chol	184 mg/dL
CRP	0.03 mg/dL	TP	7.5 g/dL	TG	185 mg/dL
		Alb	4.3 g/dL	グルコース	142 mg/dL
PT（INR）	0.92	T.Bil	0.9 mg/dL	HbA1c	6.8 %
APTT	29.4 秒	D.Bil	0.2 mg/dL	BNP	62 pg/mL
Fib	281 mg/dL	LD	172 U/L		

血液検査では、貧血、炎症はなく、BNPも上昇していませんでした。糖尿病、高脂血症はコントロールされており、腎機能低下がありました。

胸部レントゲン検査・安静時心電図検査

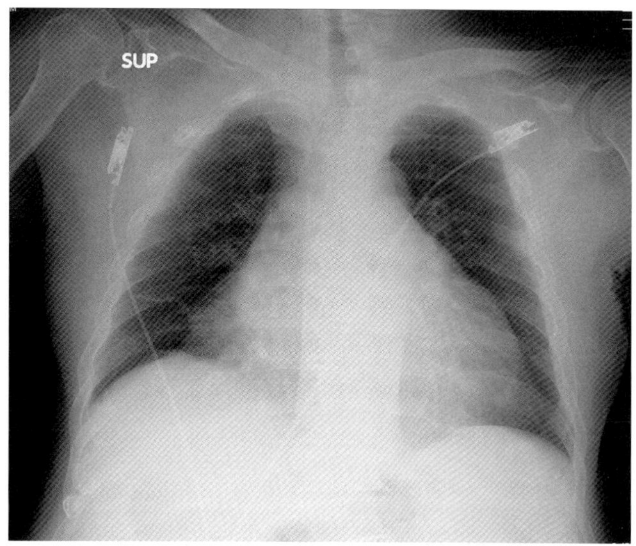

胸部レントゲン検査では、心拡大があり肺野にうっ血や浸潤影は認めませんでした。心電図異常はありませんでした。

近医での心臓超音波検査では、左室拡大はありませんでしたが右室拡大を認め、中隔のsevere hypokinesis を認めました。左房と右房の拡大もありました。この時点で労作性狭心症、右心系疾患などの心疾患を疑い、精査のため当院循環器内科に紹介され、入院となりました。

心臓カテーテル検査

Swan-Ganz カテーテル検査

PCWP	11mmHg
rPA	36/11/20 (sys/mean/dia)
mPA	39/12/21
RV	43/1/6
RA	7/6/4
SVC	10/9/7
C.O.	7.74
C.I.	4.55

左室造影検査

#2,#3.#6: hypokinesis

冠動脈造影検査

有意狭窄認めず

スワンガンツカテーテル検査では、PCWP、CIとも正常で、右房圧は正常でしたが、右室圧、肺動脈圧は軽度上昇していました。冠動脈に有意狭窄がなかったにもかかわらず、左室壁運動低下があったので心筋疾患の可能性を考えて心筋生検を施行しようとしました。カテーテルを右房から進めたところ、造影で左室まで到達したことがわかり、引き抜いてきて左房が造影され、さらに引き抜き、SVC流入部に心房中隔欠損症（ASD）があることがわかりました。生検は中止されました。

高齢まで生き残る先天的心疾患の中でASDは頻度が高いです。本症例は労作誘発性の肺高血圧症を引き起こしていたと診断しました。

5. 消化器疾患

現病歴 2

●主　訴：呼吸困難，高熱

●現病歴：

循環器内科退院5日目、突然、安静時の呼吸困難とともに39度の発熱があり、近医受診しました。胸痛なし、動悸なし、悪心・嘔吐なし、腹痛なし、下痢なし

●身体所見：

意　識：清明

体　温：39.0℃

血　圧：166/72mmHg

脈　拍：90/分、不整

SpO_2：93%

眼瞼結膜：貧血なし

眼球結膜：黄疸なし

頸静脈怒張あり

呼吸音：下肺野：吸気終末にcourse crackles
呼気終末にpiping

心拍数：170/分、不整

収縮期雑音：4LSB，Ⅱ/Ⅵ

腹　部：膨隆、グル音減弱、緊満、弾性軟、圧痛なし

肝・脾：触知せず、腫瘤触知せず

下　肢：浮腫なし

●血液検査：WBC 12,400/μL　CRP 23mg/dLと高度炎症を認めました。

●尿沈査：多数の細菌と白血球が観察でき、尿路感染症を認めました。

右－左シャントであるASDを有することから敗血症に陥っている可能性を考えて、近医はすぐ当院救命救急科に紹介搬送しました。

血液検査所見

RBC	3.96 $\times 10^6/\mu L$	FDP	20.0 mg/dL	AST	18 U/L
Hb	11.9 g/dL	D-dimer	15.50 mg/dL	ALT	18 U/L
Ht	35 %	Na	136 mEq/L	γ-GTP	25 U/L
WBC	3.92 $\times 10^3/\mu L$	K	3.8 mEq/L	ALP	226 U/L
Neut	84.1 %	Cl	98 mEq/L	CK	72 U/L
PLTs	136 $\times 10^3/\mu L$	BUN	35 mg/dL	Amy	21 U/L
		Cr	2.78 mg/dL	グルコース	240 mg/dL
CRP	29.89 mg/dL	TP	6.9 g/dL		
		Alb	3.3 g/dL		
PT(INR)	1.15	T.Bil	1.8 mg/dL		
APTT	34.9 秒	D.Bil	0.6 mg/dL		
Fib	739 mg/dL	LD	201 U/L		

高度炎症に加えて凝固線溶系の亢進を伴い、DICに向かって進みつつあると考えました。心電図は頻脈性心房細動でした。炎症のフォーカスを検索するため、胸腹部CTを施行しました。

胸腹部CT検査

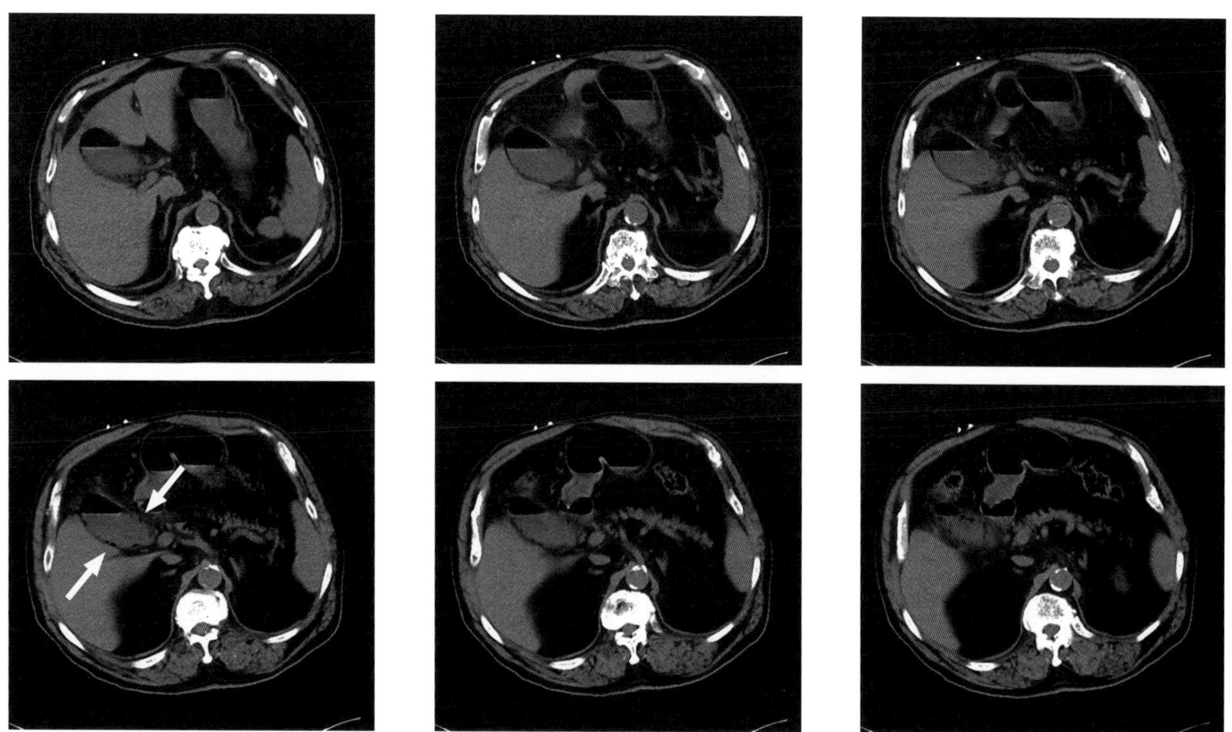

胸部CT検査では、胆嚢内にはニボーを認め、さらに胆嚢壁が全周性に肥厚し、壁内部には小気泡の連なり(矢印⇧)を認めました。気腫性胆嚢炎と診断しました。消化器外科対診し緊急に開腹胆嚢摘出術が施行されました。

摘出胆嚢

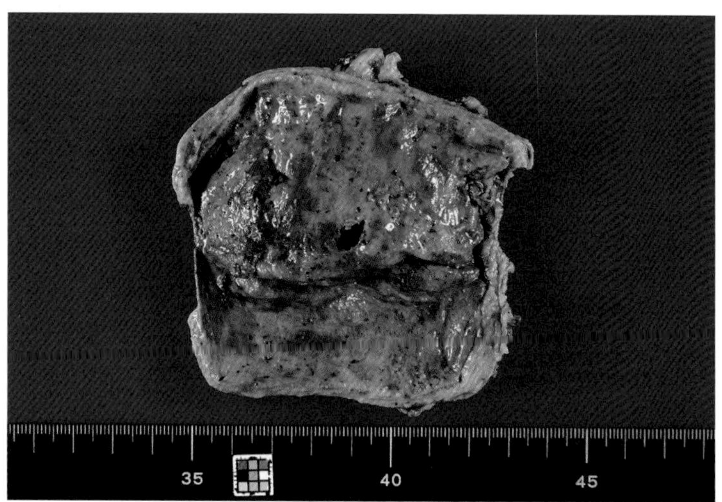

摘出された胆嚢の粘膜面は壊死に陥り暗緑色を呈していました。組織学的は粘膜は完全に剥離、消失し、全層性の壊死、化膿性炎症、出血、浮腫、胆汁色素の沈着、脂肪壊死、さらには桿菌の繁殖が見られ、漿膜炎も認めました。入院時の静脈血からはクレブシェラ、術中の胆汁からもクレブシェラと大腸菌が検出されました

治療経過

	1病日 入院・手術	3	5	7	14
WBC	3.92	8.18	8.25	6.22	5.99
PLTs	136	138	157	297	419
CRP	29.89	31.85	23.00	17.69	1.83
BUN	35	41	51	56	35
Cr	2.78	3.3	4.12	3.40	1.88
T.Bil	1.8	0.9	0.7	0.5	0.8
LD	201	198	215	221	254
AST	18	60	43	29	32
ALT	18	65	49	31	54
r-GTP	25	29	38	88	65
ALP	226	176	221	358	283

ドリペネム

経口摂取

術後、ICUに入室し抗生剤としてドリペネムを開始しました。炎症は徐々に改善してきましたが、途中で腎機能が増悪しました。腎臓内科に対診し、原因は敗血症後の急性尿細管壊死や抗生剤の副作用でなく、脱水による腎前性腎不全であることがわかり、補液量増量により改善させました。リハビリテーションを経て第35病日に自宅退院できました。

まとめ

ASD症例に対する心臓カテーテル検査の直後に気腫性胆嚢炎を発症した症例でした。高度肥満が急性腹症における腹部診察でのMurphy徴候などの異常所見を隠した可能性がありました。気腫性胆嚢炎は致死率の高い重症胆嚢炎です。

6章 代謝・内分泌疾患

症例1 認知症患者において食欲不振が招いた状況

症例（84歳，女性）

●主　訴：食欲不振の進行，経口摂取量の減少

●服薬歴：テルミサルタン 40mg 朝，塩酸チアプリド 50mg 夕，酸化マグネシウム 250mg 2錠分2 朝夕，センノシド12mg 眠前

●現病歴：

在宅で高血圧、アルツハイマー型認知症と診断され、周辺症状もあり内服処方されていました。X年1月に施設入所となり、その後意欲低下とともに徐々に食事量が減少しました。X年2月にはほとんど摂取しなくなり、内服薬も中止しました。なお、以前から便秘傾向でしたが、腹痛、嘔吐などの症状は認めませんでした。3月1日、当科に紹介されました。

●身体所見：

意　識：清明

体　温：36.9℃

血　圧：102/60mmHg

脈　拍：80/分、整

SpO_2：95%

眼瞼結膜：貧血なし

眼球結膜：黄疸なし

呼吸音：清

心　拍：整、心雑音聴取せず

腹　部：平坦、グル音低下、鼓音傾向、軟、左下腹部に便塊を疑う腫瘤触知

肝脾：触知せず

両下肢：浮腫なし

胸腹部CT：肺炎認めず、肝胆膵領域に異常認めず、上行結腸・直腸を中心とした大腸に便塊貯留、ニボーは認めず、便秘症のみでした。

血液検査経過

		（X－1年）12/7	（X年）2/8	3/1	3/15
RBC	(×10^6/μL)	3.57	3.90	4.53	3.61
Hb	(g/dL)	11.1	12.3	14.0	11.2
Ht	(%)	33.6	36.1	42.3	32.8
WBC	(×10^3/μL)	5.67	4.46	7.90	4.01
PLTs	(×10^3/μL)	288	244	191	355
Na	(mEq/L)	142	142	154	137
K	(mEq/L)	3.9	3.5	4.2	4.1
Cl	(mEq/L)	106	104	109	103
BUN	(mg/dL)	19	30	78	18
Cr	(mg/dL)	0.63	0.71	1.66	0.66
TP	(g/dL)	6.6	7.0	7.0	5.6
Alb	(g/dL)	3.9	4.1	4.3	2.8
Glu	(g/dL)	88	116	115	84

点　滴

経口摂取

入院時の血液検査では、BUN/Cr比 78/1.66 47 と脱水による腎血流減少性の腎機能低下を認めました。同時にHt 42.3、TP 7.0 と脱水による血液成分の濃縮所見も認めました。末梢から輸液治療を施行し、脱水所見は速やかに改善されました。

ここで注意していただきたいのは、脱水回復後のHt 32.8、Cr 0.66です。これは脱水のない時期と同様です。検査基準値からは低下していますが、加齢による赤血球数、筋肉量の生理的減少があるため、高齢者の正常値が若年・中年者より少なくなっているということです。入院時には脱水によってその正常値から濃縮されて高くなっていたのです。また、TP、ALBも同様の経過をたどっていますが、回復後の5.6および2.8は元気な時期に比べて少なくなっています。これは脱水期間に病的な低栄養となってしまったことを表します。

患者は脱水改善とともに途中から食欲が徐々に出てくるようになりました。院内デイサービスに参加して活気も出てくるとともに経口摂取の量も回復してきました。定期的な自然排便も認めるようになりました。食欲低下は器質疾患によるものでなく、認知症による無気力・意欲低下という精神的要因が原因であったと思われました。食欲低下により脱水が生じ、脱水によって倦怠感とともに食欲低下が加速されるという悪循環形成が示唆されました。

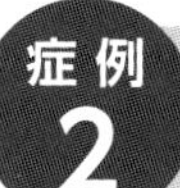

症例2 利尿薬服用中の糖尿病を有する認知症患者が起こした意識障害

症例（87歳，女性）

●主　訴：意識障害

●既往歴：肺炎(3月入院治療)その後療養型病院に3か月入院して6月30日に在宅に復帰
認知症，糖尿病，慢性心不全

●服薬歴：
フロセミド 20mg 朝，スピノロラクトンA 12.5mg 朝，アスパラカリウム 100mg 3錠分3 各食後，ダパグリフロジン 5mg 朝，シタグリプチンリン酸塩水和物 50mg 朝

●現病歴：息子の同居で在宅療養していました。
訪問介護とデイサービス、訪問看護も利用していました。7月になって食欲が低下してきました。7月10日、息子が無理やり食べさせようとしましたが拒否しました。13日、普段と同様にデイサービスに問題なく行きましたが、帰宅したときにぐったりとしており、息子は異変に気付きましたが訪問看護を待ちました。看護師が見て意識障害があったので救急搬送しました。

●身体所見：
意　識：JCS I-10、四肢自働運動あり、指示理解できず
体　温：36.0℃
血　圧：102/60mmHg
脈　拍：80/分、整
SpO_2：95%
眼瞼結膜：貧血なし
眼球結膜：黄疸なし
呼吸音：清
心　拍：整、心雑音聴取せず
腹　部：平坦、グル音低下、軟、圧痛なし、腫瘤触知せず
両下肢：浮腫なし
頭部CT：出血認めず、脳委縮著明

血液検査経過

		3/31	7/13	7/15	7/18	7/22
RBC	($\times10^6/\mu L$)	4.23	5.34	4.28	3.91	3.65
Hb	(g/dL)	15.0	19.9	15.7	14.5	13.6
Ht	(%)	44.2	60.2	49.3	43.4	39.7
WBC	($\times10^3/\mu L$)	5.81	10.25	8.09	79.3	72.2
PLTs	($\times10^3/\mu L$)	180	191	83	64	110
CRP	(mg/dL)	0.14	0.35	4.73	0.56	0.58
Na	(mEq/L)	144	166	170	160	145
K	(mEq/L)	4.0	3.2	2.7	3.8	3.4
Cl	(mEq/L)	106	118	129	128	113
BUN	(mg/dL)	15	93	54	25	11
Cr	(mg/dL)	0.65	2.29	1.19	0.71	0.64
TP	(g/dL)	6.1	8.0	5.9	5.3	5.2
Alb	(g/dL)	3.1	4.1	2.8	2.5	2.4
Glu	(g/dL)	155	618	424	201	218

点　滴（7/13〜7/22）

経口摂取（7/22）

入院時の血液検査では、BUN/Cr比 93/2.29 41と脱水による腎機能低下と、Ht 60.2 TP 8.0と脱水による血液濃縮所見も認めました。症例１と違い、血糖値が618mg/dLと糖尿病の高浸透圧性高血糖状態（HHS）であることがわかります。動脈血ガス分析では pH 7.450、$PaCO_2$ 37.7mmHg、HCO_3 25.8mEq/L とアシドーシスは認めませんでした。

末梢から0.45%NaCl輸液（グルコース不含）治療を施行し、脱水所見は改善されました。かつ点滴内に速効型インスリンを2単位/時になるように投与し、慎重に血糖を下げていきました。300mg/dLに低下したときにブドウ糖添加1号輸液に交換しました。尿路感染があったようで抗生剤も投与しました。7月21日より経口摂取再開、経口糖尿病薬も再開しました。

超高齢者では食欲不振による脱水に対して口渇感の自覚がなく、認知症と介護力不足があるとさらに脱水はマスクされてしまいます。その上、慢性心不全に対する利用薬と糖尿病に対する浸透圧利尿作用のある糖排泄薬を使用しており、高度脱水に陥ってしまった症例です。

糖尿病に脱水が起きると高浸透圧性高血糖状態に陥りますが、高齢・認知症・利尿薬という因子が病態を加速増悪させました。

症例3 認知機能低下とADL低下が亜急性に起こり確定診断が難しかった症例

現病歴 1

症例（78歳，男性）

- 主　訴：亜急性の意欲低下，認知機能低下，ADL低下
- 既往歴：敗血症（6年前）
- 現病歴：２週間前から意欲が低下し、認知機能も低下してきました。
  眼鏡をかけることができなくなり、車の運転もできなくなりました。食欲も低下して、起立や歩行が困難になり尿失禁も認められるようになりました。5月30日、近医から精査加療目的で紹介されました。
- 身体所見：

意　識：JCS I-10
四肢自働運動あり、指示理解できず
体　温：36.9℃
血　圧：135/67mmHg
脈　拍：80/分、整
呼吸数：14回/分
SpO_2：97%
眼瞼結膜：貧血なし
眼球結膜：黄疸なし
呼吸音：清
心　拍：整、心雑音聴取せず

腹　部：平坦、グル音低下、軟、圧痛なし、
腫瘤触知せず
両下肢：浮腫なし
皮　膚：色素沈着認めず
両上肢：筋緊張：正常、筋力 4/5 左右差なし
drop test：陰性
両下肢：筋緊張：正常、筋力軽度低下
（指示に従えず）
バビンスキー反射：陰性
自力立位不能、座位保持可能
頭部CT：出血認めず、脳委縮

脳MRI検査

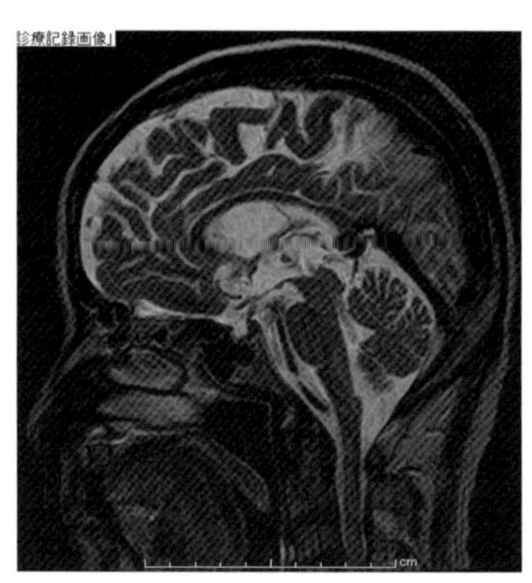

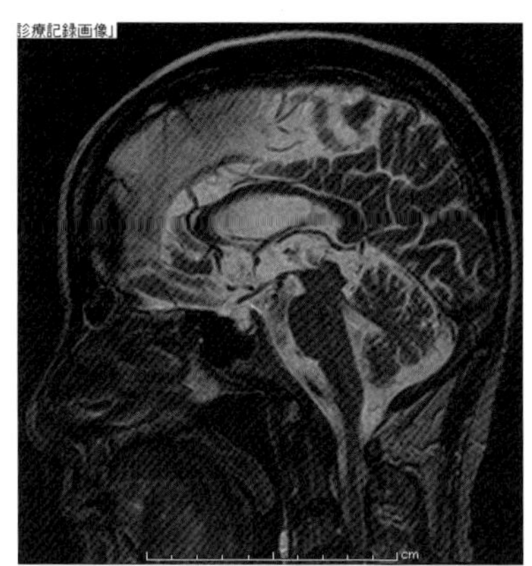

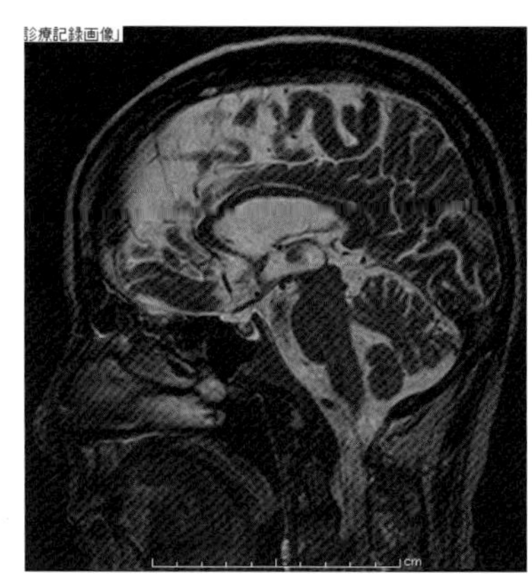

脳MRI検査では頭蓋内出血なく、加齢による軽度全般的脳委縮を認めますが、DWIで陽性となる新鮮梗塞も認めず、陳旧性脳梗塞も認めませんでした。さらに下垂体にも一見明らかな病変は認めませんでした。

血液検査経過

		5/30
RBC	(×10^6/μL)	3.47
Hb	(g/dL)	12.3
Ht	(%)	35.0
WBC	(×10^3/μL)	7.68
Eosino		24.2
PLTs	(×10^3/μL)	195
CRP	(mg/dL)	5.21
Na	(mEq/L)	116
K	(mEq/L)	3.9
Cl	(mEq/L)	83
BUN	(mg/dL)	11
Cr	(mg/dL)	1.10
TP	(g/dL)	7.6
Alb	(g/dL)	4.1
Glu	(g/dL)	90

入院時の血液検査では、Na 116と高度の低ナトリウム血症を認めました。

好酸球増多もありました。うっ血を起こす疾患、下垂体ー副腎系の機能不全、SIADH などが鑑別として挙がりました。浮腫なく、胸腹部CTでも胸腹水などのうっ血はまったく認めませんでした。腹部CTで副腎の萎縮などの異常も認めませんでした。

血清のホルモン値としては、コルチゾール、ACTH両者とも低下しており、下垂体性の副腎不全と診断しました。また、甲状腺ホルモンも基準値を軽度下回っており、TSHは正常下限でした。やはり下垂体機能不全を疑いました。

血液検査所見

コルチゾール	0.88μg/dL	(6.24-18.0)
ACTH	3.6pg/mL	(7.2-63.3)
Free T3	1.77ng/dL	(2.3-4.0)
Free T4	0.64ng/dL	(0.9-1.7)
TSH	0.510μIU/mL	(0.50-5.00)
LH	0.2以下mIU/mL	
FSH	0.9mIU/mL	(2-8.3)
プロラクチン	13.3ng/mL	(4.3-13.7)
GH	0.11	
ソマトメジンC	13	
テストステロン	0.03未満ng/mL	(1.31-8.71)

治療を開始しました。ハイドロコルチゾンを20mg/日から投与し、6月9日から15mgに減量しました。かつ生理食塩水1,000ml/日の投与も併用しました。意識障害、ADL低下は速やかに改善し、食事摂取も可能となり、6月12日に療養型病院へ転院しました。

血液検査経過

		5/30	6/6
RBC	(×10^6/μL)	3.47	3.70
Hb	(g/dL)	12.3	13.1
Ht	(%)	35.0	38.4
WBC	(×10^3/μL)	7.68	7.48
Eosino		24.2	26.0
PLTs	(×10^3/μL)	195	254
CRP	(mg/dL)	5.21	2.00

生理食塩水点滴

ハイドロコルチゾン20mg/日

		5/30	6/6
Na	(mEq/L)	116	144
K	(mEq/L)	3.9	3.6
Cl	(mEq/L)	83	106
BUN	(mg/dL)	11	12
Cr	(mg/dL)	1.10	1.14
TP	(g/dL)	7.6	7.5
Alb	(g/dL)	4.1	4.2
Glu	(g/dL)	90	96

生理食塩水点滴

ハイドロコルチゾン20mg/日

現病歴 2

- 主　訴：亜急性の意欲低下，認知機能低下，ADL低下
- 既往歴：敗血症（6年前）
- 現病歴：

前回退院後1年2ヶ月経ち、在宅に戻っていました。ハイドロコルチゾンは漸減されて5mg/日となっていました。7月初めから食欲が低下し、意欲も低下しデイサービスを休むようになっていました。7月21日布団に足を取られて転倒し両肩を打撲、その後発語の減少や反応の緩慢さが出現し、再度近医から精査加療目的で紹介されました。

高齢医学科としては、より専門性の高い内分泌・代謝内科に対診し、お任せすることにしました。

- 身体所見：

意　識：清明
血　圧：体温 36.2℃、138/70mmHg
脈　拍：67/分、整
呼吸数：16/分
SpO_2：99%
眼瞼結膜：貧血なし
眼球結膜：黄疸なし
呼吸音：清
心　拍：整、心雑音聴取せず
腹　部：平坦、グル音低下、軟、圧痛なし、腫瘤触知せず
両下肢：浮腫なし
四　肢：筋力低下なし
認知機能：15点と低下

脳造影MRI検査

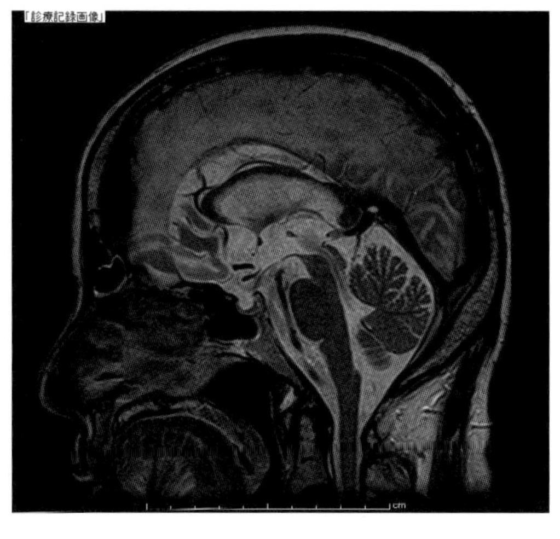

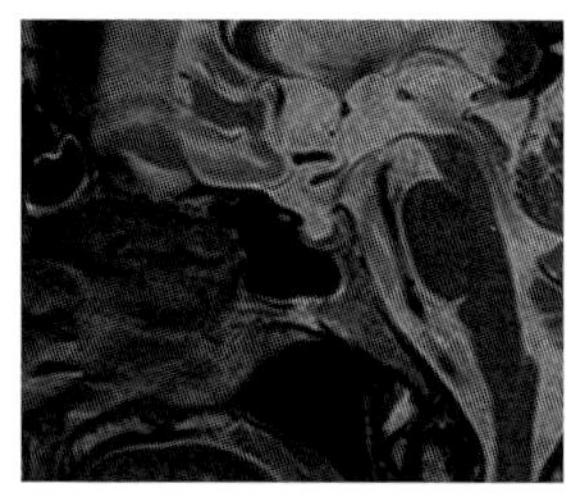

T2強調画像

下垂体前葉は萎縮し、トルコ鞍部にわずかに正常組織を認めるのみでした。腫瘍性病変は認めませんでした。empty sella症候群が疑われました。

日内変動試験（8/8）

	6 時	12 時	18 時	24 時
コルチゾール	0.86	12.2	4.28	1.66
レニン	0.7	0.9	0.7	0.8
アルドステロン	57.2	59.9	90.4	80.2
ACTH	2.0以下	2.0以下	2.0以下	2.0以下

6. 代謝・内分泌疾患

四者負荷試験 (LHRH、TRH、CRH、アルギニン) (8/17)

	0 分	30 分	60 分	90 分	120 分	
T3	43				50	(ng/dL)
TSH	1.08	6.60	7.38	6.14	5.27	(μIU/mL)
PRL	9.5	33.4	25.6	19.5	17.4	(ng/mL)
LH	0.6	1.2	1.6	1.6	1.7	(μIU/mL)
FSH	1.8	2.4	2.9	3.2	3.5	(μIU/mL)
GH	0.14	2.52	3.61	2.61	1.75	(ng/mL)
コルチゾール	4.20	3.93	4.30	4.01	3.41	(μg/dL)
ACTH	3.8	28.1	38.8	18.4	18.9	(pg/mL)

日内変動はコルチゾールは朝高く、それ以外は下がるという変動を認めましたが、ACTHはずっと基準値以下で変動も認めませんでした。四者負荷試験ではTSHは反応しましたが、T3は無反応でした。PRLは反応しました。FSH/LHは反応を示しませんでした。GHは反応しました。ACTHは反応しましたが、コルチゾールは無反応でした。汎下垂体機能低下を強く疑うと診断されました。

治療として、まず8月8日からハイドロコルチゾンを20mgに増量しました。会話機能は改善しましたが、食欲がまだ不十分でした。8月13日より30mgに増量したところ、食事摂取量が安定し、血清Naも正常範囲に回復しました。8月17日よりチラージンSを25μgで開始しました。その後、認知機能はMMSE 23点まで回復しました。本人も頭がすっきりしたと言いました。

GHRP-2 負荷試験 (8/30)

	0 分	15 分	30 分	45 分	60 分	
GH	0.35	2.82	2.22	1.43	0.88	(ng/mL)
コルチゾール	1.76	2.35	3.43	3.84	3.67	(μg/dL)
ACTH	16.3	101	102	81.6	59.6	(pg/mL)

GHとACTHは反応しましたが、コルチゾールは無反応でした。ACTH-コルチゾールの連関に大きな問題があると考えました。

内分泌内科の考察

昨年高齢医学科を退院後、ハイドロコルチゾンの補充が不十分でしたが、幸い低血糖、低血圧は起こさずに経過していました。今回、転倒による外傷が強い副腎不全症状の誘因になったと考えます。

9月1日に退院し内分泌・代謝内科外来でチラージンSの補充量を調節していくことになりました。

まとめ

汎下垂体機能低下症症例でした。的確な診断と治療には内分泌内科的専門性が要求されます。

7章 血液・免疫系疾患

症例1 偶然発見された腫瘍

症例（84歳，女性）

- ●主　訴：腰痛
- ●既往歴：認知症，難聴，ペースメーカー留置（洞停止），70歳：直腸癌術後
- ●服薬歴：

　ガランタミンOD 12mg 2錠分2 朝夕，メマンチン塩酸塩OD 15mg 夕，抑肝散 2.5g 夕，

　塩酸チアプリド 10mg 夕，酸化マグネシウム 250mg 4錠分2 朝夕，ボノプラザンフマル酸塩錠 10mg 朝

- ●生活歴：娘と同居
- ●現病歴：

　認知症で高齢医学科に通院していましたが、急に腰痛を訴え立位歩行できず這うようになりました。整形外科に対診したところ、腰椎CTで第１、第３腰椎の圧迫骨折を認めました。これに対してNSAID処方しコルセット装着を促されました。しかし、同じCTで腹部傍大動脈から骨盤のリンパ節が多発性に腫脹しているのが発見されました。

- ●身体所見：

血　圧：132/60mmHg	頚部リンパ節腫脹認めず、ウィルヒョウ（－）
脈　拍：60/分、整	呼吸音：清
SpO_2：97%	心　拍：整、心雑音聴取せず
眼瞼結膜：貧血なし	腹　部：平坦、グル音正常、軟、圧痛なし
眼球結膜：黄疸なし	肝・脾：触知せず、腫瘤触知せず
皮　膚：異常なし	下　肢：浮腫なし

全身の表在リンパ節の腫脹は認めず、他の内科的身体所見にも特に異常は認めませんでした。

単純CT検査

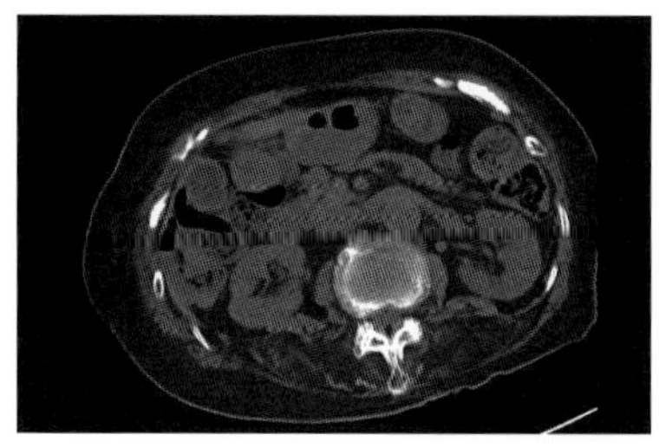
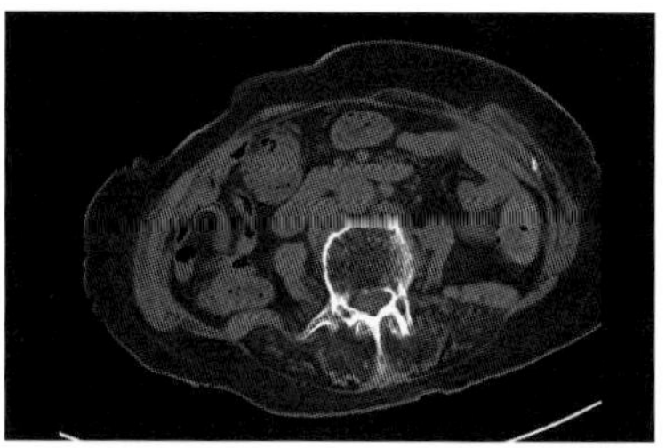
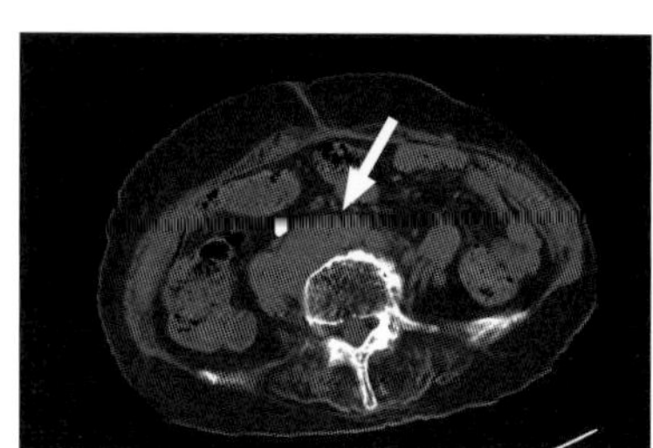
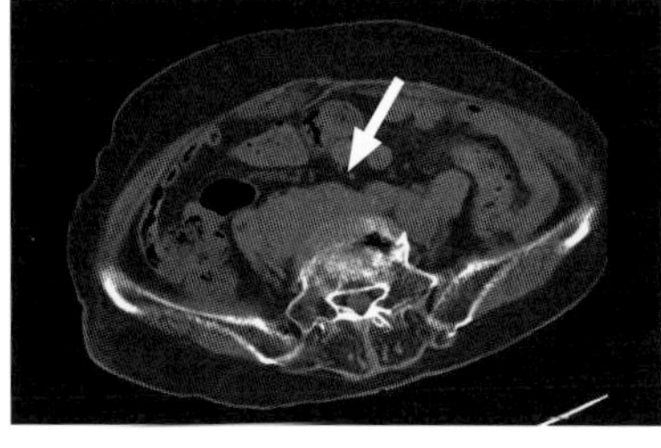
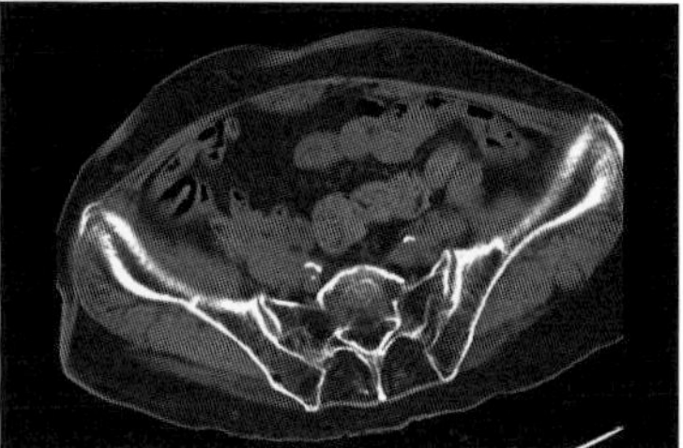

造影CT検査

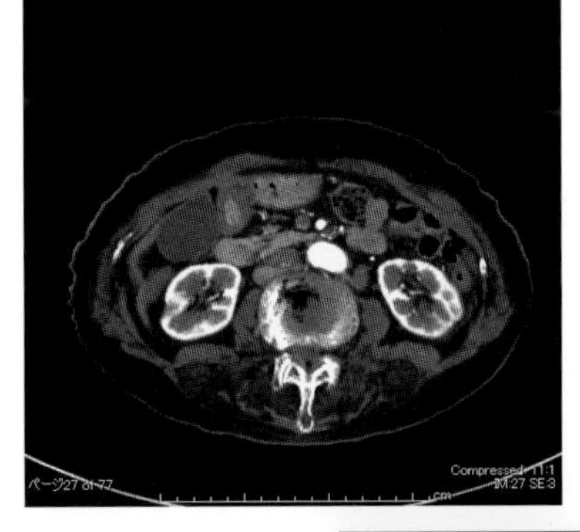
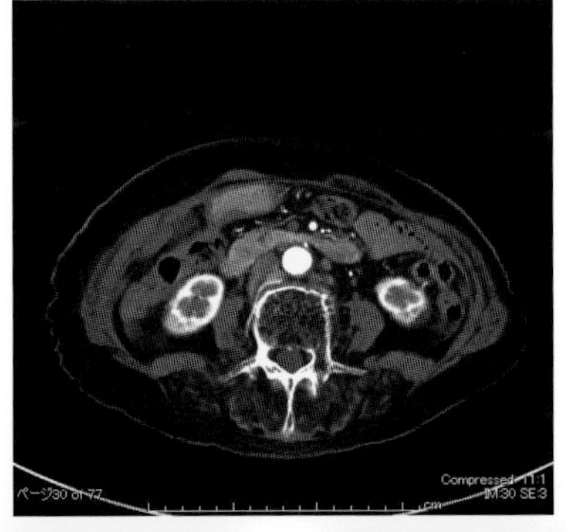
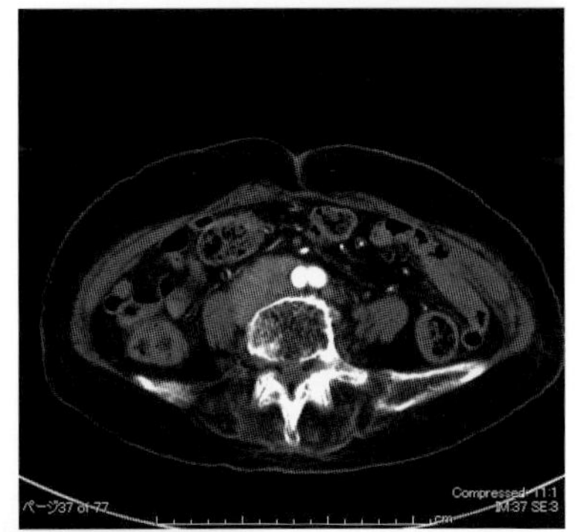
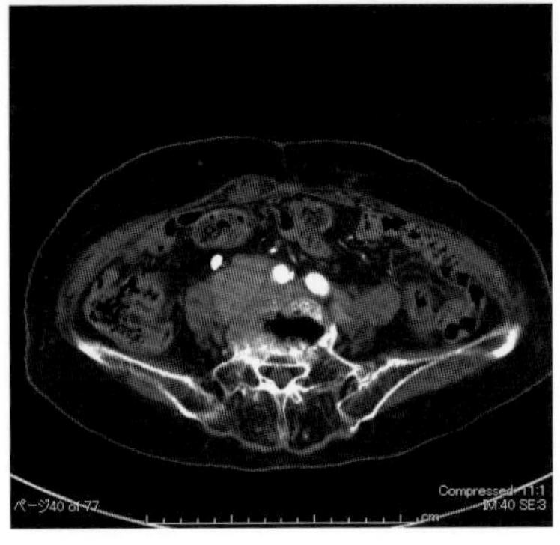
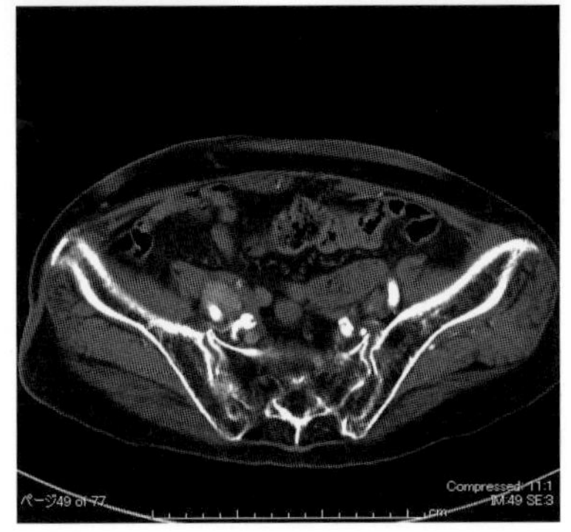

血液検査所見

RBC	3.85 $\times 10^6/\mu L$	Na	141 mEq/L	T.Chol	233 mg/dL
Hb	12.4 g/dL	K	4.1 mEq/L	TG	142 mg/dL
Ht	38.2 %	Cl	105 mEq/L	グルコース	110 mg/dL
MCV	99.0	Ca	8.6 mEq/L	HbA1c	6.6 %
MCH	32.2	補正Ca	9.0 mEq/L		
MCHC	32.5	無機P	3.8 mEq/L	抗核抗体	(−)
WBC	5.02 $\times 10^3/\mu L$	BUN	24 mg/dL		
Neut	36.7 %	Cr	0.77 mg/dL	CEA	1.5 ng/mL
Lymp	23.2 %	TP	6.2 g/dL	CA19-9	7.3 U/mL
Mono	4.2 %	Alb	3.6 g/dL	CA125	14.2 U/mL
Eosino	33.3 %	T.Bil	0.4 mg/dL		
Baso	0.6 %	LD	237 U/L	可溶性IL-2レセプター	2,240 U/mL
PLTs	221 $\times 10^3/\mu L$	AST	14 U/L		(正常 3-15)
		ALT	6 U/L		
CRP	0.16 mg/dL	γ-GTP	14 U/L		
赤沈(1hr)	26 mm	ALP(IFCC)	94 U/L		

血液検査では、3系統血球数に有意な異常を認めず、CRPもほぼ陰性でした。好酸球増多を認めました。生化学の酵素上昇は認めず、栄養状態も良好でした。しかし、血清可溶性IL-2レセプター値は2,240 U/mL と高値を示していました。

腹部超音波検査

大動脈周囲に腫大したリンパ節を少なくとも3個認めました。サイズは径10から65mmまで。小さいものは円形で大きいものは不整形で、内部エコーはほぼ均一、内部に大動脈が貫通していました。膀胱、子宮に異常は認めませんでした。

婦人科対診結果

診察では子宮に異常は認めませんでした。PET-CTがオーダーされました。

PET-CT検査

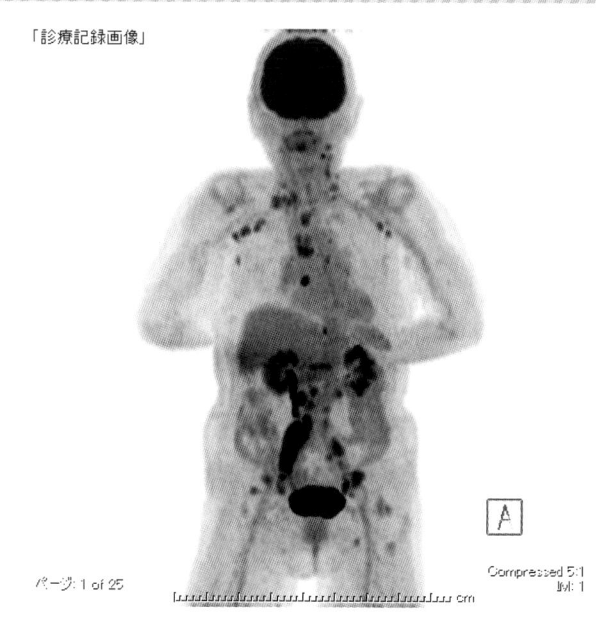

FDG異常集積

	SUVmax
左頸部・鎖骨上窩リンパ節	5.0
縦隔・腋窩・胸骨傍リンパ節	9.0
腹部大動脈・内外腸骨動脈領域リンパ節・鼠経リンパ節	10.0

PET-CT所見からはリンパ腫、リンパ増殖性疾患が疑われました。

以上から悪性リンパ腫を強く疑い、高齢医学科外来通院に常に患者に付き添ってきた長女に悪性疾患の可能性が強いことを話をしました。娘はたとえ悪性疾患であっても、今は元気ですし治療法があり少しでも長生きできれば幸せですという返事でした。2年前まで本人と夫2人で仲良く受診していましたが、夫が急性心筋梗塞による心不全で突然亡くなってしまった経緯もあり、娘としては母親には少しでも長生きしてもらいたいという思いが強かったのです。なお、腰痛は約3週間で軽快し元通りの歩行可能なADLに戻り、食欲も良好でした。そこで血液リウマチ膠原病科に対診しました。

対診結果は、高齢医学科がリンパ節生検をして組織が悪性リンパ腫なら化学療法の適否を考えますという返事でした。そこですぐ放射線科に対診し、骨盤腔の腫大リンパ節のCTガイド下生検を依頼しました。高齢医学科一泊入院で生検がなされました。

CTガイド下生検

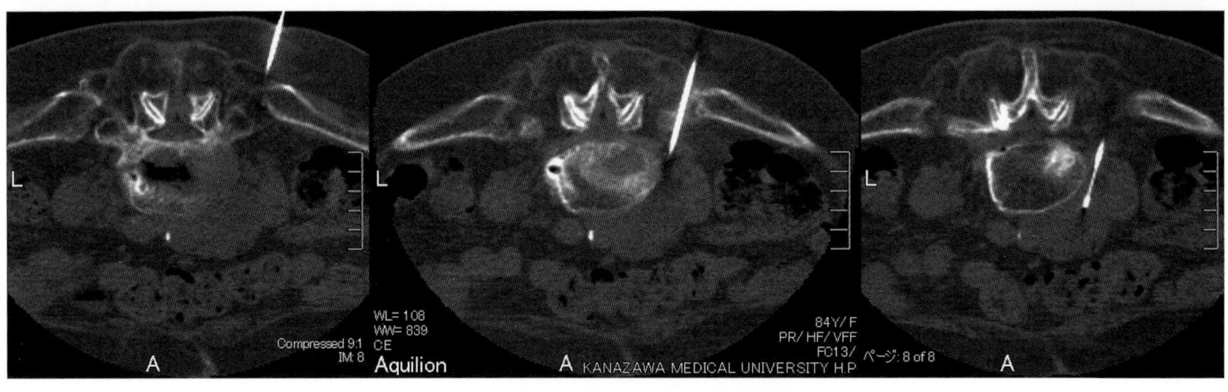

腹臥位にて穿刺

生検組織標本

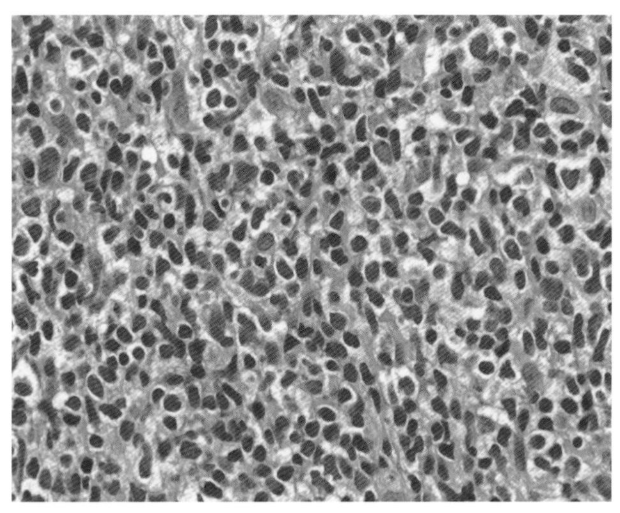

組織の構成細胞は異型リンパ球様の腫瘍細胞が主でした。しかし異型度は低く、複数のリンパ球表面マーカー抗原の免疫組織化学での標識率も20%と低く low grade B cell lymphoma、特に濾胞性リンパ腫が示唆されました。

血液内科は入院させ、腸骨骨髄穿刺検査を施行しました。高度の低形成骨髄でしたが明らかな芽球の増加は認めず、悪性リンパ腫の浸潤を疑う異型リンパ球も認めませんでした。

血液内科の診断

濾胞性リンパ腫：病期は横隔膜上下のリンパ節のみであるので ⅢA, 病理組織学的には grade1, FLIPI2に基づく予後予測では無治療のとき中間リスク（3年生存率約70%）でした。

治療方針（GELF高腫瘍量規準参照）として腹部大動脈周囲のリンパ節腫大の程度は大きいので、本来ならば高腫瘍量の化学療法の適応でしたが、直近の急速進行は認めず後期高齢者で認知症も有する要介護I患者であることを考慮してリツキシマブ単独導入となりました。好酸球増多の原因は腫瘍性でなく2次性のものであること、結核、各種真菌の感染の可能性は抗原・抗体検査から否定的であることが確認されました。ボノプラザンフマル酸塩はエソメプラゾールに変更され、好酸球増多は軽快傾向となりました。薬物に対する反応性のものでした。

悪性リンパ腫化学療法指針（日本血液学会　造血器腫瘍診療ガイドライン2018年版補訂版）

1．GELF（Groupe d' Etude des Lymphomes Folliculaires）高腫瘍量規準

以下のいずれかに該当する場合は高腫瘍量と判断する。

（1）節性病変，節外病変にかかわらず最大長径≧7㎝

（2）長径3㎝以上の腫大リンパ節領域が3つ以上

（3）全身症状（B症状）

（4）下縁が臍線より下の脾腫（CT上≧16㎝）

（5）胸水または腹水貯留（胸水・腹水中のリンパ腫細胞浸潤の有無にかかわらず）

（6）局所（硬膜，尿管，眼窩，胃腸などの）の圧迫症状

（7）白血化（リンパ腫細胞＞5,000/μL）

（8）骨髄機能障害（Hb＜10g/dL，好中球＜1,000/μL，血小板＜100,000/μL）

・LDH，β_2ミクログロブリン高値が加えられることもある。

出典：Brice P, et al. J Clin Oncol. 1997；15（3）：1110-7.

2．BNLI（British National Lymphoma Investigation）の治療開始規準

（1）B症状または高度の掻痒症

（2）急激な全身への病勢進行

（3）骨髄機能障害（Hb≦10g/dL，白血球＜3,000/μL，または血小板＜100,000/μL）

（4）生命を脅かす臓器浸潤

（5）腎浸潤

（6）骨病変

（7）肝浸潤

出典：Ardeshna KM, et al. Lancet. 2003；362（9383）：516-22.

血液内科入院中にリツキシマブ500㎎を点滴静注し、8週間ごとの維持療法を予定し、無症状のまま自宅退院しました。その後、定期的にCTによる腫瘍の大きさ、形態のフォローアップ検査と採血による副作用チェックを続けています。

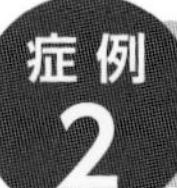

症例2 低ナトリウム血症による症状で初発し急速に悪化した症例

症例（78歳，男性）

- 主　訴：食欲不振，ふらつき
- 既往歴：なし
- 服薬歴：なし
- 現病歴：

2週間前から食欲が低下し、8月9日の午後に両手のしびれ、ふらつきを自覚しました。37.0℃の微熱もあったため、近医を受診しました。熱中症ではないかと言われ、特に処方もなく経過観察となりました。しかしその後も症状改善せず他院を受診しメコバラミンを処方されました。食事摂取量は約1/3くらいに減少したため8月17日に当科を受診しました。

- 身体所見：

意　識：清明	頸　部：頚静脈怒張なし
血　圧：110/60mmHg (Rt spine)	心　音：清、雑音なし
脈　拍：78/分、整	呼吸音：ラ音、聴取せず
体　温：35.6℃	腹　部：平坦、軟、圧痛なし、肝腫大なし
眼瞼結膜：黄染なし、貧血なし	下　肢：浮腫認めず

以上のようにバイタルも身体所見も特に異常はありませんでした。

血液検査所見

[検尿]	[血算]		[生化学]			
色調：麦わら色	RBC	4.40 $\times 10^6/\mu$L	Na	113 mEq/L	ALP	303 U/L
混濁：軽濁	Hb	13.6 g/dL	K	4.2 mEq/L	Chol-E	326 U/L
pH：7.0	Ht	38.7 %	Cl	83 mEq/L	CK	161 U/L
比重：1.014	WBC	7.83 $\times 10^3/\mu$L	Ca	8.7 mg/dL	Amyl	116 U/L
Prot：±	Neut	52.2 %	BUN	7 mg/dL	T.Chol	176 mg/dL
Prot：15mg/dL	Lymp	28.1 %	Cr	0.90 mg/dL	TG	253 mg/dL
Glu：(−)	Mono	12.3 %	TP	6.9 g/dL	Glu	98 mg/dL
Blood：(−)	Baso	:0.4 %	ALB	3.4 g/dL		
Ketone：(−)	LUC	3.0 %	T.Bil	0.6 mg/dL		
Bil：(−)	PLTs	274 $\times 10^3/\mu$L	LD	235 U/L		
Uro：正常			AST	26 U/L		
WBC (−)	[炎症]		ALT	16 U/L		
Bact：(−)	CRP	0.57 mg/dL	γ-GTP	18 U/L		

Na 113、Cl 83と著しく低下していました。LD 235とごく軽度上昇していました。貧血や脱水を示唆する所見はなく、CRP 0.57とごく軽度の炎症がありました。

胸腹部X線

〈胸部〉 〈腹部〉

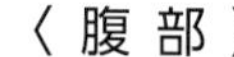

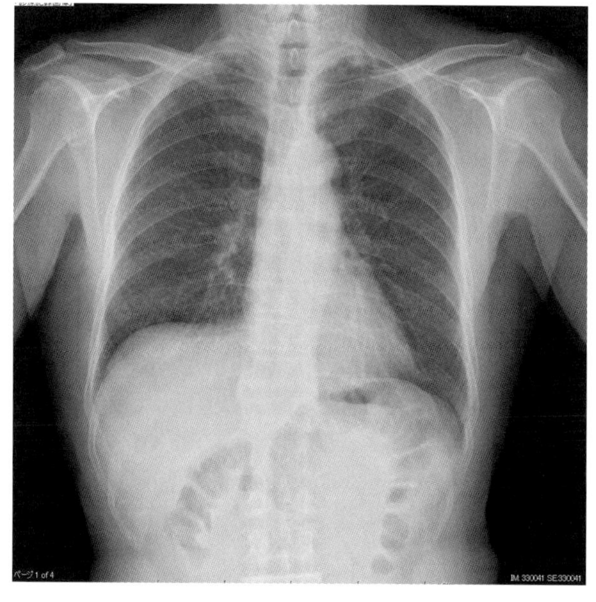

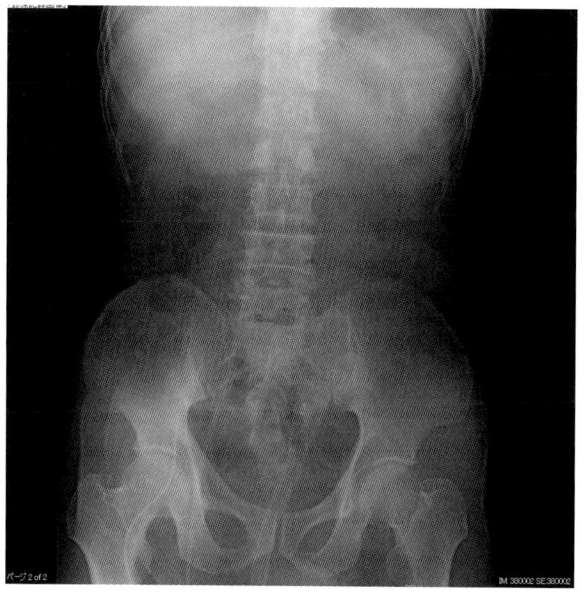

立位胸腹部X線では、うっ血は認めず、腸管ガスは多く認められましたが、ニボーは認めず腸閉塞は否定的でした。

低Na血症の鑑別診断（1）

・水過剰：うっ血所見はないため、うっ血性心不全、肝不全は否定的です。
・Na摂取量減少：食事摂取量減少はありますが、著しくはなかったです。
・Na喪失過剰：副腎機能不全、ADH不適切分泌症候群（SIADH）を検索する必要がありました。

低Na血症の鑑別診断（2）

・畜尿検査：

尿中Na濃度 92mEq/L
尿中Na/Cr比 224mEq/gCr
→SIADHの可能性

血清コルチゾール：3.7 μg/dL（基準値3.8～18.4）
血清アルドステロン：15.7pg/mL（基準値29.9～159）
→SIADHは否定的
→副腎 or 下垂体機能低下の可能性

ACTH：496pg/mL（基準値7.2～63.3）
→原発性副腎不全

腹部CT所見

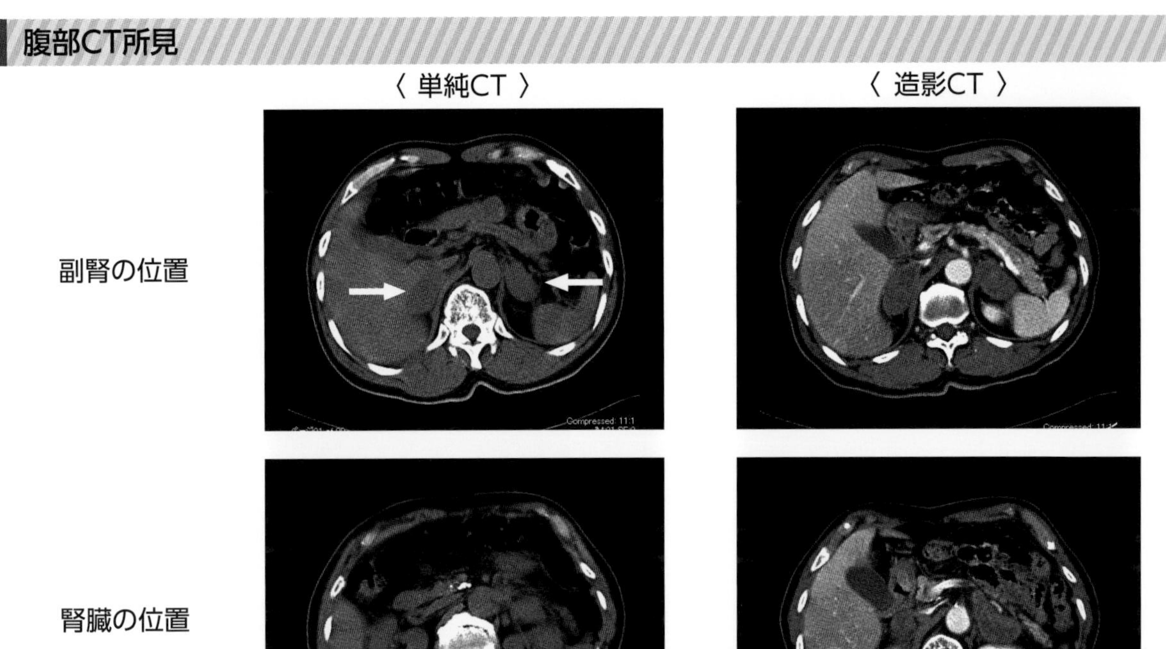

両側副腎が径約5cmまでび漫性に腫大し(⇨⇦)、造影では早期より淡く不均一な造影効果を認めました。また、内部の造影効果が乏しいため、転移性腫瘍や副腎癌が疑われました。

低Na血症の治療を開始しました。補液による電解質補正(生食+塩化Na4g)を行いましたが、血清Naの回復が不十分で症状が持続していたため副腎皮質ホルモンの補充を11日目より開始しました。Naの上昇を認め、ほぼ正常値まで回復し、症状も軽快しました。

入院経過①

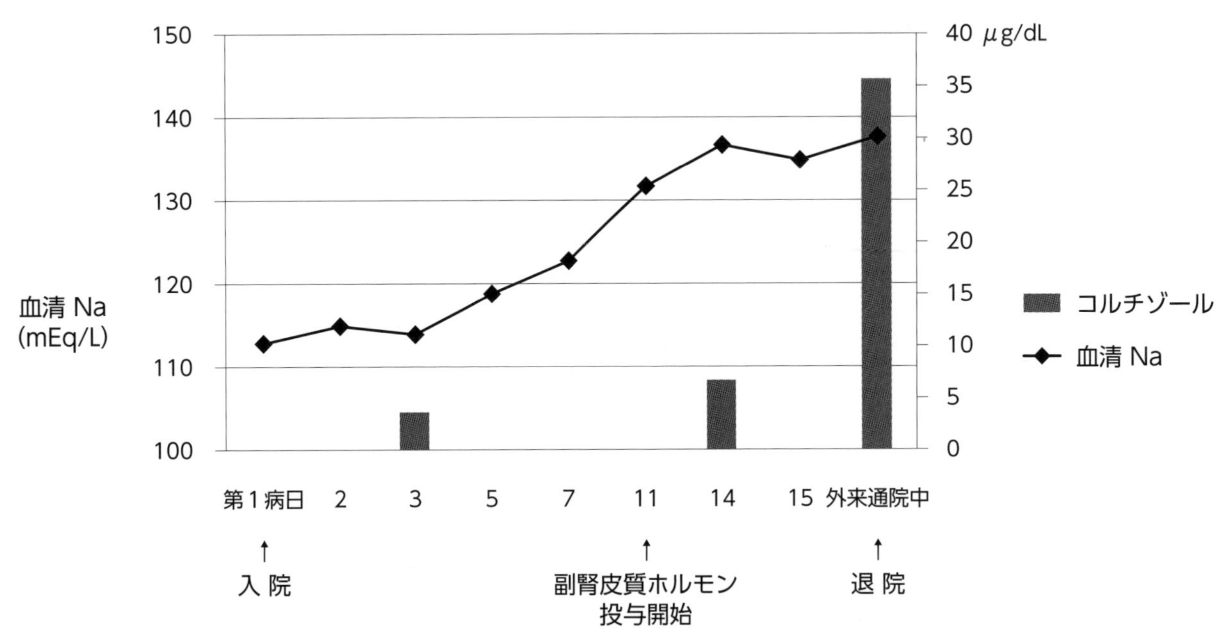

Ga-シンチ① (8/28)

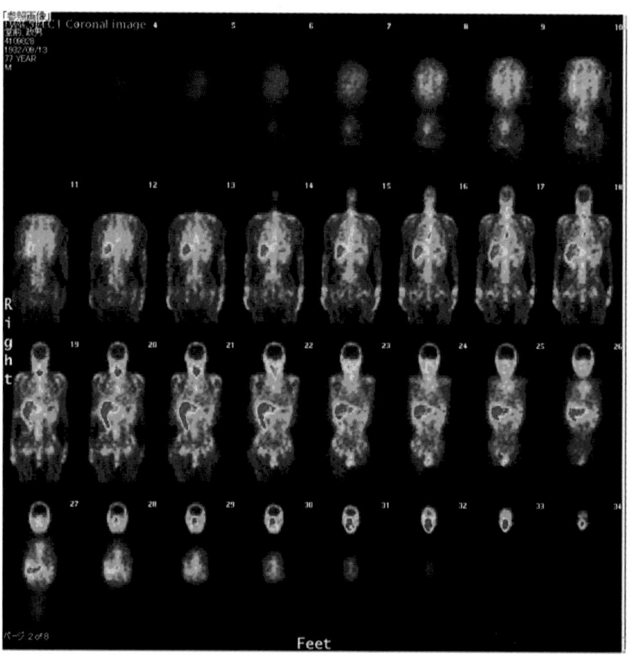

Ga-シンチ② (8/28)

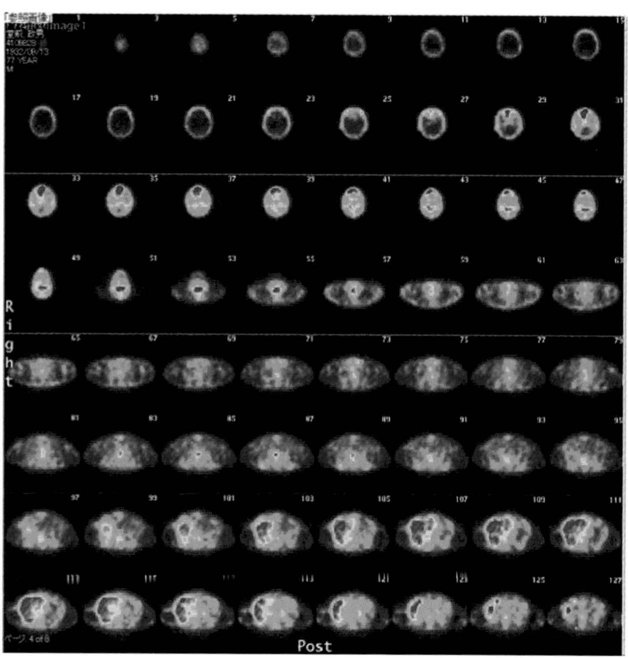

Gaシンチを施行したところ、食道下部あたりに集積を認めました（水平断）。食道下部付近に集積を認めますが副腎部には著明な集積を認めませんでした。

原発巣が確定しない状態であったため、副腎MRIや副腎生検を考慮しました。しかし副腎皮質ホルモン補充療法で症状が改善したため、患者はこれ以上の入院精査を頑なに拒否しました。8月31日に退院となり、外来通院することとになりました。外来で上部消化管内視鏡検査が予定されました。

上部消化管内視鏡（1回目：9/6）

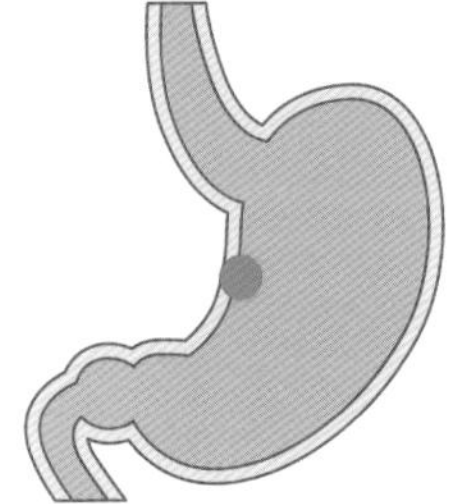

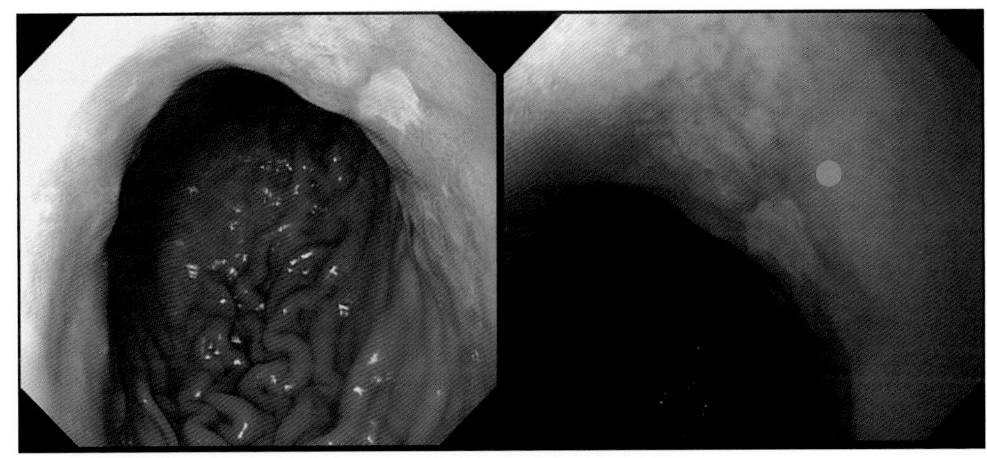

体中部小弯に不定形の浅い陥凹病変を認め、早期胃癌IICと内視鏡診断されました。迅速ウレアーゼ試験陽性でした。生検で腺癌Group5 と病理診断されました。

上部消化管内視鏡（2回目：10/19）

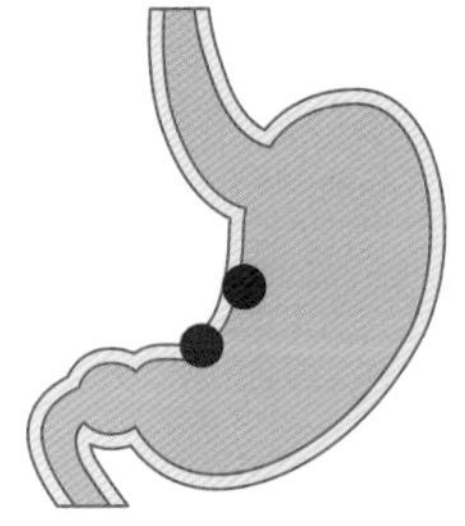

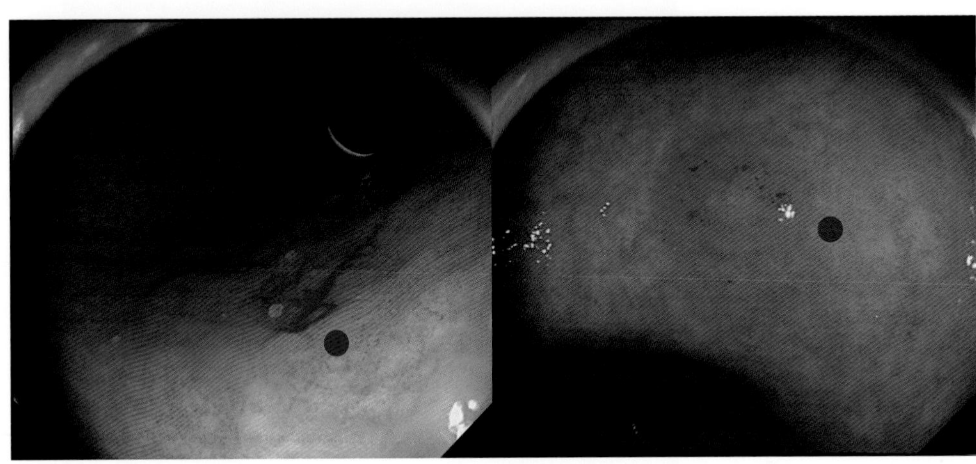

体中部小弯の前回病変●に加え、幽門前庭部小弯にびらん性病変●、および胃角部小弯に低い隆起性病変●を認めました。

生検と特殊染色を行ったところ、体中部小弯の早期胃癌はEBV-ISH陽性で粘膜内浸潤性のEBV関連胃癌、胃角部小弯の隆起性病変は核異型の目立つ大細胞でCD20陽性，CD45陽性，CD3陰性であったためびまん性大細胞型B細胞性リンパ腫と診断されました。副腎浸潤病変が悪性リンパ腫であれば、びまん性大細胞型B細胞性リンパ腫としての病期は4期ということになります。

二ヶ月後の緊急受診

その後食欲が低下していき、臥床傾向になり、11月15日食事摂取がまったく不可能となり全身倦怠感を訴えて救急受診しました。発熱（38.8℃）があり、全身に紅斑を認めました。緊急に再入院となりました。敗血症を思わせる重篤感がありました。

[血算]

RBC	4.28	$\times 10^6/\mu L$
Hb	13.1	g/dL
Ht	38.1	%
WBC	8.74	$\times 10^3/\mu L$
Neut	60.5	%
Lymp	22.0	%
Mono	10.5	%
Baso	0.6	%
LUC	4.0	%
PLTs	313	$\times 10^3/\mu L$

[炎症]

CRP	21.99	mg/dL

[生化学]

Na	127	mEq/L
K	4.6	mEq/L
Cl	91	mEq/L
Ca	9.3	mg/dL
BUN	29	mg/dL
Cr	2.17	mg/dL
TP	7.4	g/dL
ALB	2.9	g/dL
T.Bil	0.9	mg/dL
LD	384	U/L
AST	52	U/L
ALT	44	U/L
γ-GTP	200	U/L
ALP	1,629	U/L
CK	172	U/L
T.Chol	141	mg/dL
TG	154	mg/dL
Glu	98	mg/dL
コルチゾール	2.7	μg/dL
アルドステロン	44.2	pg/mL

Na 127、コルチゾール 2.7と低下し、副腎不全の再発が示唆されました。さらに、CRP 21.99と強い炎症があり、Cr 2.17と腎機能障害も合併していました。

再入院時CT

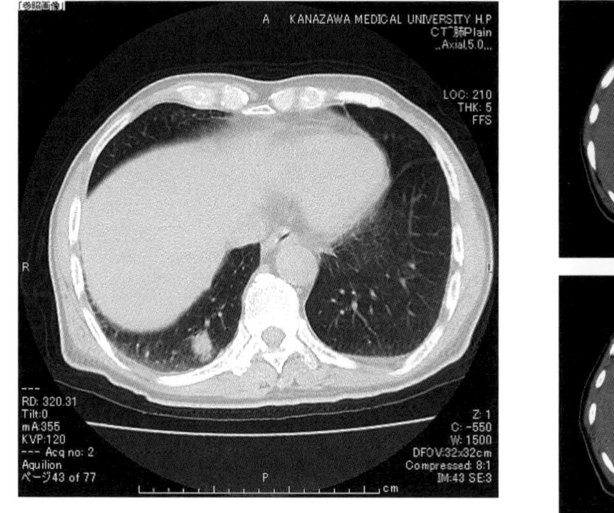

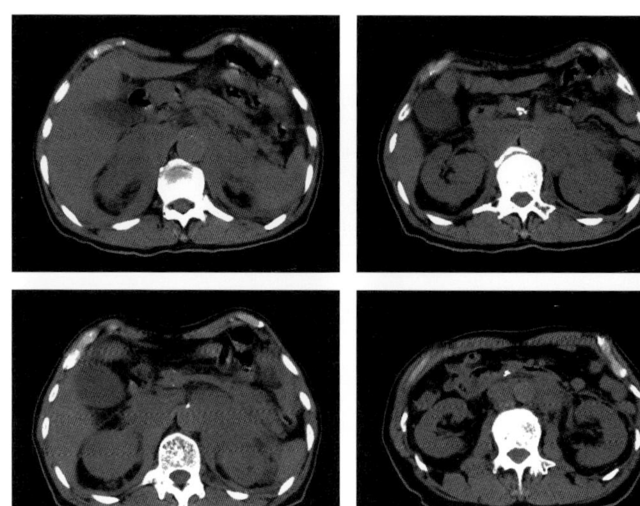

CTでは両側副腎の腫瘍径は最大8cmまで著明に腫大していました。右肺下葉背側に14mmサイズの結節を認め、左腎上極、傍大動脈周囲、右腎上極、下大静脈に浸潤を認めました。胃・膵・脾臓の背側や肝右葉辺縁にも浸潤がありました。CTより横隔膜の上下両方にわたる病変であり、1つ以上の非リンパ節臓器のびまん性浸潤があることから悪性リンパ腫の病期分類ではⅣ期と診断しました。

入院経過②

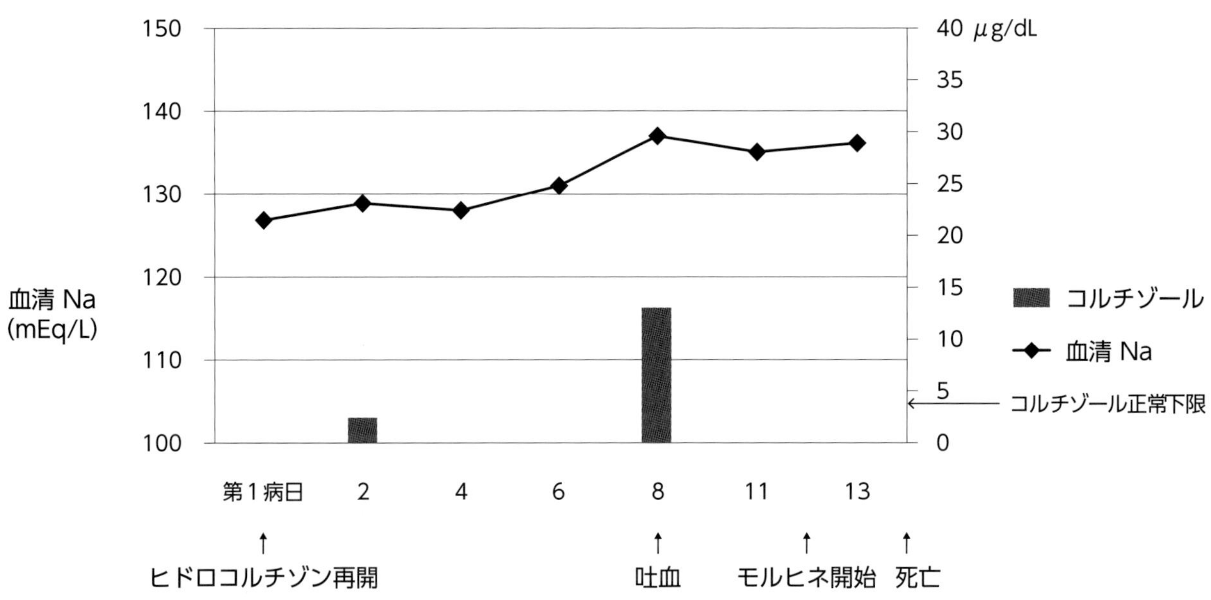

再入院後の経過です。副腎皮質ホルモン補充療法とドパミンによる昇圧で一旦は全身状態が回復しました。しかし吐血しました。内視鏡で止血を行いましたが、その後もショックが持続しました。左側腹部を中心に間欠的で締め付けられるような痛みが出現し、腫瘍浸潤が原因と考えられました。疼痛コントロールのため、モルヒネ、ソセゴン、プレペノンと順に投与していきました。意識障害が進行し、痙攣も生じ、呼吸数減少、喀痰貯留による呼吸不全が進行し第17病日に永眠されました。

剖検の結果、びまん性大細胞型B細胞性リンパ腫の広範囲浸潤が判明しました。

後腹膜リンパ節

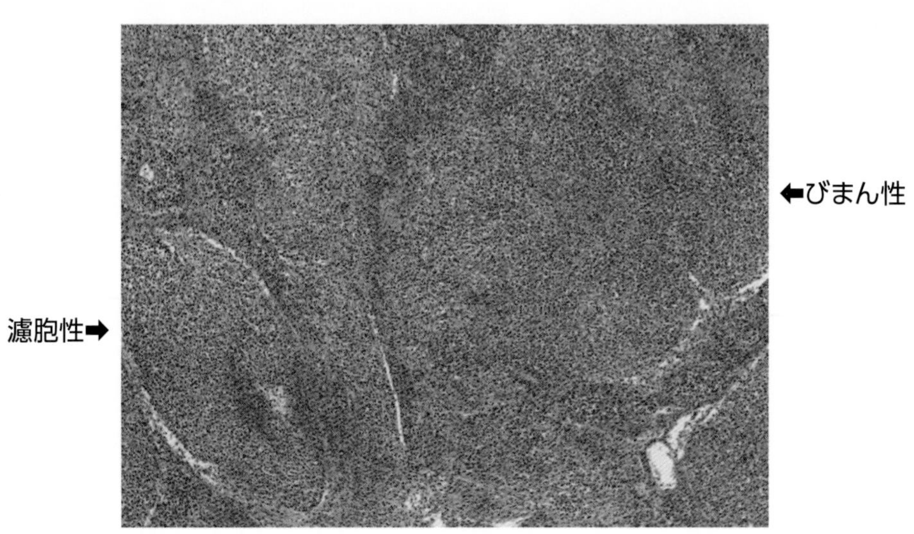

剖検組織の検索では、広範囲に浸潤した悪性リンパ腫はびまん性リンパ腫であり、その中で後腹膜リンパ節にのみ濾胞性リンパ腫像が発見されました。従って後腹膜リンパ節を原発とする濾胞性リンパ腫がびまん性に転化し浸潤していったものと考えられました。

剖検組織

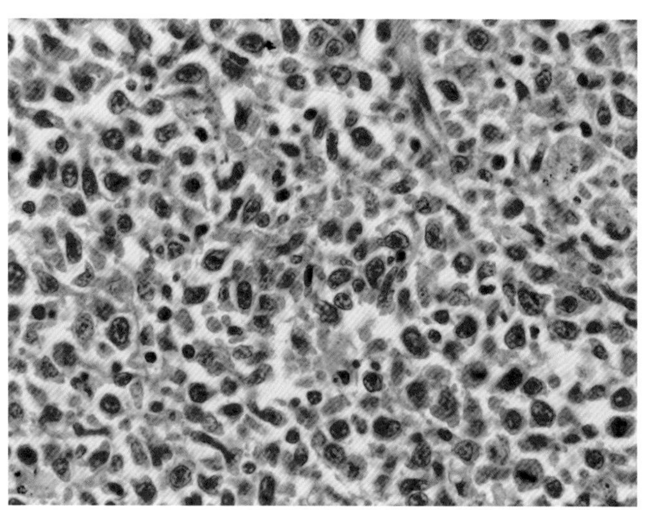

びまん性に浸潤を認めた部分の腫瘍細胞は核分裂像が目立ち、核の大小不同も顕著です。核小体も大きい細胞が目立ちました。

まとめ

悪性リンパ腫は病理組織学的検査により確定診断されるため、表在リンパ節腫大を認めなければ早期の確定診断が困難です。今回の症例は副腎への転移・浸潤で副腎不全が初発症状となりました。副腎不全はホルモン補充で一旦軽快しましたが、その後は検査・治療に対する患者の協力が得られないまま、急速に腹部に浸潤していき、再度副腎不全、サイトカインストーム、腎不全、消化管出血を経て死亡しました。

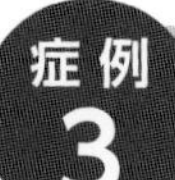

高齢女性に出現した浮腫、筋肉・関節痛

症例（81歳，女性）

- 主　訴：両上下肢の浮腫，両下肢痛，歩行機能低下
- 既往歴：糖尿病，高脂血症，高血圧
- 服薬歴：

  グリメピリド 1mg 朝，リナグリプチン 5mg 朝，メトホルミン 250mg 6錠分3 各食後，ボグリボース 0.3mg 3錠分3 各食前，プラバスタチン 10mg 朝，ロサルタン 50mg 朝，アムロジピン 2.5mg 朝，スボレキサント 15mg 眠前
- 現病歴：

  近医に通院していましたが、5月に急に両下肢のかなりのむくみが出現しましたが、数日で軽快しました。7月23日に首のあたりのこわばりを自覚し、やがて両上肢が挙上できなくなりました。近くの整形外科を受診し五十肩と言われリハビリを受けましたが改善しませんでした。やがて両上肢のむくみが生じこれがかなり増悪してきました。同時に7月末から両下肢痛が出現し歩行しづらくなってきたため8月23日近医を予約外受診しました。

  発熱：なし，食欲：異常なし，消化器症状・呼吸器症状：なし，

  精神的状況に変化なくうつを疑う所見：なし，頭痛：なし，視力低下：訴えず
- 身体所見：

  血　圧：132/60mmHg

  脈　拍：60/分、整

  SpO_2：97%

  眼瞼結膜：貧血なし

  眼球結膜：黄疸なし

  皮　膚：異常なし

  頚部リンパ節腫脹認めず、ウィルヒョウ（−）

  呼吸音：清、心拍：整、心雑音聴取せず

  腹　部：平坦、グル音正常、軟、圧痛なし

  肝・脾：触知せず、腫瘤触知せず

  上　肢：両側手背圧痕性浮腫、両肩関節−上腕部の圧痛・運動時痛、両上肢挙上困難

  下　肢：両側膝から遠位に著しい圧痕性浮腫

  認知機能：以前からの通院時と変化なく、低下は認めず
- 迅速血液検査：

  WBC 16,300 ×$10^3/\mu$L　CRP 23.0mg/dL

血液検査で高度炎症を認め、リウマチ性多発筋痛症（Polymyalgia rheumatica：PMR）を疑ってすぐ当院血液免疫内科に紹介しました。

尿検査所見

色調	麦わら色	糖	0	沈査	
混濁	清	潜血	−	赤血球	12.0/μL
pH	5.5			白血球	167.0/μL
比重	1.025	白血球反応	3+	細菌	−
蛋白	±	細菌反応	−		

血液検査所見

RBC	3.95 ×10^6/μL	Na	130 mEq/L	PT(INR)	1.22
Hb	12.0 g/dL	K	4.3 mEq/L	PT	69.6 %
Ht	36.7 %	Cl	93 mEq/L	APTT	33.1 秒
MCV	92.9	Ca	9.2	Fib	785 mg/dL
MCH	30.5	無機 P	4.2	D-dimer	3.7 μg/mL
MCHC	32.8	BUN	17 mg/dL		
WBC	14.88 ×10^3/μL	Cr	0.51 mg/dL	抗核抗体	(+)
Neut	86.4 %	TP	6.7 g/dL	Homogenous	40 倍
Lymp	6.7 %	Alb	3.4 g/dL	補体価	>60 U/mL
Mono	4.5	T.Bil	0.3 mg/dL		
Eosino	1.0	LD	191 U/L	RF	<15 IU/mL
Baso	0.4	AST	17 U/L	抗CCP抗体	<0.6 U/mL
PLTs	665 ×10^3/μL	ALT	22 U/L		
		γ-GTP	36 U/L	可溶性IL-2レセプター	1,100 U/mL
CRP	20.87 mg/dL	ALP(IFCC)	111 U/L		
IL-6	104.7 pg/mL	T.Chol	178 mg/dL	Free T3	2.2 pg/mL
	(正常 <7)	TG	121 mg/dL	Free T4	1.41 ng/dL
		グルコース	206 mg/dL	TSH	2.110 mIU/L
		HbA1c	8.3 %		

尿路感染は存在しました。

血液検査では、CRPに加えIL-6も上昇していました。RFは陰性、抗CCP抗体は陰性で慢性関節リウマチは否定的でした。軽度貧血、糖尿病の悪化、血小板増多、凝固能亢進は炎症持続による2次的影響と考えられました。低ナトリウム血症も認めました。

頚部ー骨盤CT検査

リンパ節腫大は認めず、炎症のフォーカスとなる病変や腫瘍は認めませんでした。

血液免疫内科は即日入院させました。

診断：リウマチ性多発筋痛症が最も疑わしいと診断されました。

治療：病院側の新型コロナウイルス感染予防のため抗原、PCR検査結果が陰性であることを確認し、さらに念のため7日間は個室隔離にしました。プレドニゾロンによる治療が標準でしたが、とりあえず個室隔離期間は非ステロイド抗炎症剤（アセトアミノフェン1,600mg/日）の投与とされました。しかし上肢痛を抑えるには不十分であったためロキソプロフェンを屯用で使用しました。尿路感染もあったため抗生剤も併用しました。

ステロイド治療を開始するため、糖尿病のコントロールに気をつける必要がありました。内分泌代謝内科に対診し、グリメピリドは中止し血糖値4検/日でインスリンスライディングスケール投与によるコントロールとなりました。さらに一般的に合併可能性がある側頭動脈炎の有無を検索するため、側頭動脈エコー検査と眼科対診をしました。合併は否定されましたのでステロイドは高容量を投与する必要はありませんでした。なお低Na血症については畜尿による検査でSIADHは否定されたので、塩分負荷で改善させました。

8月30日からプレドニゾロン15mg/日投与を開始し始めました。

治療経過

	8/23	8/25	8/29	8/31	9/5	9/8	9/20
RBC	3.95	3.96	4.02	3.86	3.95	4.11	4.32
Hb	12.0	11.6	11.9	11.3	11.9	12.2	13.1
WBC	14.88	11.00	16.21	9.33	10.87	9.63	10.31
Plate	665	607	636	680	676	662	289
CRP	20.87	10.47	8.43	4.30	2.37	0.26	<0.02

アセトアミノフェン 1,600mg/日
レボフロキサシン500mg/日
エメプラゾール20mg/日
プレドニゾロン 15mg/日
エメプラゾール20mg/日

CRPはNSAID続いてステロイド投与により速やかに低下していき、浮腫、筋肉・関節痛も軽快し、歩行も元通りの状態に回復しました。9月20日退院となり血液免疫内科外来通院フォローとなりました。症状が緩解していること、CRPが再上昇していないことを確認しながら、プレドニゾロンの投与量を1ヶ月ごとに12.5mg、10mg、9mgと漸減させていきました。

リウマチ性多発筋痛症の特徴

高齢者。女性に多い。

症　状：肩痛の訴えが多い。
頚部、臀部、大腿の疼痛、朝のこわばり感、筋力低下によるADL低下。
上肢挙上できない、寝返りできない、起き上がれないと訴える。左右対称の症状。
発症は比較的急速で、数日から2週間のうちに症状が完成する。
発熱、食欲不振、体重減少、倦怠感、うつ症状を伴うこともある。
近医筋の筋力低下はあるが、筋酵素上昇、筋委縮など筋炎の兆候はない。
側頭動脈炎合併に注意すべきだが、頻度は少ない。

血液検査：CRP上昇、赤沈亢進。

リウマチ因子：陰性

レントゲン検査：この疾患による骨、関節の異常は認めない

治　療：プレドニゾロン10-20mg/日が著効

8章 認知症

症例1 53歳から記憶力低下を自覚した症例

症例（55歳，女性）

- 主　訴：記憶障害
- 既往歴：39歳：甲状腺癌術後
- 服薬歴：レボチロキシンナトリウム 50μg 朝
- 現病歴：

1年5ヶ月前から何となく記憶障害を自覚していました。3ヶ月前から簡単な単語が理解でき思い描いているにも関わらず口に言葉として出てこないようになり、脳神経内科を受診しました。昔の記憶や最近の電話での受診予約の件は覚えていました。日常の家庭生活・家事はこなしていましたが、たまに火を消し忘れることがあり頻度が増加してきました。なお、丁度この時期に閉経となりました。家族の看病や金銭的なことで悲観的に考えがちになりうつ傾向があると言いました。易怒性や妄想は認めませんでした。後に夫が高齢医学科外来で打ち明けたことですが、このころ「私が動けなくなったら死ぬまで世話をしてほしい」という病気の予後に対する予感を感じていたようです。

- 身体所見：

意　識：清明
歩　行：正常
言　語：正常
精神状態：うつ傾向
血　圧：130/70mmHg
脈　拍：72/分、整
呼　吸：18/分
呼吸音：ラ音なし
心雑音：聴取せず
腹　部：異常なし
下　肢：浮腫なし

- 神経学的所見：

顔　面：対称、触覚異常なし
瞳　孔：正円同大
対光反射：迅速
眼球運動：異常なし
舌運動、口蓋挙上：異常なし
四　肢：不随意運動なし
四肢バレー徴候：陰性
四肢MMT：異常なし
上下肢：深部
腱反射：異常なし
バビンスキー反射：認めず
四　肢：触覚異常なし
tandem gait：問題なし

長谷川式簡易式知能評価スケール：HDSR（30点満点）

			【点　数】	
1.	お歳はおいくつですか	［年齢］	1	
2.	今日は何年何月何日何曜日ですか	［時間見当識］	4	
3.	ここはどこですか	［場所見当識］	2	
4.	これから言う3つの言葉を覚えてください	［即時記憶］	3	
5.	100から7を順番に引いてください	［計算］	1	−1
6.	これから言う数字を逆から言ってください	［逆唱］	1	−1
7.	先ほど覚えてもらった3つの言葉を言ってください	［遅延再生］	2	−4
8.	5つの物を見せます その後隠しますので何があったか言ってください	［視覚記憶］	5	
9.	知っている野菜の名前をできるだけ言ってください	［語想起、流暢性］	5	

合計：24点

血液検査所見

RBC	3.90 $\times 10^6/\mu L$	Cl	103 mEq/L	γ-GTP	6 U/L
Hb	12.2 g/dL	BUN	17 mg/dL	ALP	109 U/L
Ht	36.7 %	Cr	0.59 mg/dL	CK	77 U/L
WBC	4.01 $\times 10^3/\mu L$	TP	6.4 g/dL	グルコース	99 mg/dL
Neut	57.1 %	ALB	3.8 g/dL		
PLTs	205 $\times 10^3/\mu L$	T.Bil	0.7 mg/dL	Free T3	1.05 ng/mL
		LD	175 U/L	Free T4	1.64 ng/dL
Na	139 mEq/L	AST	17 U/L	TSH	0.199 μIU/mL
K	3.9 mEq/L	ALT	10 U/L		

一般血液検査、甲状腺機能に異常は認めませんでした。

脳CT所見（初診時）

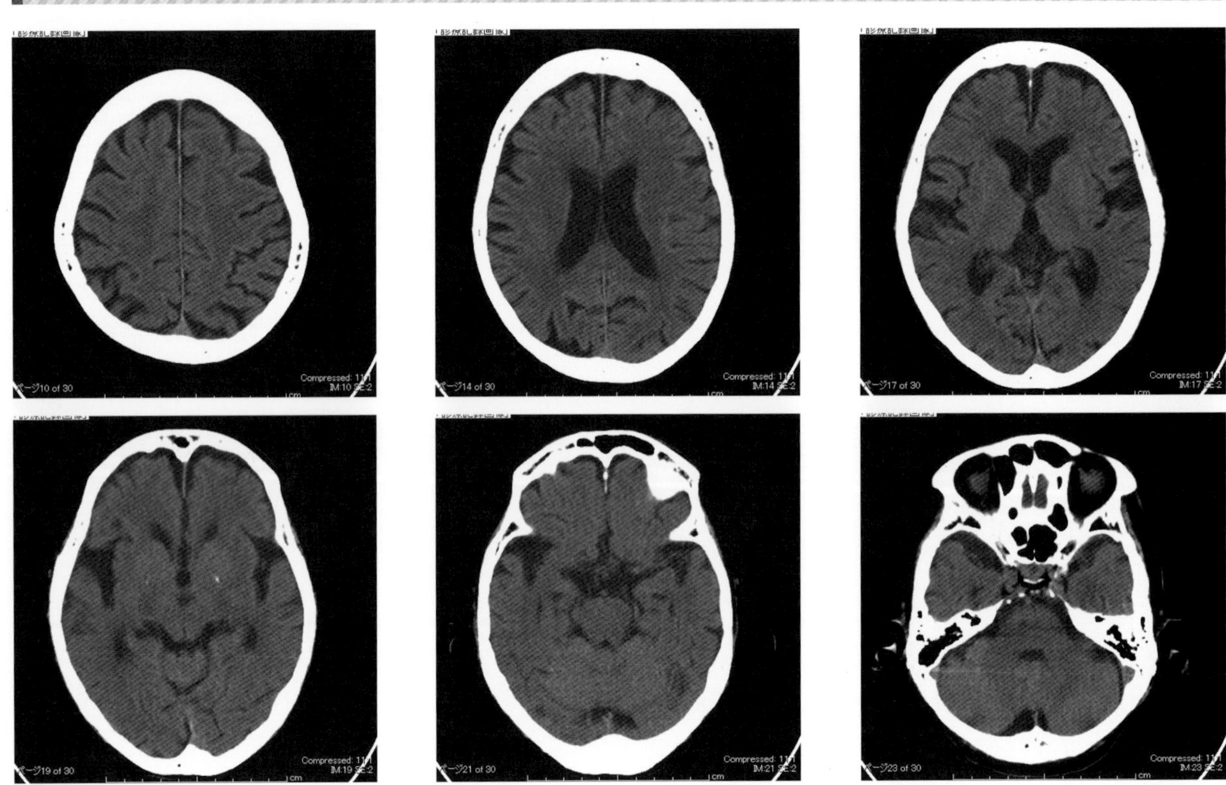

粗大な占拠性病変はなく、虚血性変化もなく、海馬を含めて脳の萎縮はほとんど認めませんでした。

8. 認知症

◉診断：アルツハイマー型認知症（若年性）、抑うつ傾向
◉治療：アルプラゾラム 0.3mg3錠分3投与により、不安感、うつ傾向は軽快しました。引き続いて精神神経科に対診され精神神経科外来でフォローアップされることになりました。塩酸ドネペジル3mgが開始され、5mgに増量維持されました。

1～2ヶ月ごとに定期通院していました。徐々に表面的な対応、返答のみとなり、自覚症状の訴えはなくなりました。内服のコンプライアンスが悪いようで、なくしたと言って余分の処方を要求したりしていました。

1年半後には質問に対し必要な答えとなる言葉がなかなか出てこない喚語障害や、同じ言葉に固執して発語を繰り返したり、一つの動作から次に切り替えることができずに繰り返したりする保続が見られるようになりました。このときHDSRは11点～14点に低下していました。徘徊も始まりました。

2年後には転倒を繰り返すようになり、尿便の失禁も増加してきました。要介護3となりデイケアに通所していました。HDSRは8点でした。

2年半後にストーブ上で沸かしていたやかんの湯を浴びて体表面積（TBSA）30%の熱傷を引き起こし形成外科に入院し治療しました。

3年後には立位が不能となり臥位状態が多くなりました。夫は熱心に在宅介護を続けていました。全介助状態でむせもありました。HDSRは6点でした。

3年半後にはほとんどしゃべらなくなり寝たきりで要介護５となり、訪問看護と週３回デイサービスを受けていました。

5年後、両上肢の拘縮がかなり進行してきました。夫の呼びかけに対して答えることはありました。歌のビデオをかけると歌うこともありました。

6年後、夜間の無呼吸と嚥下困難、むせを起こすことが多くなり、精神科が高齢医学科に対診し、そのまま高齢医学科外来フォローを依頼されました。無呼吸は夜間の気道閉塞性無呼吸でした。睡眠時の肩枕による気道解放指示とアマンタジンの処方を行い軽快しました。

脳CT所見（6年後）

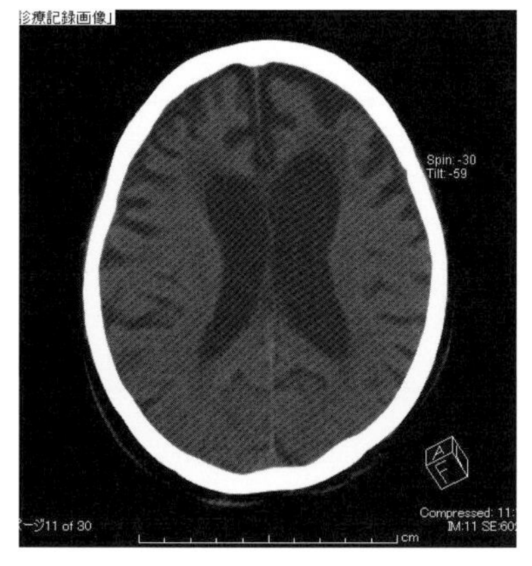

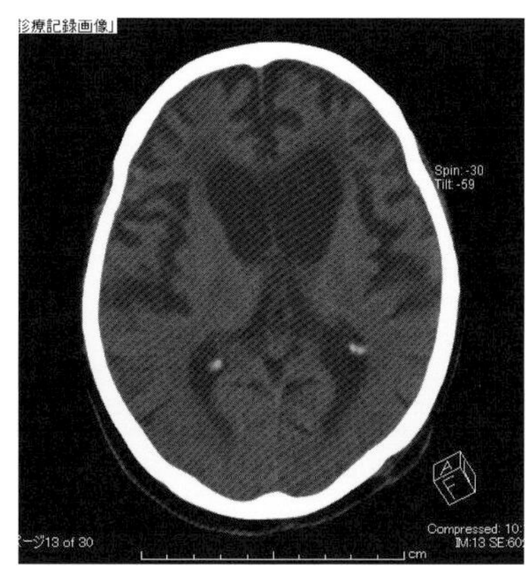

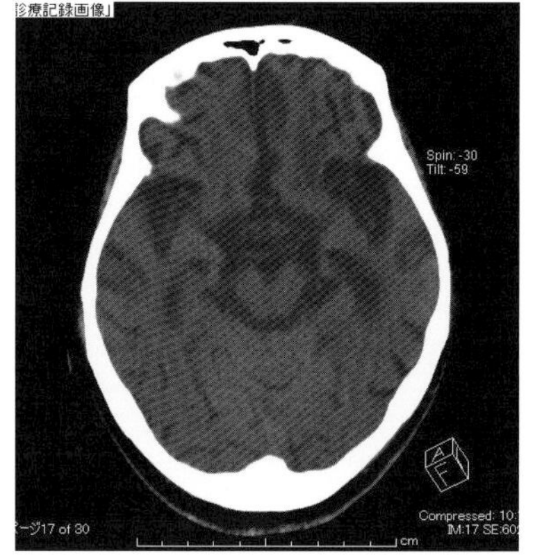

両側側脳室は拡大し、海馬を含め全般的脳萎縮もかなり進んでいました。

夫は献身的に介護を続けていました。呼吸をするたびに力んで「うっ」とうなることが多くなりました。何かを訴えようとするのか、あるいは反射的な運動であるのか不明でした。しかし何日か持続した後、自然に軽快しました。嚥下困難には波があり、まったく起こさないこともありました。トロミ食を与えていました。便秘が持続し悩んだ時もありました。リクライニング車椅子を倒した状態にして乗せて外来受診していました。本人は拘縮状態で閉眼し、反応がほとんどありませんでした。聴診のとき大きな呼吸をするよう指示すると７年後までは反応していました。夫は胃瘻増設について真剣に悩んで相談されました。

脳CT所見（9年後）

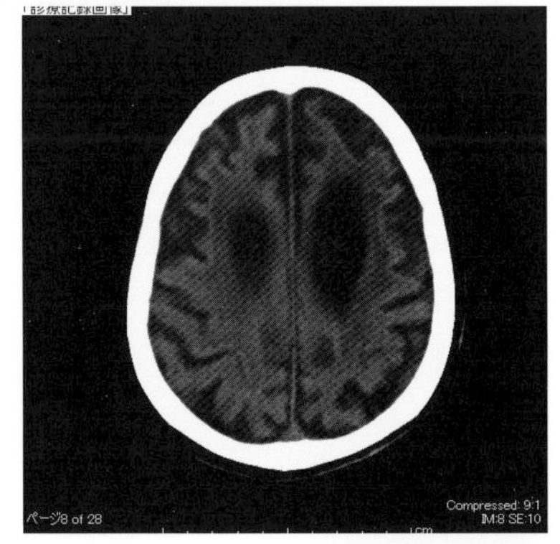

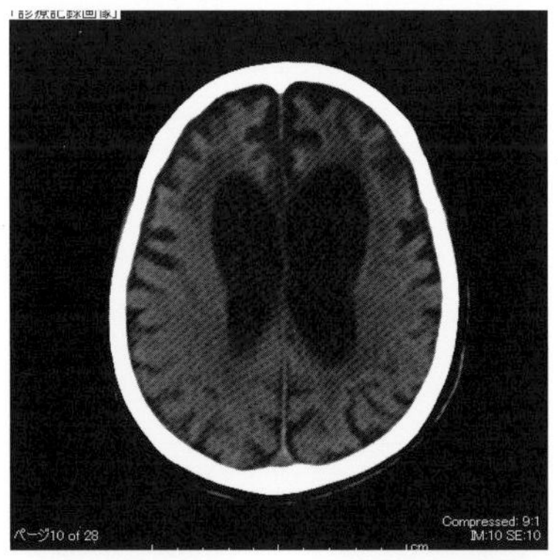

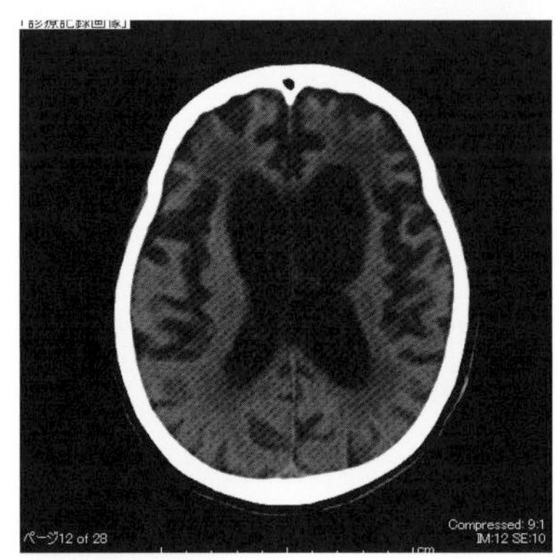

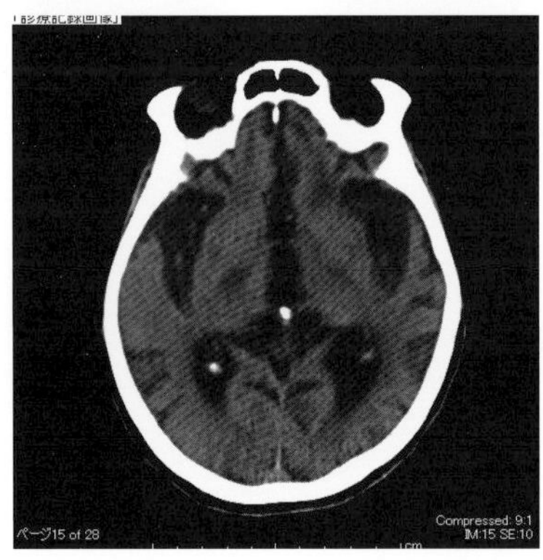

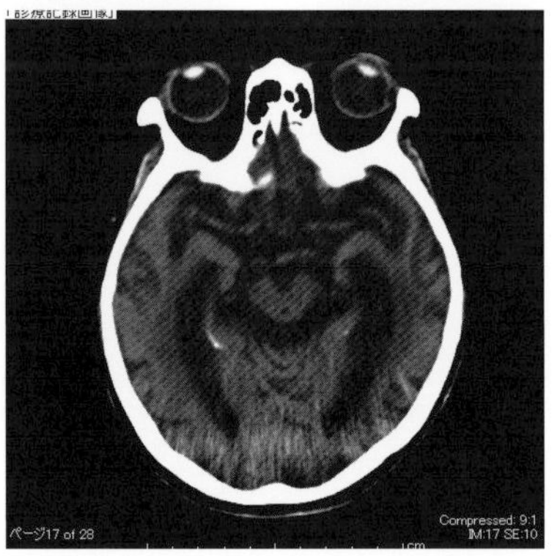

9年後とうとう発熱し、救急外来に運ばれました。誤嚥性肺炎（ピークCRP 18mg/dL）を起こしていました。高齢医学科に入院治療し、軽快後は経鼻胃管栄養にして慢性療養型病院に転院しました。

脳萎縮がきわめて高度になっていました。

まとめ

53歳で発症し認知機能とADLが低下していき、３年で寝たきりとなり全脳機能が失われていった若年性アルツハイマー型認知症。

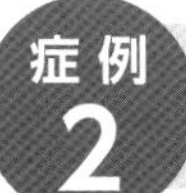

症例2 認知症の経過中に合併した呼吸困難

症例（79歳，男性）

- 主　訴：もの忘れ
- 既往歴：78歳：慢性硬膜下血種（左下肢不全麻痺）術後
- 服薬歴：高血圧，高脂血症，心室性期外収縮（近医通院中）
- 現病歴：

1ヶ月前から、「今まで通っていた道がわからなくなった。通りの建物の場所を忘れている。物の置いた場所を忘れる。しようと思ったことを忘れる。車の運転がおっくうになった。」という症状で高齢医学科外来を妻同伴で受診しました。

- 身体所見：

意　識：清明　　心拍数：70/分、整
歩　行：正常　　血　圧：138/70mmHg
言　語：正常　　SpO_2：97%
呼吸音：ラ音なし

- HDSR：25点（遅延再生：－4、逆唱：－1）
- 一般血液検査：異常なし

頭部MRI（初診時）

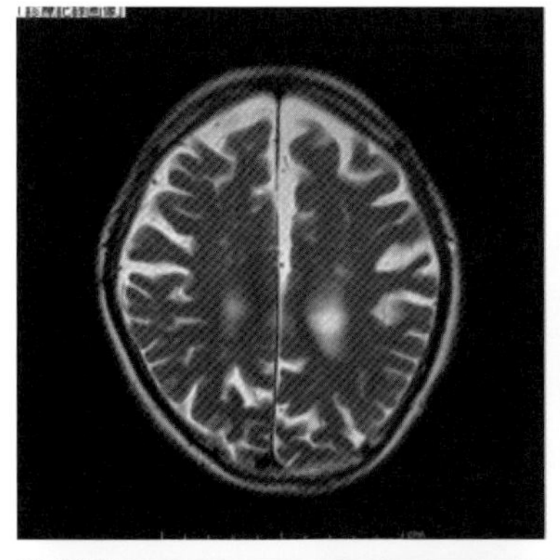
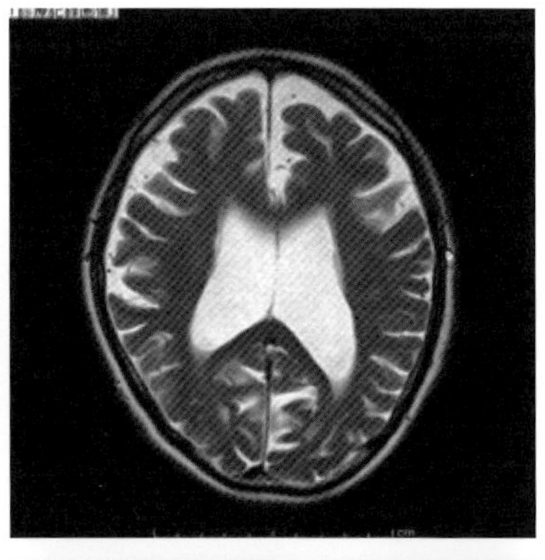
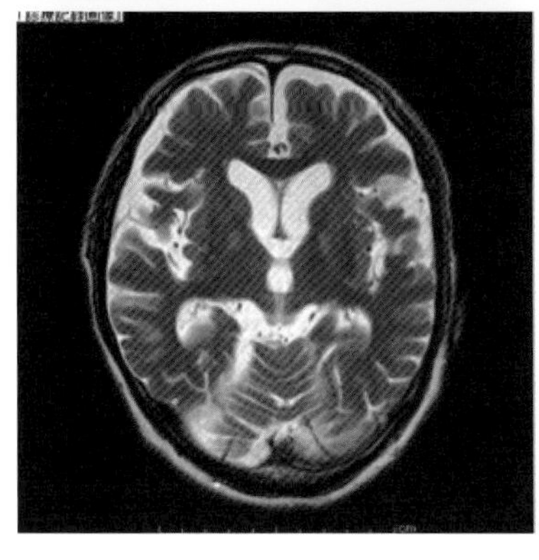
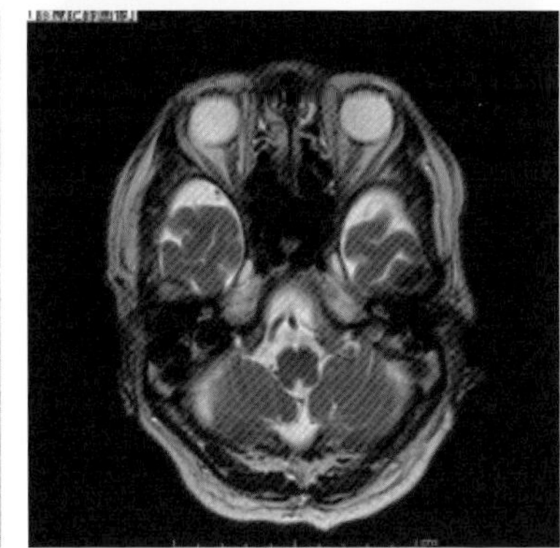
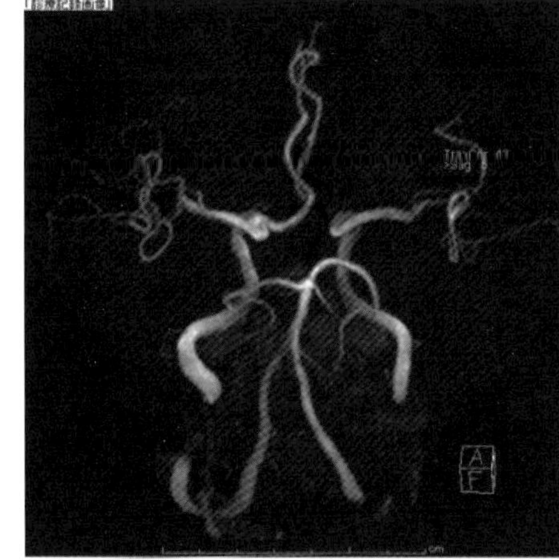

全般的脳萎縮と陳旧性ラクナ梗塞、白質病変を認めました。頭蓋内動脈硬化は認めませんでした。

アルツハイマー型認知症と診断しました。車運転を止めるよう指示しました。処方はガランタミンを投与し始めましたが便秘の副作用があったため、1年がかりで12mg2錠分2まで増量していきました。HDSRは24点と維持されていました。2年後に心房細動が起こりました。心臓超音波検査では僧帽弁、三尖弁に中等度の逆流を認め、弁膜症からの慢性心房細動と考えました。このころは近医通院を中断しており、降圧薬、抗凝固薬も処方することになりました。3年後もHDSRは25点と保たれており、グランドゴルフを楽しんでいました。ただ、物忘れはかなりあると本人も妻も訴えました。デイサービスにも喜んで通っていました。ときどき朝の多弁、妄想が出ることもありましたが自然に軽快しました。尿失禁を起こしおむつをつけるようになりました。あるとき、肉眼的血尿が出たため、泌尿器科に対診しました。CT検査で左腎に腎細胞癌を疑う腫瘍像を認めました。

頭部MRI（3年後）

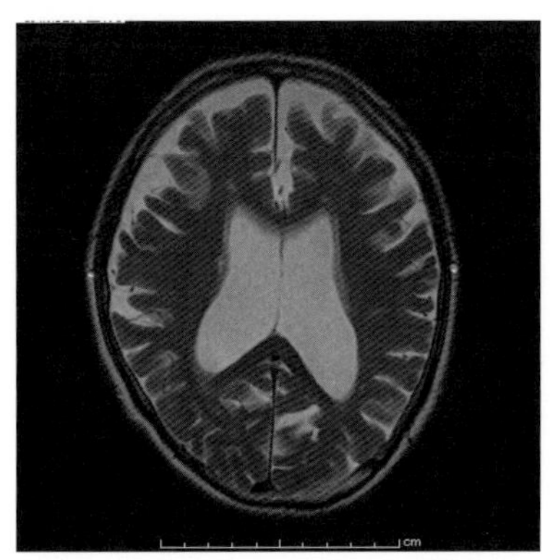

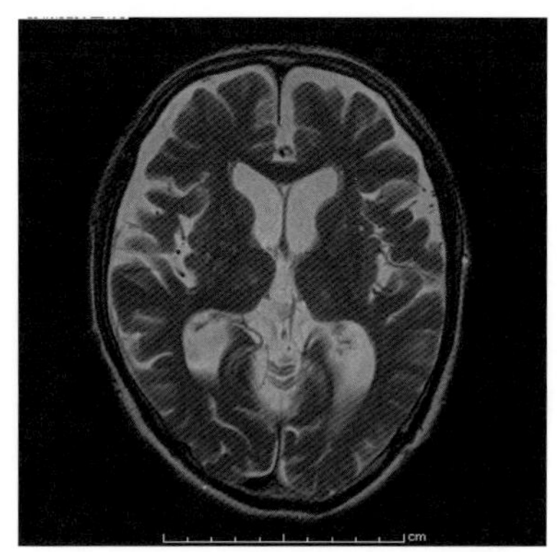

ラクナ梗塞の数が増加していましたが、脳萎縮の程度に有意な変化は認めませんでした。

腹部造影CT（3年後、血尿精査）

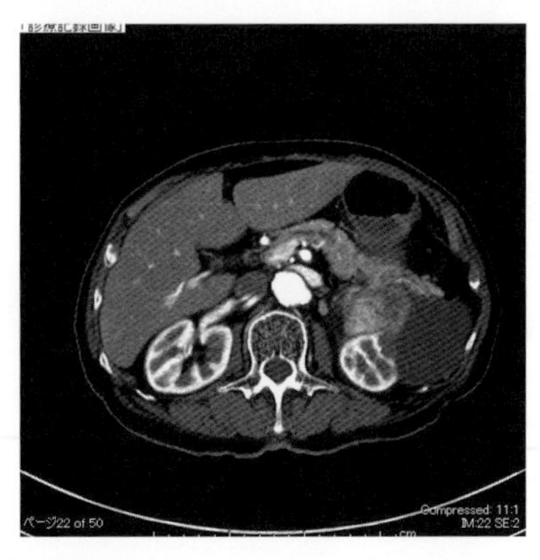

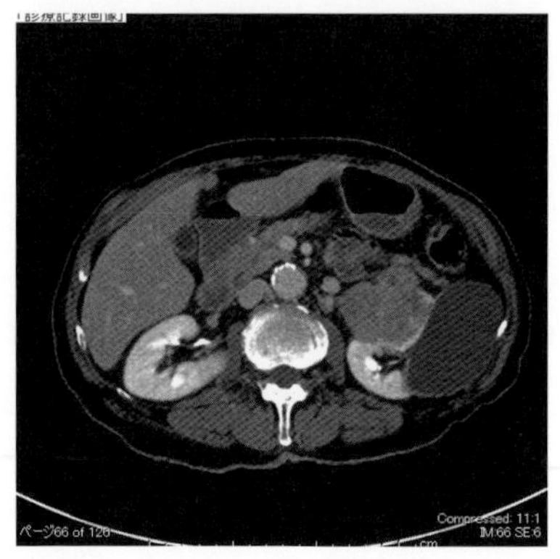

左腎上極に不整形腫瘤（56×47×59mm）があり、CEで早期に不均一な濃染効果を認めました。平衡相で腎実質より低吸収化し典型的な腎細胞癌と診断されました。泌尿器科は奥さんに癌のことを話し、認知症があるので積極的治療はしないことになりました。

4年後徐々に、活動時に「ふーふー」と息をついていることに奥さんが気づきました。空咳もするようになりました。外来での胸部レントゲン検査で両下肺野を中心に結節性陰影を認めました。腎細胞癌の多発肺転移を疑いました。CTで腎細胞癌の原発巣も大きくなっていました。

CT（4年後）

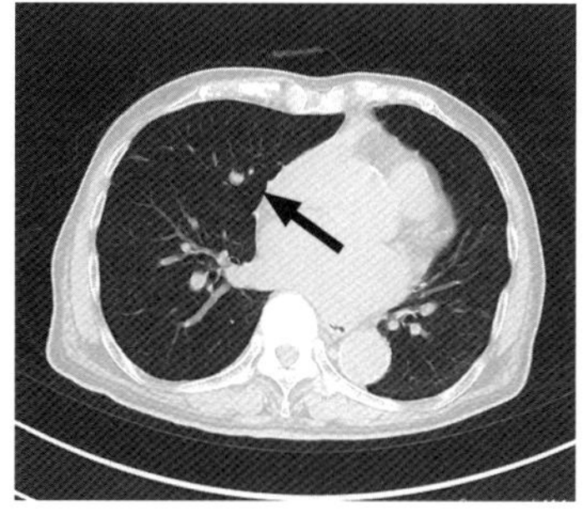

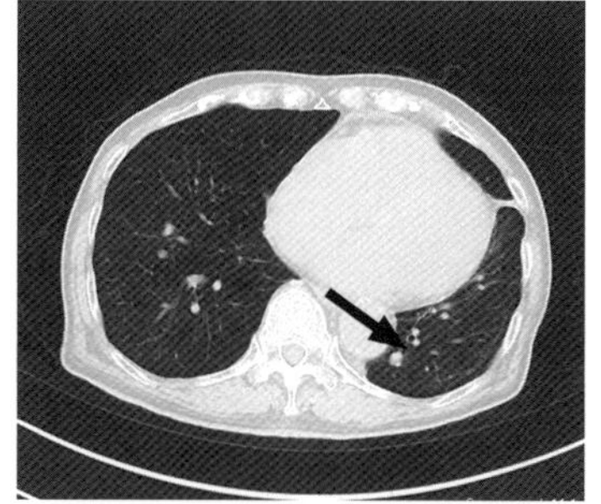

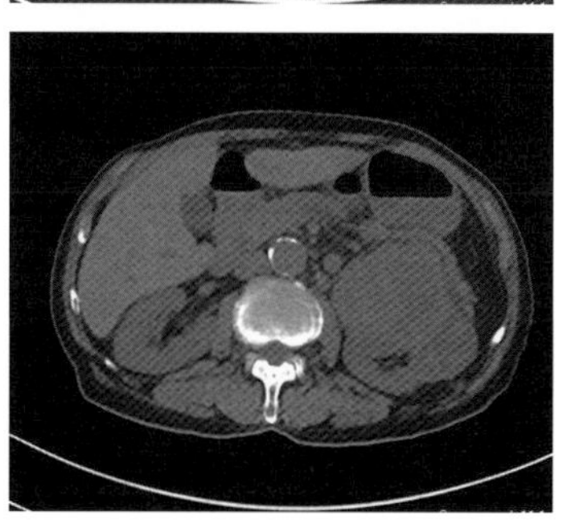

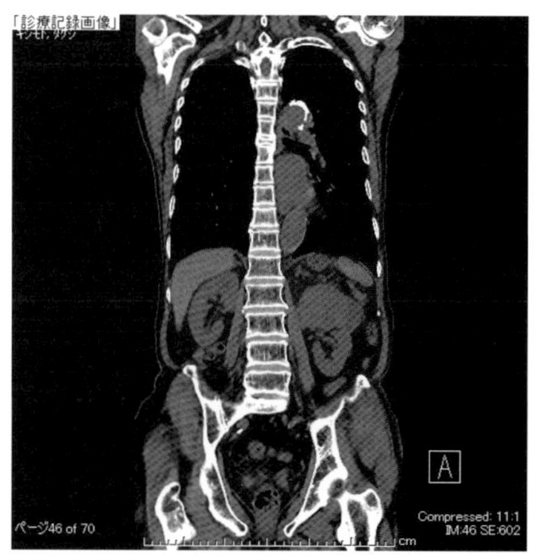

胸部CT（4年後）

〈 4年後 〉

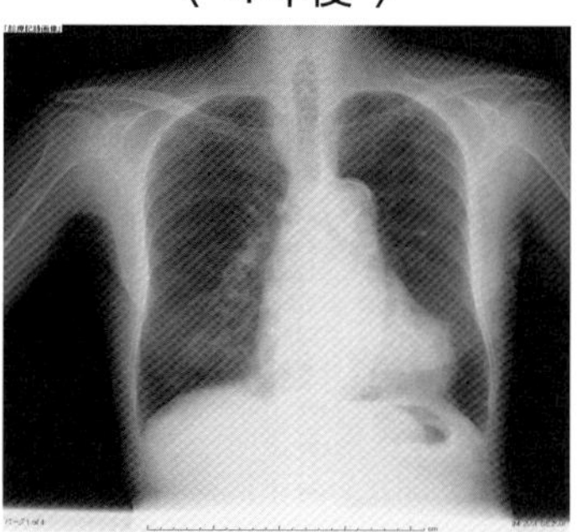

〈 4年＋5ヶ月後 〉

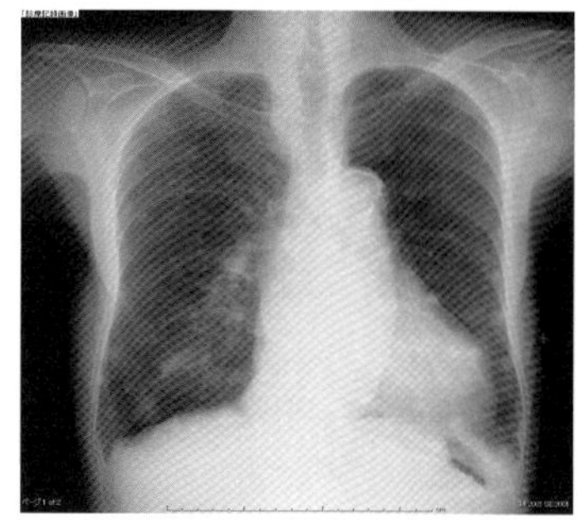

〈 4年＋8ヶ月後 〉

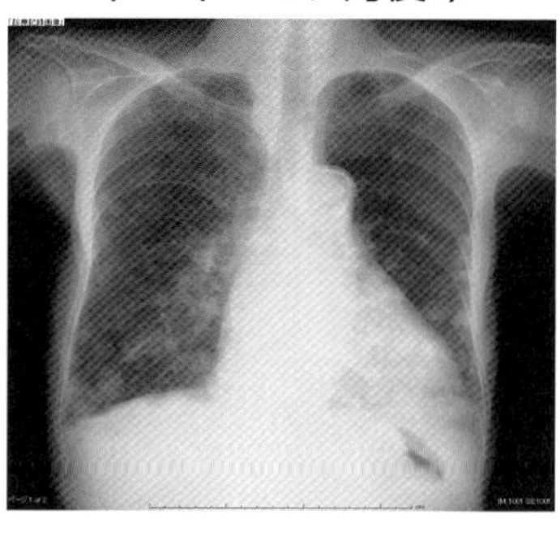

〈 4年＋9ヶ月後 〉

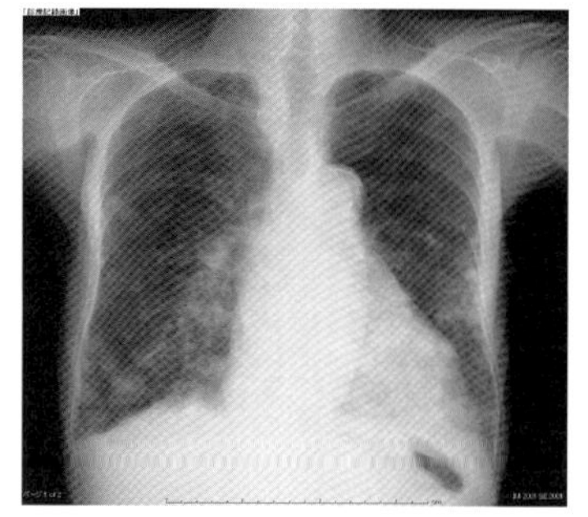

その後の外来フォローレントゲンで肺転移巣の数が増加し大きさも大きくなっていきました。5年後、少しの労作でも呼吸困難が起こるようになり、食欲が低下し体重も減少してきました。泌尿器科は緩和ケア病棟を持つ病院を紹介し、当科からも紹介状を書きました。しかし順番を待っている間にADL低下で歩行できなくなってきたため、入院を早めてもらうよう催促し、入院となりました。

まとめ

癌が進展して認知症増悪を追い越して予後を支配したアルツハイマー型認知症。

症例3　認知機能障害がゆっくり進行した超高齢者

症例（85歳，女性）

●主　訴：著しい物忘れ

●既往歴：特になし

●服薬歴：特になし

●現病歴：

遠方に住んでいました。かなり以前から物忘れがありましたが、半年前に次男が亡くなってから特に増悪してきました。同居している長男に連れられて受診しました。長男によると、物の置き忘れ、水道の水の出しっぱなし、前日出かけたことなど、日常生活の種々の場面での近時記憶障害が起こっていました。本人は頭がボーっとすると訴えることが時々ありました。買い物は無理となりましたが、畑仕事は行っていました。易怒性やうつ傾向はありませんでした。

●身体所見：

意　識：清明、表情温和　　心拍数：65/分、整

歩　行：正常　　血　圧：120/60mmHg

言　語：正常　　SpO2：96%

呼吸音：ラ音なし

●一般血液検査：異常なし

長谷川式簡易式知能評価スケール：HDSR

項目		【点　数】	
1．お歳はおいくつですか	[年齢]	1	
2．今日は何年何月何日何曜日ですか	[時間見当識]	2	−2
3．ここはどこですか	[場所見当識]	2	
4．これから言う3つの言葉を覚えてください	[即時記憶]	2	−1
5．100から7を順番に引いてください	[計算]	1	−1
6．これから言う数字を逆から言ってください	[逆唱]	1	−1
7．先ほど覚えてもらった3つの言葉を言ってください	[遅延再生]	1	−5
8．5つの物を見せます その後隠しますので何があったか言ってください	[視覚記憶]	2	−3
9．知っている野菜の名前をできるだけ言ってください	[語想起、流暢性]	4	−1

合計：16点

頭部MRI

●冠状断

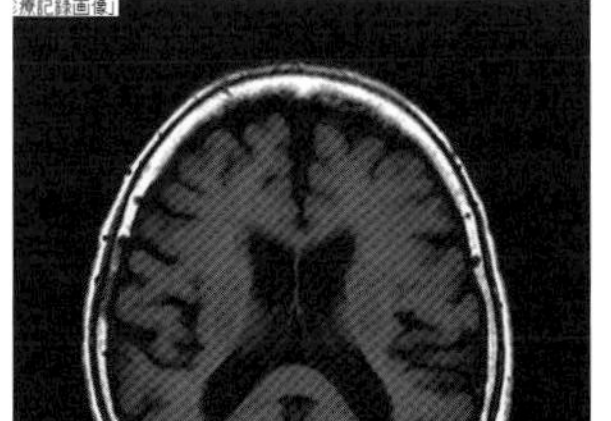

●前額断

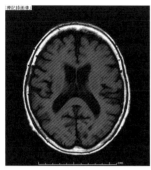

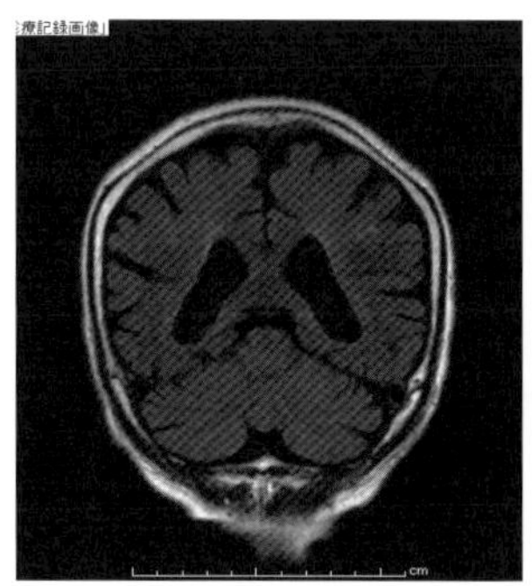

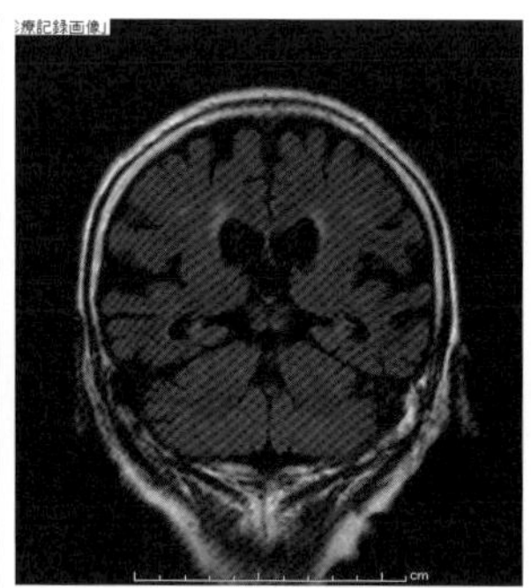

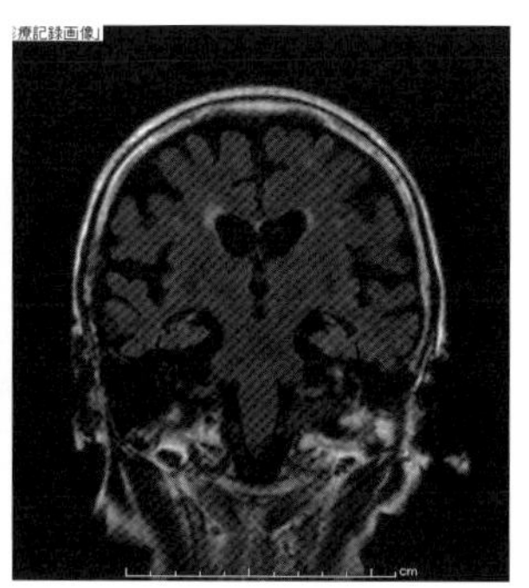

全般的脳萎縮と大脳基底核に陳旧性ラクナ梗塞、さらに白質病変を認めました。頭蓋内動脈硬化は認めませんでした。脳血流シンチグラフィー検査では後部帯状回、頭頂側頭連合野の集積は比較的保たれていました。アルツハイマー型認知症に特徴的な脳血流低下像ではありませんでしたが、投薬治療を開始しました。ガランタミンを漸増し8mg2錠分2にしました。１年後、HDSRは10点に低下しました。ある定期受診日に座位で診察していると、急に閉眼し意識障害を起こし座位を自力保持できなくなりました。ベッドに臥床させても意識は回復せず、眼球は左右にゆっくり floatingしていました。呼びかけに「うん」と返事しました(JCS：Ⅲ-100)。血圧は100/50mmHgと普段より低下していませんでした。痙攣は認めず、四肢は脱力していました。睡眠リズム障害かてんかん発作か、いづれにせよ認知症の症状の一つと考え、シチコリン500mg/200cc維持輸液を30分で点滴指示しました。150ccくらい投与したときに急に開眼し「しっこ」と言って自力で起き上がりました。ふらつきはなく、車いすに移乗し便所へ連れて行くと排尿しました。元通りになりました。息子はこのような発作が家でも観察されており、近くの病院に救急搬送したこともあると言われました。

息子さんの仕事の関係で通院を自己中断してしまいました。その間、不定期に近くの病院を受診していたようです。初診時から3年後、受診した時には、家では徘徊するようになり、何とか家の中に居させており、至る所で排尿、排便し息子さんが便を拾っていると言われました。診察室では不安な表情でそわそわしていました。しかし歩行機能や言語機能に問題なく、指示には従いました。ガランタミン再開に加え、メマンチン5mgとクエチアピン12.5mg(夕)を処方しました。夜間徘徊傾向は抑制できましたが、昼間に過鎮静状態になることもあると言われました。４年後、全般的に認知機能がさらに低下したと言われました。朝夕は息子さんと一緒に食事して、昼間は放置状態でした。徘徊していましたがコースはほぼ決まっていました。１回だけ外へ出て警察に連れ帰ってもらったことがありました。空腹になると周辺症状が悪化すると言っていました。診察室では椅子に座ったとたんに立ち上がって帰ろうとしたり、胸の聴診や血圧測定を嫌がり逃げたり叩いたりしました。５年後、診察時に指示をまったく理解できず、恐れて後ずさりするのみになりました。介護認定を取得するつもりはまったくなく、息子さんと介護経験のあるお嫁さんが世話していました。その後１年受診を自己中断しました。この間、便秘で食事がとれずに脱水を起こしたりして近くの病院で点滴を受けてやり過ごしていたようです。薬はまったく中断していたと言われました。

７年後、久しぶりに受診したときは多動でしたが、穏やかな表情で診察に対する抵抗もありませんでした。夕方に空咳が出るようになったので、精査してほしいと言われました。

血液検査所見

SpO₂：94%

血　圧：90/50mmHg

心拍数：100/分

呼吸音：両肺野に fine crackles,

聴取腹部：平坦、軟、腫瘤触知せず

下　肢：浮腫なし

血液検査所見

CRP　0.03 mg/dL

Bun/Cr 10/0.74 mg/dL

CEA　140 ng/mL

炎症、脱水は認めませんでしたが、CEAが異常に高値を示していました。

胸部CT

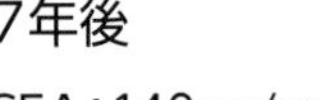

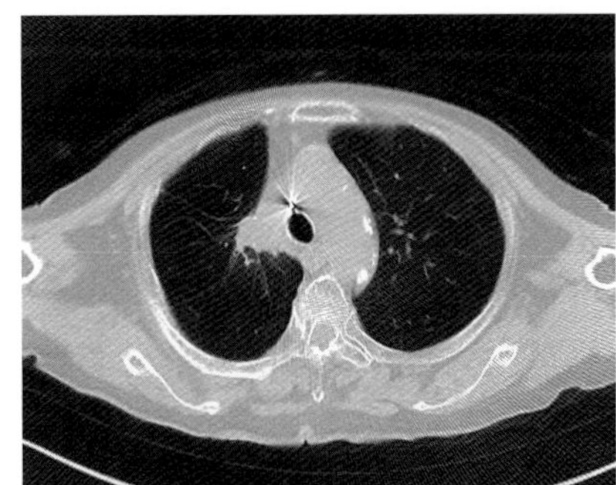

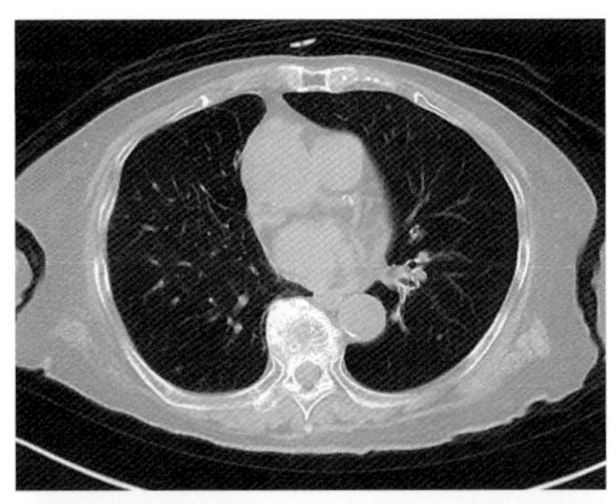

7年2ヶ月後

CEA：163ng/mL

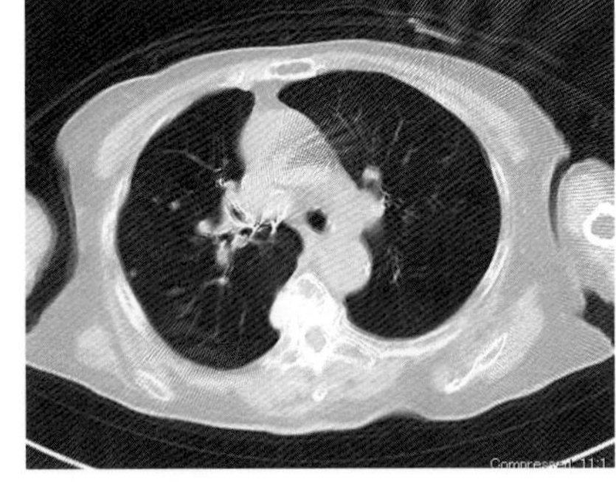

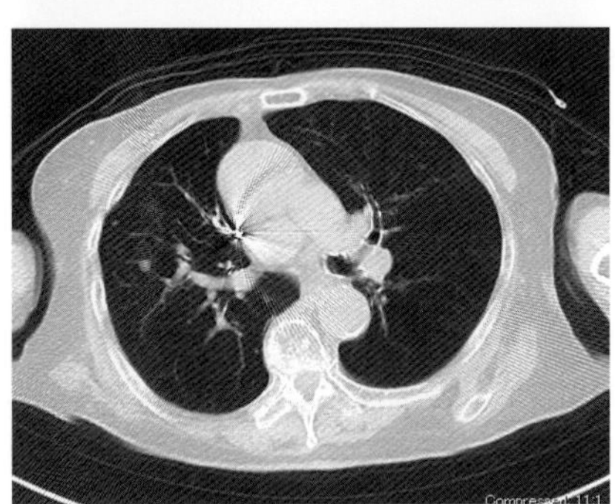

胸部CTでは両肺野に散在性に円形結節影を認め、悪性腫瘍を強く疑いました。さらに2ヶ月後には結節影の数が増加し大きさも増大してきていました。

息子さんに対して母親の悪性腫瘍は年齢、認知症、腫瘍の転移状態から積極的治療の適応にはならないと説明しましたが、なかなか納得せず、オプシーボを投与してほしいと言われました。しかたなく呼吸器内科外来に対診して専門科の判断に任せる形をとりました。その結果納得されました。今後、呼吸困難、食事摂取不能から寝たきりになっていくと説明したところ、近くの病院に紹介状を書いてほしいと言われ今後のフォローアップを依頼するよう書きました。2ヶ月後、紹介先の病院主治医から2週間前から経口摂取がまったくできず亡くなったと連絡が入りました。

まとめ

認知症に対し家族が不十分ではあるが在宅療養に固執し続け、最後は癌死を看取った症例。

02

長期療養型病院当直の夜

ここは療養型病院の真夜中2時です。看護師の夜間見回りで82歳の女性がベッド上心肺停止状態で見つかりました。20時の見回りではいつもと変わらず就寝しており、病状が急変する予測はまったくありませんでした。その上主治医は病状が安定していたため患者家族に半年以上話をしていませんでした。看護師は家族にすぐ病院に来るよう電話連絡していました。当直をしていた私が呼ばれ駆け付けましたが、すでに両瞳孔は散大していました。当直医は主治医がまったく予想もしておらず話もしていなかったと聞いて、家族が急変を病院に対して不信感に捕らわれないかと懸念しました。家族が到着したときにどう説明するかを悩ましく思いました。

しばらくして暗い廊下から子供の走る足音が聞こえてきました。病室に入ってきたのは3〜5歳くらいの孫娘２人、そしてあとから息子でした。孫２人はベッド柵に寄りかかり、亡くなって動かなくなったおばあさんをまっすぐ見つめて不思議そうな顔をしていました。お父さんが後ろから「おばあさんは天国へ行ったんだよ」とやさしく声をかけました。こちらの心がほっとしました。

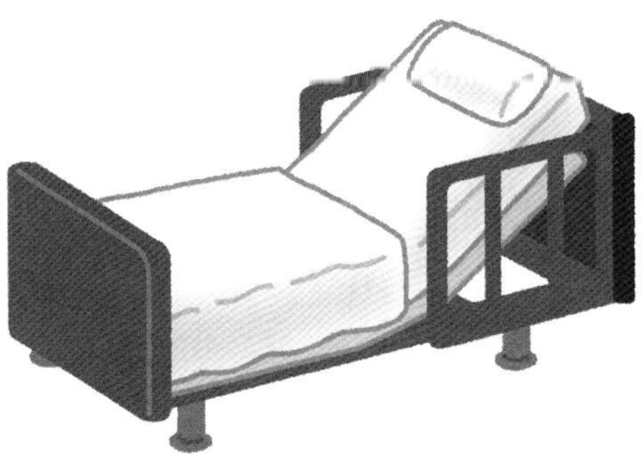

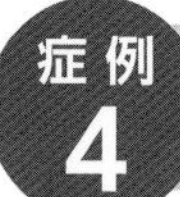

数ヶ月間で脳機能のすべての能力が喪失していった症例

症例（67歳，女性）

●主　訴：ADL，理解力，意思疎通能力の亜急性低下，四肢・体幹のゆっくり揺れる不随意運動

●既往歴：高血圧，高脂血症，甲状腺機能低下症

●服薬歴：テルミサルタン 40mg 朝，ピタバスタチン 1mg 朝，レボチロキシンナトリウム 50μg 朝

●生活歴：三男と同居して家事をしていました

●現病歴：

生活習慣病外来に通院していました。5月23日から頭がボワーンとして足元がふらつく、身体が宙に浮いているように感じると訴えていました。6月5日受診時には動悸、倦怠感、睡眠不足を訴えました。6月12日も何とか車を運転して受診しました。シャワーや入浴をしなくなりました。6月末には味がわからなくなったと言いつつも調理はしていました。食欲低下で食事量が減少してきました。7月に入って調理をしなくなり、目の焦点が合わなくなり、手足が勝手に動いているようでした。自分では食事摂取しなくなりました。トイレには伝い歩きで何とか行っていました。7月中旬からは三男がトイレ歩行を介助しなければならなくなりました。この間、話す言葉数もどんどん減少して、7月23日最後にトイレと言ったきりしゃべらなくなりました。

生活習慣病外来主治医は認知症が出てきたからと高齢医学科に対診しました。

●身体所見：

車椅子で座位保持できていました。開眼していますが注意力が低下しているようで、呼びかけに対し答えるときと答えないときがありました。両上肢と体幹を始終くねくねとくねらせ揺れる舞踏病様の不随意運動が見られました。上肢の筋緊張は spastic でしたが、二頭筋、三頭筋反射は亢進しておらず正常でした。支えがあれば立位はとれましたが非常に不安定でした。四肢の随意運動が極めて稚拙で、指示や意思通りに動けませんでした。

舞踏病などの神経変性疾患を疑ってすぐに脳神経内科に対診しました。

血液検査所見

RBC	4.65 ×10⁶/μL	BUN	29 mg/dL	グルコース	96 mg/dL
Hb	14.0 g/dL	Cr	1.01 mg/dL	HbA1c	6.7 %
Ht	41.4 %	eGFR	42.4	アンモニア	19 μg/dL
WBC	7.34 ×10³/μL	TP	6.7 g/dL	ビタミンB1	37 ng/mL
Neut	65.5 %	Alb	4.0 g/dL	Free T3	2.12 pg/mL
PLTs	296 ×10³/μL	LD	294 U/L	Free T4	1.35 ng/dL
CRP	0.21 mg/dL	AST	43 U/L	TSH	3.330 μIU/mL
		ALT	22 U/L	梅毒反応（TPHA）	（－）
Na	146 mEq/L	γ-GTP	14 U/L	（RPR）	（－）
K	3.5 mEq/L	ALP	171 U/L	可溶性IL-2 受容体	14.0 U/mL
Cl	104 mEq/L	CK	168 U/L		

血液検査では炎症はまったくありませんでした。血中アンモニア値は 19 と異常を認めませんでした。

頭部CT所見（7月26日）

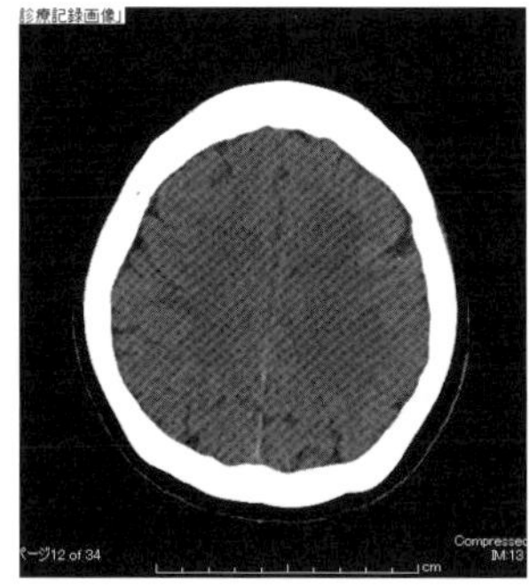
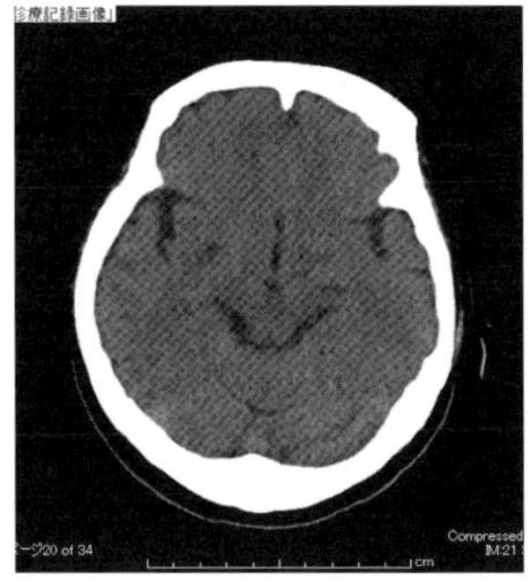
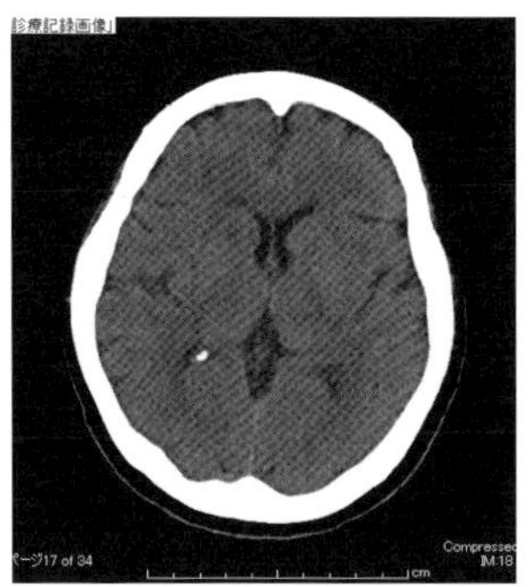
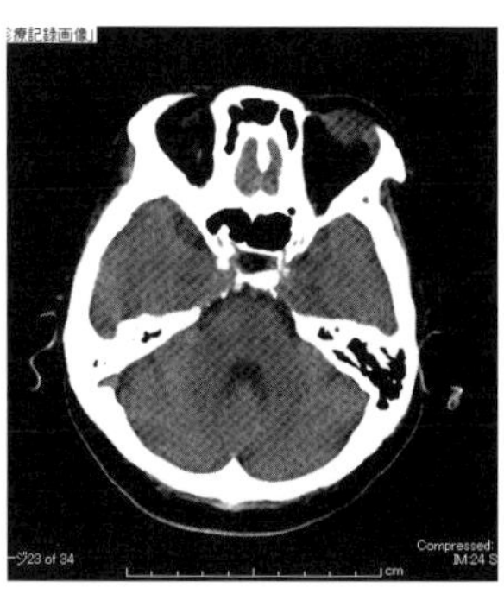

脳内に血管障害や腫瘍などの粗大病変は認めず、年齢の割には脳萎縮がなく逆に全体的に軽度の浮腫があるような像でした。

脳波所見

5Hzのtheta波を中心とした波形で、高度の脳機能低下が示唆されました。脳神経内科はクロイツフェルト・ヤコブ病（CJD）を疑って精査入院をさせました。

脳MRI所見（7月29日）

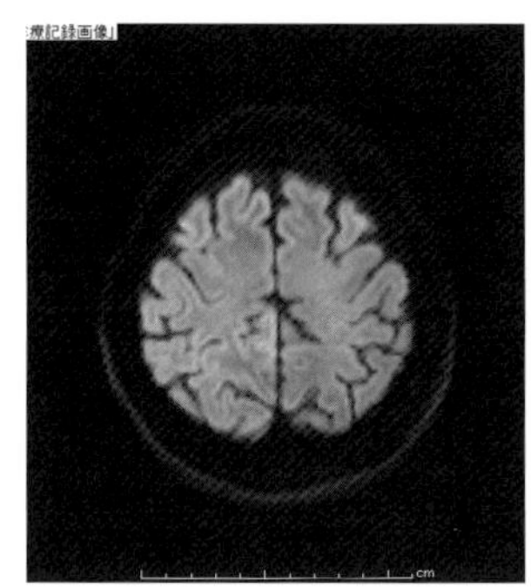
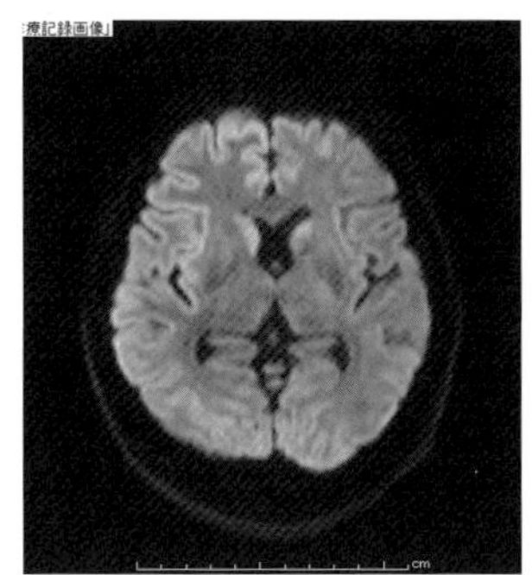
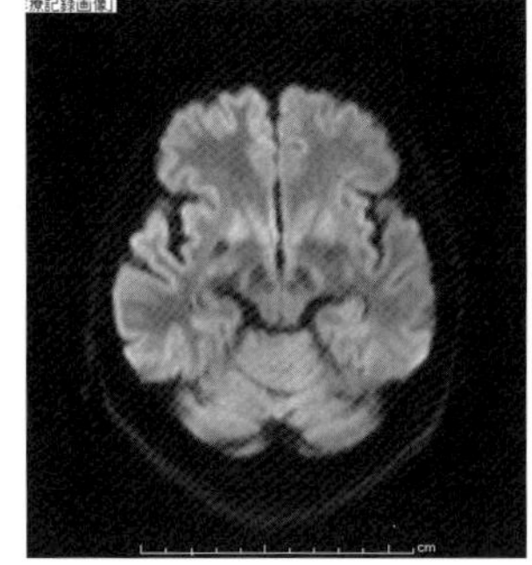
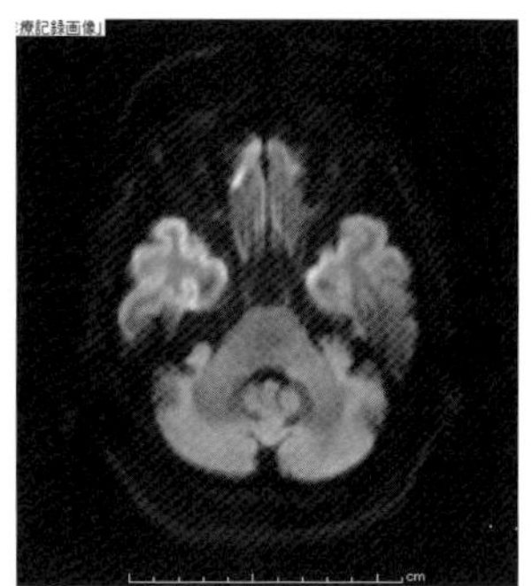

DWI および FLAIR 画像で両側大脳皮質に 小高信号巣が多発していました。MRAでは血管に有意な病変は認めませんでした。

脳脊髄液所見（8月1日腰椎穿刺／初圧：13mmHg やや traumatic）

細胞数	1 個/μL	アルブミン	11 mg/dL	サイトメガロ(CF)	1 未満
多形核球	0 個/μL	梅毒定性	(－)	水痘·帯状疱疹ウイルス(CF)	1 未満
単核球	1 個/μL	LD	64 U/L：L	単純ヘルペス(CF)	1 未満
その他の細胞	0 個/μL	ADA	2.0 U/L未満：L	IgE	3 IU/mL：L
赤血球	5 個/μL	ACE	0.3 U/L未満：L	IgA	6 mg/dL：L
蛋白	25 mg/dL	CEA	0.5 ng/mL以下	IgM	2 mg/dL
グルコース	85 mg/dL	マイコプラズマニューモニエ(PA)	2 倍未満	可溶性IL-2レセプター	54.5 U/mL：L
Cl	124 mEq/L	クリプトコッカスネオフォ抗原	陰性	オリゴクローナルバンド	陰性
IgG	2.1 mg/dL	アスペルギルス抗原	0.0 倍	ミエリン塩基性蛋白	31.3pg/mL未満
%IgG	8.4 %	アデノ(CF)	1 未満		

髄液の細胞数は正常範囲で、蛋白増加や糖減少は認めず、梅毒反応も陰性でした。真菌、ウイルス類の感染、悪性リンパ腫や多発性硬化症を示唆する所見は認めませんでした。

脳波所見（9月20日）

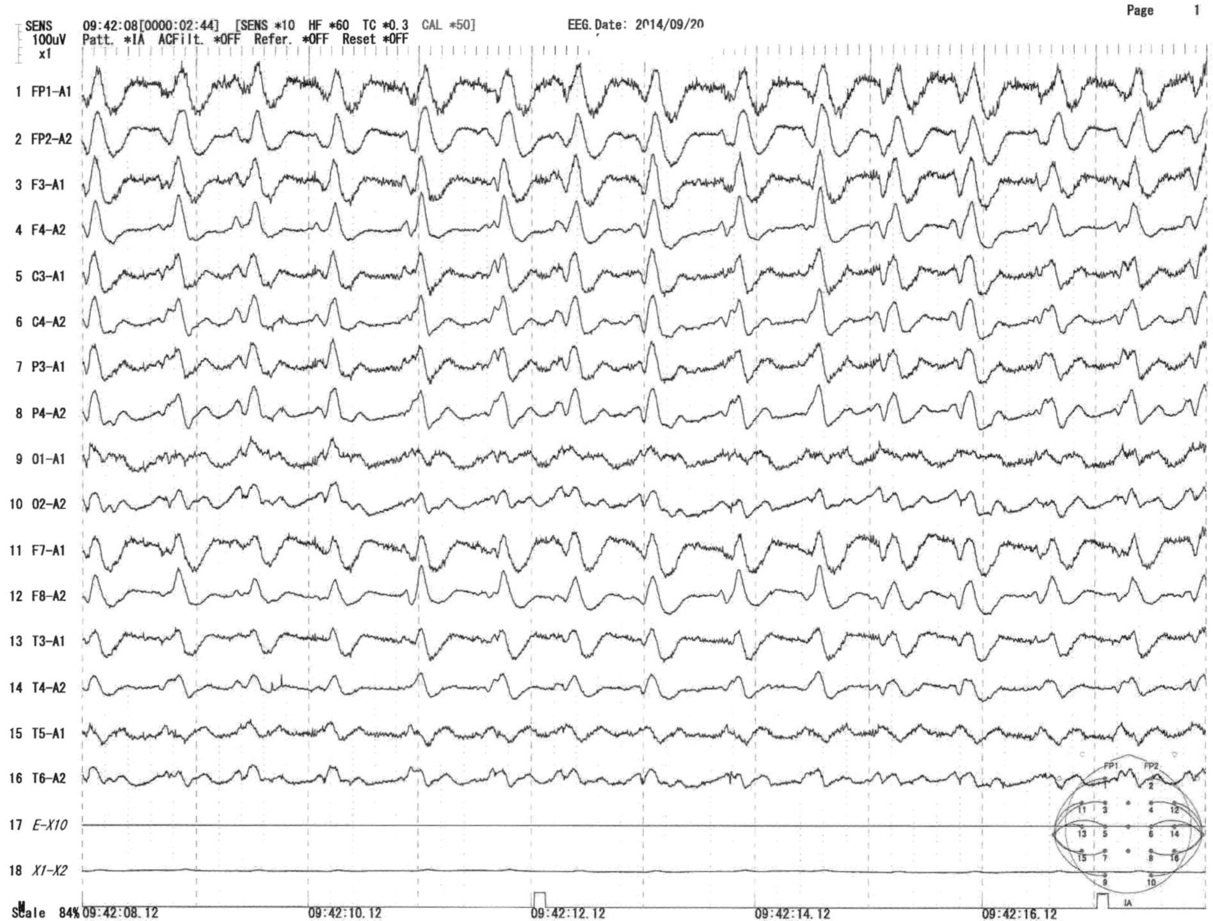

1.25Hzの周期性同期性放電（periodic synchronous discharges：PSD）が認められました。

脳MRI所見（9月24日）

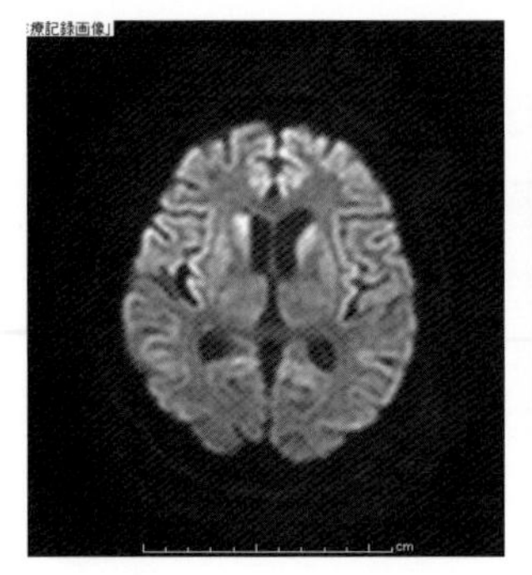
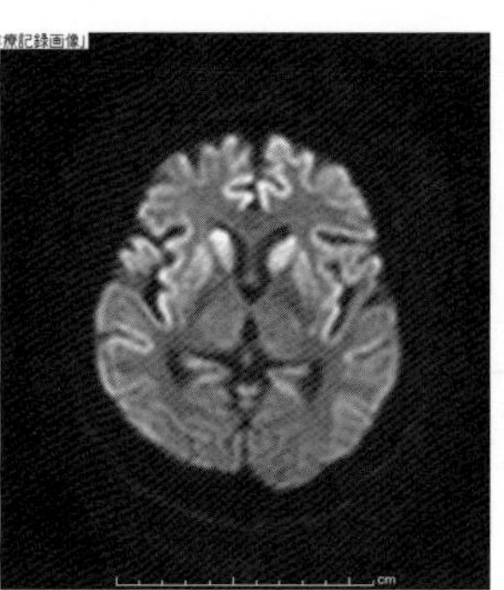
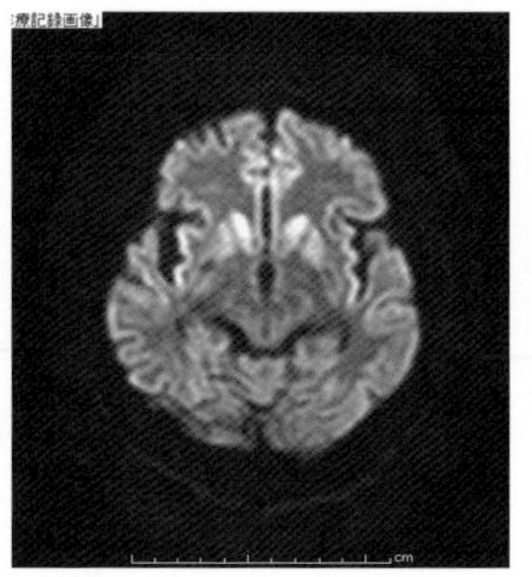
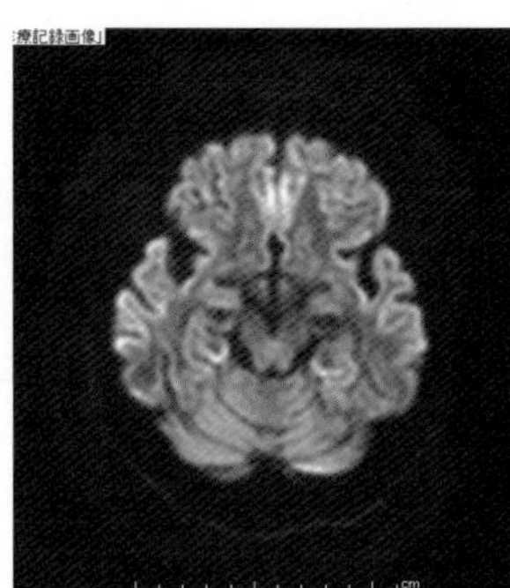

DWIおよびFLAIR画像で両側前頭葉皮質、尾状核、線条体に高信号巣を認め、前回よりそれぞれ拡大し明瞭化していました。脳萎縮も進行していました。MRAでは有意な病変は認めませんでした。

脳脊髄液所見（長崎大学へ依頼）

CFS-tau prot：2,400pg/mL 以上
CFS-14-3-3 prot 6,508（500μgmL以上）

髄液中総tau蛋白は高値でしたが、急速進行性認知症症状を呈する症例の中でCJDを診断する上で、より感度も特異度も優れていると報告されているCFS-14-3-3蛋白が異常高値でした。

遺伝子解析（東北大学へ依頼）

プリオン蛋白のcodon 129 多型が日本に多い Methionine/Methionine でした。

以上のデータから、孤立性CJDと診断されました。

入院治療経過（7月～10月）

経管栄養が開始されました。意識状態は、閉眼していますが呼びかけには開眼しました。呼名に対して注視運動なく指示動作にも応じませんでした。四肢を伸展させたり揺らせたりする不随意運動が半日以上持続している日も多くありました。周囲からの刺激でより強くなりました。不随意運動はクロナゼパム内服によりやや弱まってきました。

坐位保持は入院当初はできましたがやがてできなくなり、全介助となりました。体位変換により褥瘡は予防できましたが、白色痰が吸引されるようになり誤嚥性肺炎の危険が高まりました。

根本的治療法がないので経過を見守るしかありませんでした。家族は入院当初は診断を受け入れることがなかなかできず、「残酷な宣言」と悩んでいました。神経内科主治医の粘り強いムンテラで徐々に状況を受け入れてきました。息子さんは穏やかな終末期の静養を望まれました。経管栄養・寝たきり全介助状態で長期療養型病院に転院しました。

まとめ

クロイツフェルト・ヤコブ病症例でした。

急性の混迷状態で近医を受診した高齢患者

症例（72歳，女性）

- 主　訴：混迷状態
- 既往歴：高血圧，糖尿病（4年前に服薬自己中断），紫斑病性腎炎：軽快
- 生活歴：よくキノコを集めて食べていた。
- 現病歴：独居していました。

2日前は普段通りの様子であったことを近所の人が見ていました。X年10月29日16時ごろに知人が家を訪ねたところ、椅子に座ってボーとしており、呼びかけても理解できないようで反応がありませんでした。周囲に失禁や嘔吐の跡はありませんでした。当院に連れてこられました。指示による体位変換と歩行機能は正常でした。呼びかけに反応しますが「私どうしたんだろう。困った。どうしていいかわからない。」「このままじゃダメ」「頭が痛い」と言うだけで、理解力・思考力が著しく低下しているようでした。

- 身体所見：
  - 血　圧：144/80mmHg
  - 心拍数：70/分、整、心雑音なし
  - 呼吸音：清、ラ音なし
  - 腹　部：異常なし
  - 下　肢：浮腫なし
- 神経学的所見：
  - JCS：I-3
  - 見当識：不能
  - 自分の名前：言えない、指示動作にほとんど従えず
  - 眼振なし、眼球運動制限なし
  - 上肢バレー徴候：右±、左－、明瞭な四肢麻痺なし、
  - 知覚：判定困難
  - 深部腱反射：上肢やや亢進、左右差なし
  - ほとんど指示が通らないため高次機能の判定は困難

すぐ当院救急外来に紹介しました。救急担当医が検査しました。

血液検査所見

RBC	3.65 $\times 10^6/\mu L$	CRP	0.19 mg/dL	AST	25 U/L
Hb	10.9 g/dL	Na	141 mEq/L	ALT	14 U/L
Ht	33.8 %	K	4.2 mEq/L	γ-GTP	20 U/L
WBC	10.62 $\times 10^3/\mu L$	Cl	105 mEq/L	ALP	195 U/L
Neut	67.6 %	BUN	20 mg/dL	CK	482 U/L
Lymp	24.7 %	Cr	0.89 mg/dL	CK-MB	4 U/L
Mono	4.7 %	TP	7.7 g/dL	グルコース	106 mg/dL
Eos	0.4 %	Alb	4.2 g/dL		
Baso	0.5 %	T.BiL	0.6 mg/dL		
PLTs	351 $\times 10^3/\mu L$	LD	214 U/L		

炎症はなく、電解質、血糖の異常もありませんでした。CKが上昇していました。

頭部CT

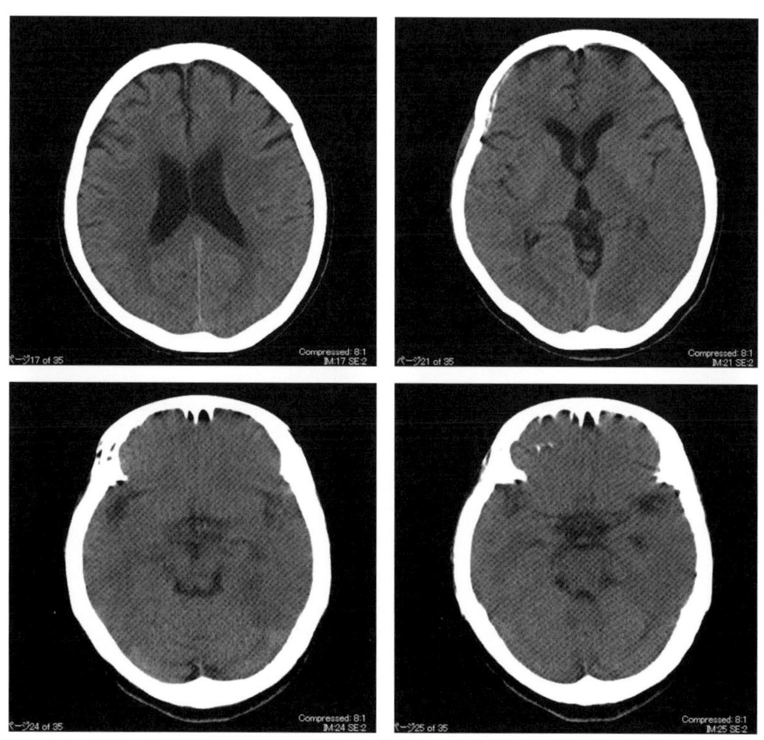

左頭頂側頭葉、後頭葉領域は皮髄境界不明瞭で淡い低吸収域を認めました。

頭部MRI

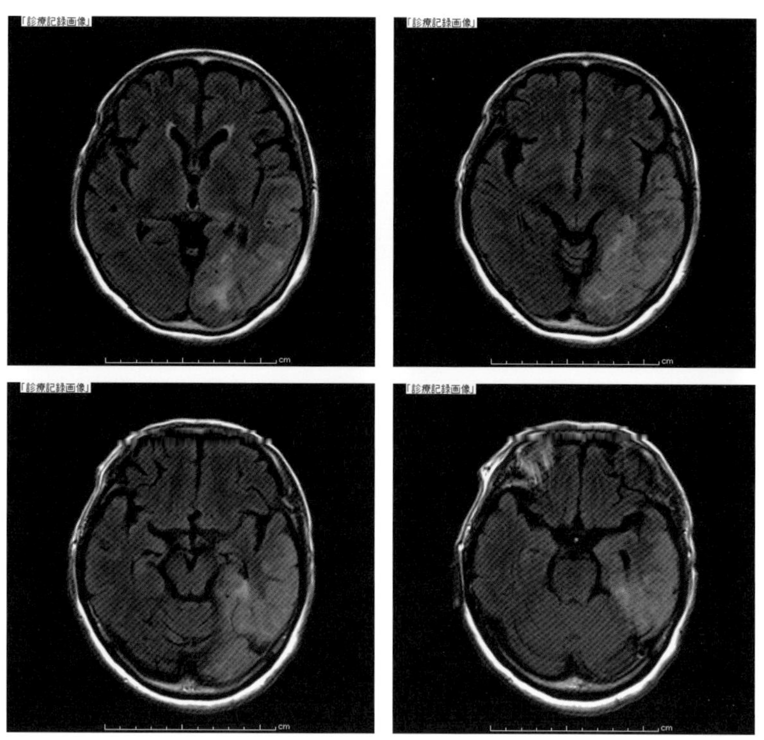

左頭頂側頭葉、後頭葉皮質・皮質下にT1で淡い低信号、T2、FLAIRにて広範囲高信号を認め、血管性浮腫を疑いました。なお、拡散強調像にはほとんど異常を認めませんでした。

頭部MRI

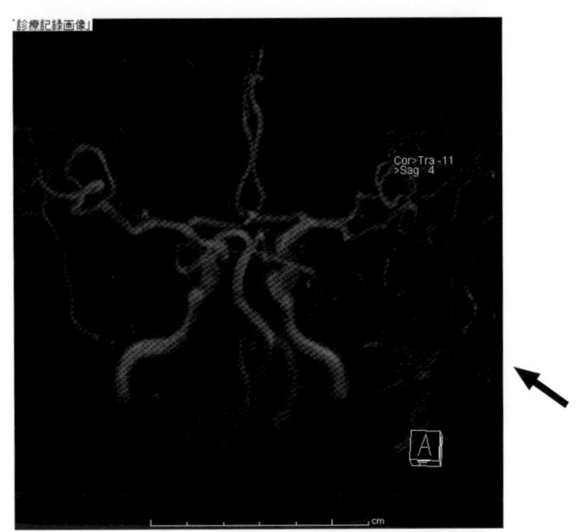

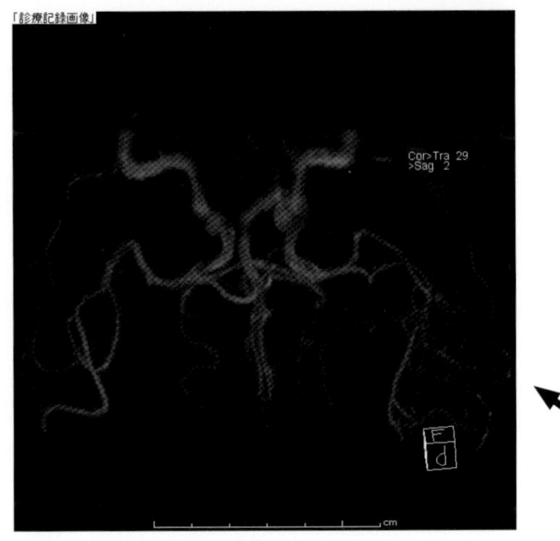

左MCA，PCA末梢血管の発達を認めました。（↖）

その後、神経内科が診察し、高齢初発非けいれん性全般てんかん重積状態、可逆性後頭葉白質脳症(PRES)、ウイルス脳炎などを疑い入院となりました。

ジアゼパム注射され、入眠しましたが翌日も昏迷状態には変化がありませんでした。脳波検査では左半球の誘導で除波傾向が見られましたが、明らかな発作波、棘波は認めませんでした。てんかん重責状態は否定的と考えました。

入院翌日の血液検査

WBC	10.06 ×10³/μL
CRP	0.22 mg/dL
赤沈(1h)	71 mm
CK	285 U/L
Glucose	75 mg/dL
アンモニア	19 ng/dL
梅毒反応(TPHA)	(－)
(RPR)	(－)
クリプトコッカス	
ネオフォルマンス抗原	(－)
単純ヘルペス1型IgG (EIA)	43.5 陽性
抗核抗体	(－)
可溶性IL-2レセプター	450 U/mL

腰椎穿刺による髄液検査

	入院1日目	入院5日目
細胞数	15/mL H	13/mL H
多核球	5	0
単核球	10	13
赤血球	3	4
蛋白	109mg/dL H	76mg/dL H
グルコース	44mg/dL L	58mg/dL
Cl	125	127
IgG	13.7	9.1
アルブミン	52	37
梅毒定性	(－)	(－)
Z-N染色	(－)	
Tbc-PCR	(－)	
クリプトコッカス	(－)	
ネオフォルマンス抗原		
単純ヘルペス1型IgG (EIA)	0.151：陰性	
可溶性IL-2レセプター	54.5 U/mL 正常	
ミエリン塩基性蛋白(EIA)	79.7 pg/mL 正常	

髄液の細胞数を含めての炎症所見は存在しましたが、結核、梅毒、クリプトコッカス、単純ヘルペス、ミエリン塩基性蛋白（多発性硬化症の炎症指標）などの特異反応は陰性でした。脳炎の可能性は少ないと判断しました。

キノコ摂取という面では、2000年あたりに話題となったスギヒラタケ脳症の症状と類似していますが、今回証拠はありませんでした。

PRESの疑いが残るため、治療としてグリセオール250mgx2/日を点滴しました。症状は少しずつ改善しましたが、記銘力低下や失読は全然改善しませんでした。

身体診察の見直しで左耳介後部に血管雑音を聴取すること、MRI像の放射線科による読影で左側頭葉、後頭葉が浮腫に陥っている可能性もあること、さらに同部位に点状出血が疑われることから静脈還流障害を起こす動静脈瘻や静脈血栓症を考え、脳神経外科に対診されました。脳神経外科の初期診断では左横静脈洞硬膜動静脈瘻でした。

脳神経外科に転科して脳血管造影検査が施行された結果、後頭動脈の枝からシャントが形成されておりカテーテルは左横－S状静脈洞に入りました。診断は左横－S状静脈洞部硬膜動静脈瘻（dural AVF: Laiwani grade 4, Borden type Ⅲ）、および左上錐体静脈洞部硬膜動静脈瘻でした。

引き続き、対側の横静脈洞を経由して経静脈的塞栓術（TVE）を施行し皮質静脈から大脳半球への逆流は消失させることに成功しました。さらに二期的に左後頭動脈からの経動脈的塞栓術（TAE）を施行し小脳半球への逆流をほぼ消失させました。日をおいて施行したMRI検査では脳浮腫像の軽快が頭打ちになっており、脳血管造影検査から新たに複数のシャントがS状静脈洞に流れ込みはじめていることがわかりました。そこでこれらのシャントに対してもTVEによる塞栓術を施行しました。その後MRI、脳血管造影のフォローを経て、シャントの再発がないことが確認されました。

神経症状としては、失書、失算、感覚性失語が軽度残存しましたが、日常生活はほぼ自立まで回復しました。X+1年5月に退院して遠方の息子さんと同居し、近くの脳神経外科病院でフォローアップされることになりました。

まとめ

硬膜動静脈瘻による急性認知機能低下を来たしましたが、脳血管外科治療により軽快させえました。

本症例の発症原因は不明です。一般的には外傷、感染、手術が原因で形成されることもあります。症状は頭痛、耳鳴、意識障害、麻痺など多彩です。

症例6 長期間かかって認知機能とADLが低下していった症例

症例（82歳，女性）

●主　訴：数ヶ月の期間で徐々に進行した活動性低下，立位不能，発語減少，嚥下力低下，摂食量減少

●既往歴：高脂血症，高血圧，肥満

●服薬歴：ベニジピン塩酸塩 4mg 朝，アトルバスタチン 10mg 朝

●現病歴：

生活習慣病外来に通院していました。たまに頭痛がすると言っていました。要支援2でデイサービスに通っていました。2年前から自分で着替えなくなり、箸を使わずスプーンで食事するようになりました。食事量が減少してきました。体重が3ヶ月で4kg減少しました。歩行しづらくなり自分ではトイレにも行きにくくなり、車椅子を使用し始めました。会話量が減りました。しかし、会話数と食事量にはムラがあり、まったくないときからかなり多いときまでありました。主治医は認知症を疑って高齢医学科に対診しました。

●身体所見：

車椅子で座位、もたれていました。自力保持不能でした。開眼していますが挨拶には返答せず、名前はと聞くと「た・・な・・か・・・・は・・な・・こ（仮名）」と1語づつ区切って答えました。年齢はと聞くと82歳と答え、生年月日には答えませんでした。HDSRは4点でした。2人がかりで両側から支えて立たせようとしましたが、下肢に力が入らず臀部が落ちてしまう形で保持できませんでした。

血液検査所見

RBC	4.31 $\times 10^6/\mu$L	AST	31 U/L
Hb	13.9 g/dL	ALT	18 U/L
Ht	41.7 %	γ-GTP	15 U/L
WBC	5.53 $\times 10^3/\mu$L	ALP	286 U/L
Neut	63.3 %	CK	41 U/L
PLTs	143 $\times 10^3/\mu$L	グルコース	116 mg/dL
CRP	0.11 mg/dL		

Na	145 mEq/L
K	4.1 mEq/L
Cl	108 mEq/L
BUN	9 mg/dL
Cr	0.60 mg/dL
eGFR	71.0
TP	6.5 g/dL
LD	222 U/L

脳MRI所見

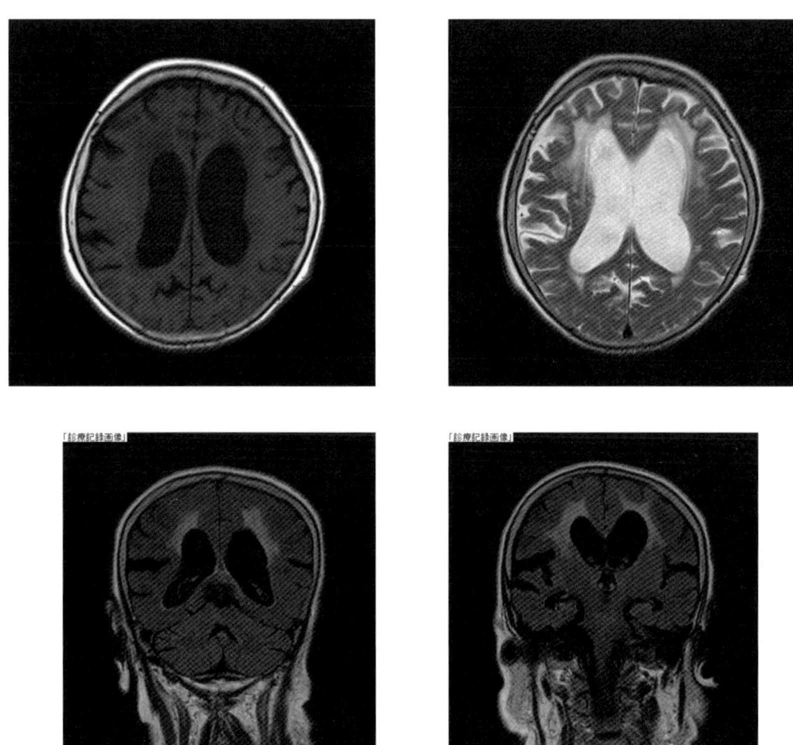

両側側脳室が著明に拡大し、脳萎縮も著明でした。白質の慢性虚血性変化も認めました。さらに頭頂部の脳溝は不明瞭でした。明らかな脳室圧排や閉塞は認めませんでした。まず第一に正常圧水頭症（NPH）を疑い脳神経内科に対診しました。

脳血流シンチ検査

両側前頭側頭葉の血流が低下し、相対的に高位円蓋部の血流が増加しているという正常圧水頭症に矛盾しない像でした。しかしまた、脳梁後半部、両側頭頂部、後部帯状回の血流低下も認め、アルツハイマー型認知症パターンも示していました。

方針

脳神経内科の診断では水頭症、アルツハイマー型認知症、進行性核上性麻痺などがオーバーラップしている可能性があるというものでした。正常圧水頭症のみであれば腰椎穿刺によって髄液を一部排液して症状が回復するかどうかを見る tap test があり、もし軽快すれば、次は脳室腹腔シャント術の適応になります。

しかしすでに立位不能状態が長期間持続して全介助状態であり、脳血流低下パターンからアルツハイマー型認知症の存在も示唆されますので、手術しても回復は見込めません。

息子さんとよく話して、このまま自宅療養を継続することになりました。

亜急性にADLが低下し寝たきりとなり意識障害も起こった症例

症例（83歳，男性）

- 主　訴：1ヶ月前から増悪したADL低下，意識障害
- 既往歴：高血圧
- 現病歴：

1ヶ月前から歩行速度が遅く不安定になり、10日前から歩行できなくなり、4日前から立位不能となりました。家では介護経験のあるお嫁さんが介護していましたが、頻回に転倒していたとのことです。やがて座位を保持するのにも介助を必要とするようになりました。食事をできるだけ取らせていましたが、以前からあったむせが増悪してきました。本朝から傾眠状態になったため救急搬送されました。

- 身体所見：

意　識：JCS：II-20、閉眼し傾眠傾向。大声でよびかけると開眼しました。介助で座らせてみると自力で保持可能でした。自発的な動きは極めて少ない状態でした。立たせようと左右から2人がかりで補助しましたが下肢にまったく支える力が入らず、くず折れてしまいました。咳嗽があり、黄色の粘稠痰を排出していました。

血　圧：100/50mmHg

心拍数：90/分

SpO_2：7%（RA）

呼吸音：右下肺野ラ音聴取

腹　部：平坦、グル音正常、軟、圧痛なし

下　肢：チアノーゼなし、浮腫なし

バビンスキー反射：陰性

血液検査所見

RBC	4.54 $\times 10^6/\mu$L	Na	143 mEq/L	LD	269 U/L
Hb	15.2 g/dL	K	4.4 mEq/L	AST	27 U/L
Ht	44.1 %	Cl	107 mEq/L	ALT	19 U/L
WBC	9.44 $\times 10^3/\mu$L	BUN	45 mg/dL	γ-GTP	14 U/L
Neut	81.2 %	Cr	2.20 mg/dL	ALP	252 U/L
PLTs	171 $\times 10^3/\mu$L	TP	6.6 g/dL	CK	809 U/L
CRP	27.16 mg/dL	ALB	3.2 g/d	CK-MB	11 U/L
				グルコース	89 mg/dL

CRP上昇から高度炎症があり、BUN優位のクレアチニン上昇とヘマトクリット上昇から脱水と診断できます。CKは転倒打撲による筋肉のダメージを示唆しました。

脳MRI所見

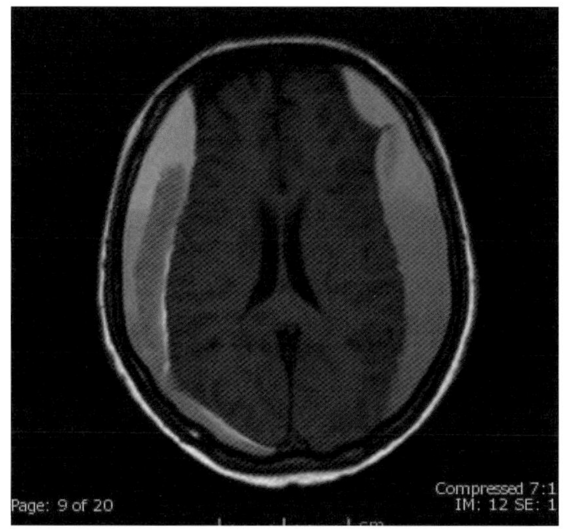

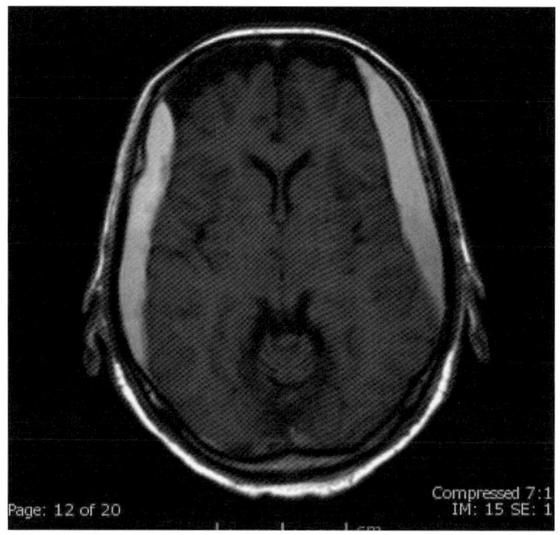

両側に硬膜下血腫があり、脳と側脳室を圧排していました。両側慢性硬膜下血種と診断し、すぐ脳神経外科に対診しました。

救急外来時からの点滴により血圧が120/60㎜Hgに上昇した後の神経学的所見

意　識：JCS　II-10

MMT：上肢　右2/5，左3/5　下肢　右2/5，左3/5：右にやや強い四肢麻痺

胸部CTでは両側下肺野に浸潤影を認め誤嚥性肺炎も合併していました。

手術治療

脳神経内科は局所麻酔による両側からの穿頭ドレナージ術を施行しました。術後すみやかにJCS1と意識レベルが回復し、両上肢、下肢の動きは良好となり、立位保持し歩行器歩行も可能となりました。

肺炎は抗生剤点滴投与により回復していき、やがて嚥下食を摂取できるようになりました。

慢性硬膜下血腫について

転倒し頭部打撲を起こして3ヶ月後くらいに症状が出ます。しかし打撲の既往が明確でないことも多いです。症状は、頭痛・嘔吐などの頭蓋内圧亢進症状が前面に出ていいのですが、高齢者では脳萎縮があるのでこれが出にくいと考えられます。実際は片麻痺、歩行障害、立位不能、失語、認知機能低下、意欲・活動性の低下を起こしてきます。手術治療せず放置すると脳機能低下が不可逆になる可能性もあります。

このように慢性硬膜下血腫の症候は脳梗塞あるいは認知症そのものと区別できないという特徴を有します。しかし頭部CTを撮影することで簡単に診断できますので、現病歴が亜急性であればこの疾患を積極的に疑って頭部CT検査をすべきです。

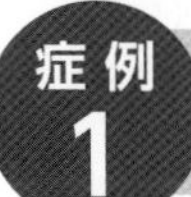

9章 精神疾患

症例1 発作性の身体症状を繰り返し、そのたびに外来受診を反復した症例

現病歴 1

症例（79歳，男性）

- 主　訴：安静時胸部重圧感持続
- 既往歴：64歳時に糖尿病、高血圧を指摘され、近医に通院加療していました。
- 服薬歴：フルボキサミンマレイン酸塩 25mg 朝，ロラゼパム0.5mg屯用
- 現病歴：

ある日、安静時に突然前胸部不快感を自覚したが30分以内に消失しました。翌日午後に入浴していたとき、再び胸部重圧感を自覚しました。湯船から上がって30分たっても軽快しないため受診しました。

心電図

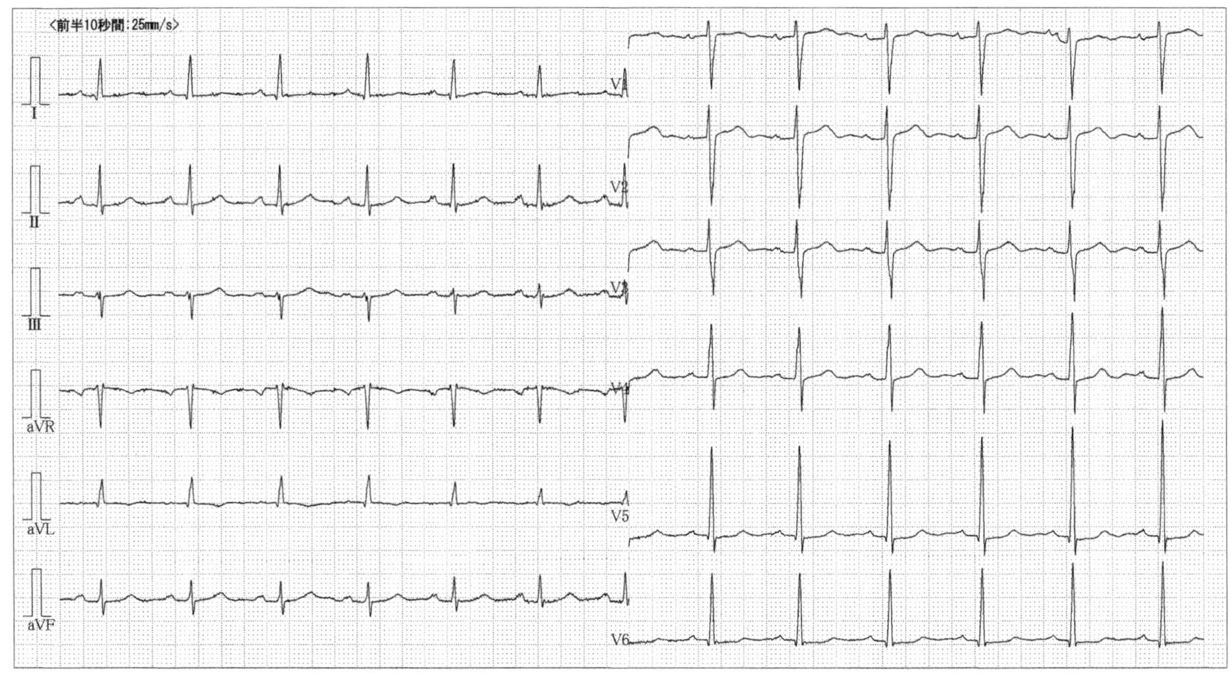

slight ST depression in Ⅱ, Ⅲ, aVF, V_4, V_5, V_6

ニトロペン舌下しましたが、胸部症状は軽快せず心電図変化も持続しました。不安定狭心症と診断し、当院循環器内科に救急搬送しました。緊急心臓カテーテル・冠動脈造影検査が施行されました。

緊急心臓カテーテル検査、冠動脈造影

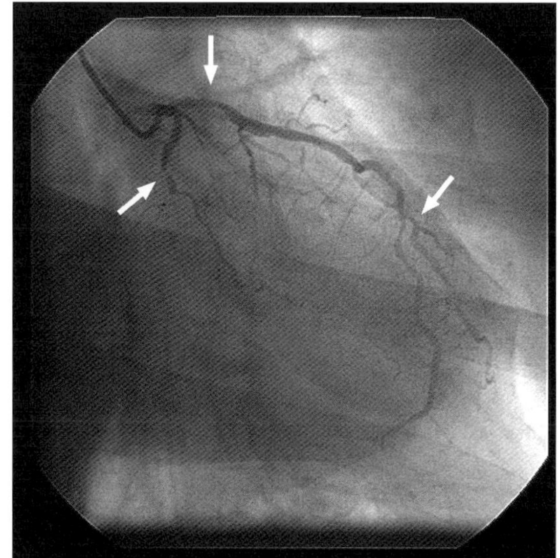

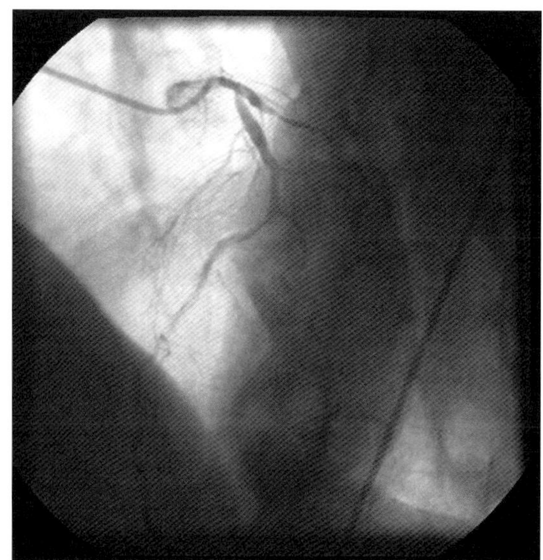

LAD ⑥95%　⑧90%
LCX ⑬100%

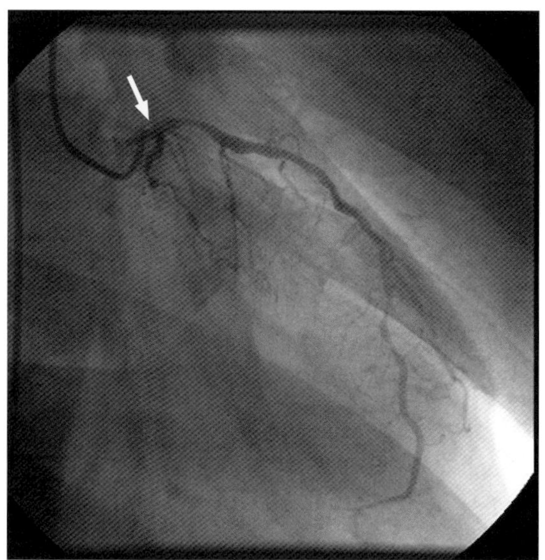

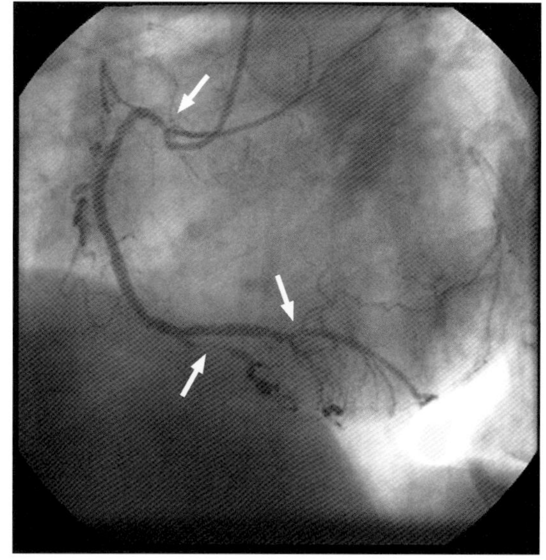

LMT ⑤50%
RCA ①75%　④AV 90% PD 95%　④AVから⑬へcoll

左室造影

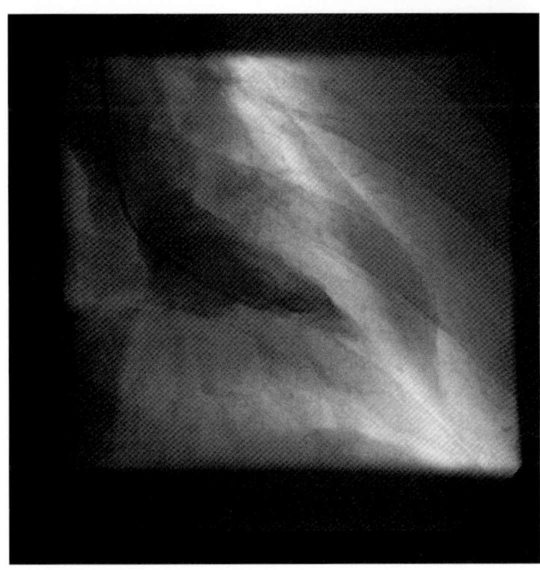

左室収縮能は＃5（下壁基部）を除いて保たれていました

◉診断：不安定狭心症

冠動脈3枝病変を有しており、今回の心電図変化は心尖部から下壁の虚血が増悪したことを示しました。

心臓血管外科に転科し、LAD、RCAの血流を改善させるため緊急CABGが施行されました。

LITA−LAD⑦
SVG−LCX⑫−⑭−RCA④ PD−③

術後運動負荷心筋シンチグラフィー（Tc99m MIBI）では下壁の一部に還流欠損が存在しましたが運動後に胸部症状なく心電図変化もなく、欠損部位への再分布所見（fill-in）は認めず壊死領域と診断しました。完全血行再建がなされたものと判断され退院となりました。

退院後の投薬（朝）

バイアスピリン100mg，ワーファリン1mg，カルベジロール10mg，アムロジピン5mg，
カンデサルタン4mg，テモカプリル塩酸塩4mg

現病歴 2

- 主　訴：発作性高血圧
- 現病歴：

胸部心臓血管外科通院中に、早朝起床後しばらくしてかっと熱くなるほてり感、めまい、ふらつきを自覚し、血圧を自己測定すると収縮期が190〜220mmHgに上昇していました。朝の定期薬を服用した後、昼には自然に、あるいは自己判断で亜硝酸薬を舌下することで100〜120mmHgに回復していました。夕方に再び同様の発作を自覚することも多かったです。これが1ヶ月に5〜10日発生し、そのたびに心配になって、近医あるいは当大学救急外来を受診しました。血圧上昇にときどき胸部不快感を随伴することもありましたが、心電図上有意なST-T変化は認めませんでした。なお、発作時に動悸、呼吸困難、胸痛、発汗、悪心・嘔吐などの随伴症状は自覚しませんでした。外来受診時にテレビニュースでの日本政府の方針に対する報道に怒りを感じると、時々言っていました。このようなことは4年間繰り返し起こっていました。この間、HbA1cは5.9%、随時血糖は110〜140mg/dlで推移していました。褐色細胞腫も否定できず、糖尿病内分泌内科に紹介したところ精査入院となりました。

一般血液検査

RBC	4.01 $\times10^6/\mu$L	Na	136 mEq/L	T.Bil	0.7 mg/dL
Hb	13.6 g/dL	K	4.5 mEq/L	LD	190 U/L
Ht	38.9 %	Cl	101 mEq/L	AST	21 U/L
WBC	4.55 $\times10^3/\mu$L	BUN	18 mg/dL	ALT	11 U/L
Neut	59.1	Cr	1.02 mg/dL	CK	99 U/L
PLTs	247 $\times10^3/\mu$L	TP	7.4 g/dL	Glu	120 mg/dL
		Alb	4.3 g/dL	HbA1c	5.9 %

I123MIBGシンチグラフィーでは副腎髄質や胸腹部の交換神経節周辺に異常な取り込みは認めませんでした。さらに胸腹部造影CT検査では左副腎の均一性軽度腫大を認めましたが、腫瘍性病変は認めませんでした。入院中にホルモンの精査を行いました。

血漿CA3分画：ノルアドレナリン　594pg/mL
アドレナリン　53pg/mL
ドーパミン　16pg/mL
ノルアドレナリンは著明に高値でした。

尿中VMA　2.6mg/日（正常 1.5-4.3）
尿中メタネフリン2分画　MN 0.1mg/日（正常 0.04-0.20）　NMN 0.13mg/日（正常 0.09-0.28）
これらは正常範囲でした。

9. 精神疾患

クロニジン負荷試験

血 漿	負荷前	負荷後
アドレナリン（pg/mL）	59	60
ノルアドレナリン（pg/mL）	478	167
ドーパミン（pg/mL）	17	8

ノルアドレナリンは低下しましたので褐色細胞腫は否定的でした。
以上、画像診断およびホルモン測定より褐色細胞腫は否定されました。

その他2次性高血圧の可能性精査

甲状腺機能は正常で、レニン値、アルドステロン値も正常で、コルチゾールとACTHの値も正常でした。腎動脈造影CTでは両側腎動脈に軽度有意狭窄を認めましたが、右腎萎縮なく、カプトリル負荷試験も陰性であったので腎血管性高血圧も否定されました。

本態性高血圧 ＋ 心因性発作性高血圧と診断されました。

現病歴 3

●主　訴：胸部重圧感発作

●現病歴：

退院5ヶ月後の1月。朝起床後しばらくして胸部重圧感自覚し、数時間持続して午後に徐々に軽快していました。これが1ヶ月に10日ほど発生し、そのたびに心配になって、近医あるいは当院救急外来を受診しました。心電図上有意なST-T変化は認めず、胸部XPも有意所見を認めませんでした。血圧は収縮期が160～190mmHgと上昇していることもありました。胸部症状はニトロペン舌下により数分かかって軽快しました。胸痛があっても平気な顔をして歩行し、心電図をとってもらうと安心して帰宅するという雰囲気も見受けました。高齢医学科外来でトレッドミル負荷心電図検査を施行しましたが、胸部症状は出現せず心電図変化も認めなかったため、狭心症の再発は否定されました。

精神的な症状であろうと判断し、アルプラゾラム0.4mgを服用させたところかなり効果がありました。しかしやがて症状を抑えきることができず、同じ日に近医受診と当院救急外来受診するなど頻度が増加したため、精神神経科に紹介しました。

●精神科紹介時の投薬：

アルプラゾラム 0.4mg 3錠分3 各食後，バイアスピリン 100mg 朝，ワーファリン 1mg 朝，
アムロジピンCR 20mg 2錠分2 朝夕，カンデサルタン 4mg 朝，プラゾシン 0.5mg 夕，
ラニチジン 150mg 朝

精神神経科外来診療

◉患者背景：

現役の時の仕事は公務員でした。几帳面な性格。いろいろなことを先々心配する性格でした。２年前に妻が認知症で施設入所し、家では世代がかけ離れている孫夫婦・ひ孫と同居。親しい友人も皆亡くなりました。さらに朝から夕まで家族は外出しているので日中は一人でした。趣味は特にありませんでした。

◉診断：

胸痛を起こす身体疾患を内科的に検索しましたが特にありませんでした。それにも関わらず、胸痛を訴えるということで「45. 身体表現性障害」と診断されました。しかし、訴えは執拗でなく、医学的説明により了解は得られ、心気症状もないので、45.3 身体表現性自律神経機能不全の診断となりました。

◉方針：SSRI少量：パロキセチン10mg夕から開始し、アルプラゾラムは減量中止へ。

精神神経科外来に3ヶ月通院しましたが、アルプラゾラムを減量できずに、救急外来受診回数も減りませんでした。胸部症状が起こることに対する不安が常にあり、それが強まったときに一時的であれ安心を得るために受診を繰り返していました。それまでの環境のまま自宅で過ごして通院しているのではまったく症状を改善できませんでしたので入院となりました。

精神神経科入院の治療経過

閉鎖病棟での生活を開始し、他患者の不調につられて自分の胸部症状と不安も増悪したため、解放病棟に移したところ軽快しました。しかしそこでもまた他患者の不調に影響されて症状が増悪し抗不安薬の投与量を増やさざるを得ませんでした。入院2ヶ月くらいから症状発現が少なくなり徐々に落ち着いてきました。やがて自分の家でもやっていける自信が出てきて3ヶ月目に退院できました。

本症例における身体表現性障害の機序

本症例では高齢化による体力の衰え、重症狭心症罹患と手術治療の経験、さらに家庭内での孤独・孤立が不安を煽り、高血圧や胸痛という身体症状の形を取って現れたものと理解できます。

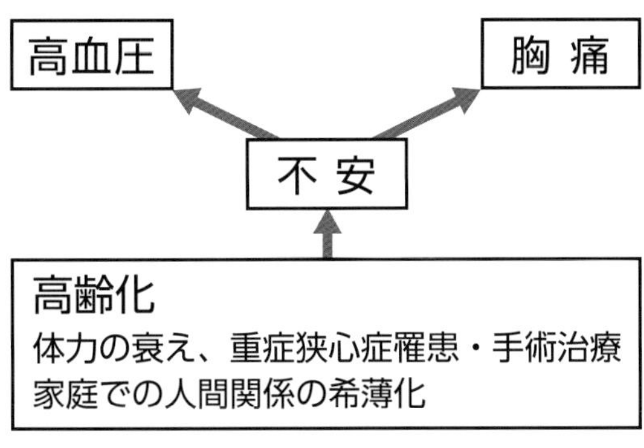

症例2 裏付ける身体の器質異常が証明されないにも関わらず執拗に症状を訴え自殺念慮まで起こした高齢症例

現病歴1

症例（80歳，男性）

- 主　訴：労作時胸部絞扼感
- 既往歴：76歳：一過性脳虚血発作，64歳：膀胱癌（TUR-Bt），30歳代：糖尿病，高脂血症，高血圧
- 服薬歴：

  シロスタゾール 100mg 2錠分2 朝夕，ロバスタチン 5mg 朝，オルメサルタン 20mg 朝，
  ベニジピン 4mg 朝，ボノプラザン 10mg 朝，メトホルミン塩酸塩 250mg 朝，
  インスリン デグルデク 6単位 朝
- 薬物アレルギー：アスピリンで重症紅皮症
- 性格と行動様式の特徴：理屈っぽい、細かい、納得いくまで徹底的に追求するという執着性格
- 家族状況：妻が2年前に死亡し、長女（遠方在住）と一時的に同居
- 現病歴：

  糖尿病、高脂血症、高血圧に対して内分泌内科外来を通院していましたが、76歳時に一過性脳虚血発作を発症し高齢医学科で入院治療し退院後に当科外来も通院していました。

  以前から労作時胸部絞扼感を自覚することがありましたが、X年10月ごろから頻度が増加しました。マスターダブル負荷心電図検査を施行したところ、胸部絞扼感の発生とともにV_4，V_5，V_6誘導でSTが低下し、労作性狭心症と診断し、心血管カテーテル科に精査依頼の対診をしました。

心電図（安静時）

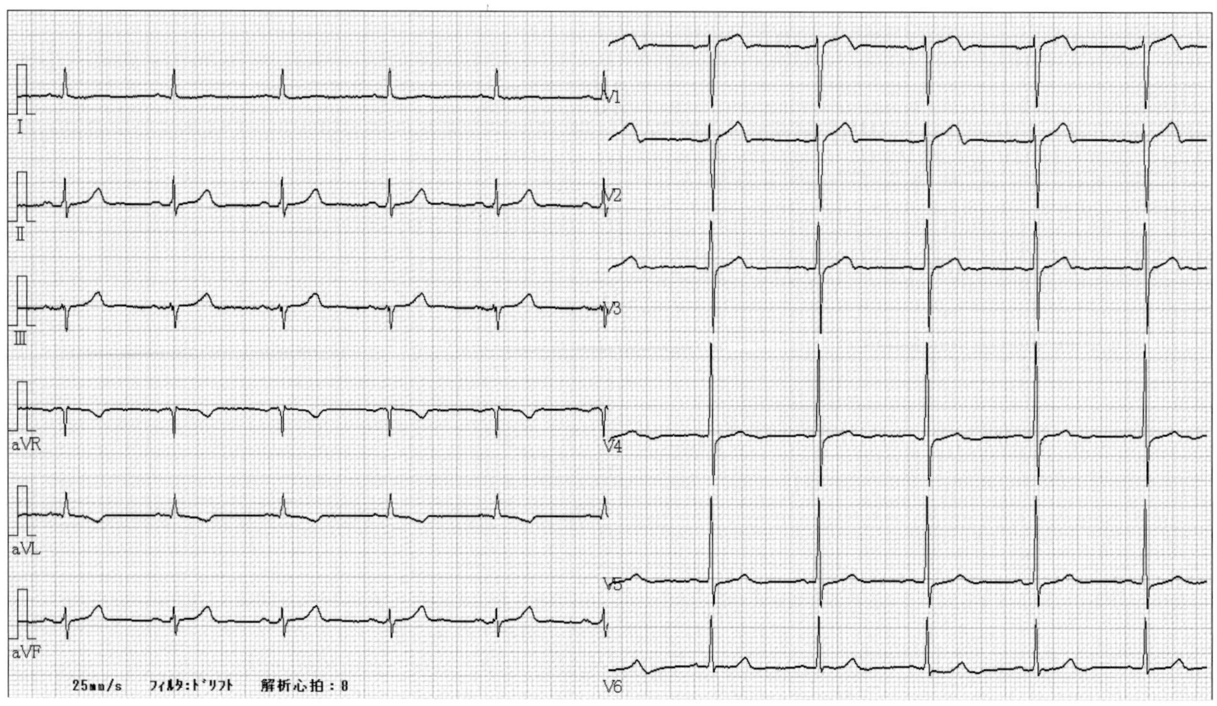

slight ST depression in Ⅱ, Ⅲ, aVF, V_4, V_5, V_6

心電図（マスターダブル負荷直後）

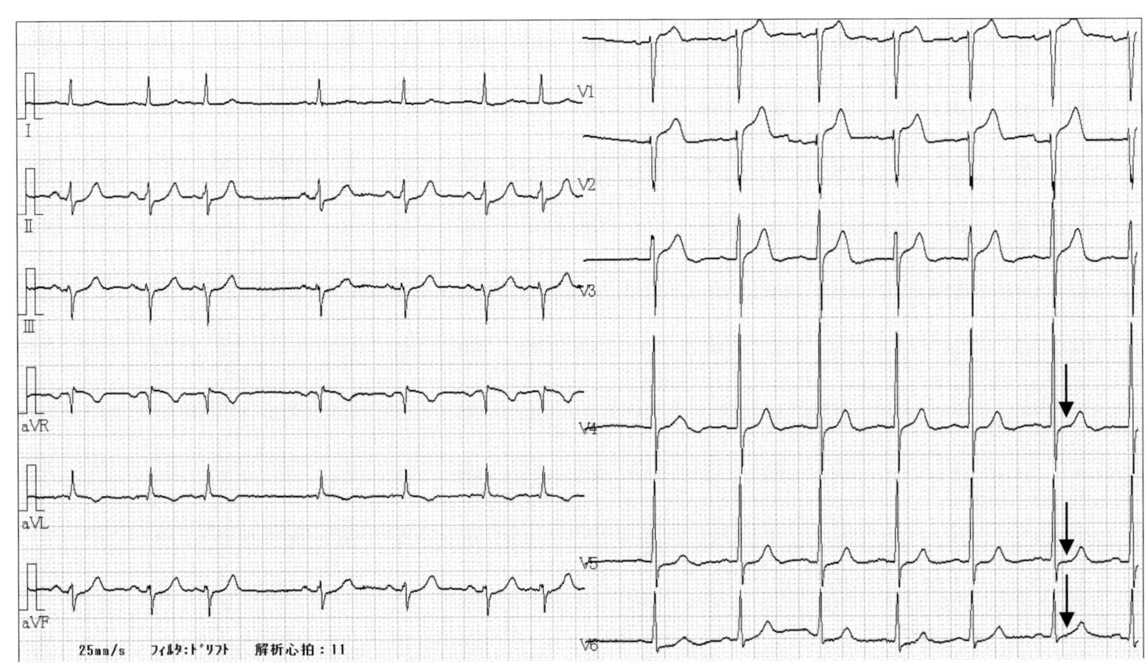

V4, V5, V6 ST低下

心臓カテーテル・冠動脈造影検査

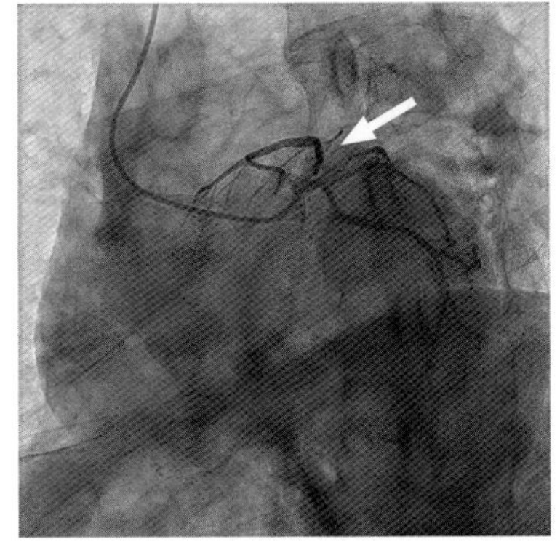

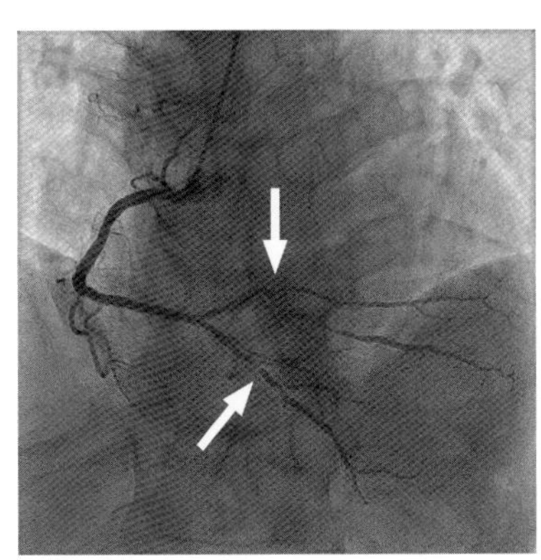

左前下行枝 just proximal に90%狭窄

右冠動脈 #4AV, 4PDに
それぞれ90%狭窄

冠動脈造影所見は糖尿病に典型的な枯れ枝血管で、左前下行枝 just proximal に90%狭窄（高度石灰化）、右冠動脈 #4AV，4PDにそれぞれ90%狭窄があり2枝病変でした。経皮的冠動脈インターベンションは不可能ではありませんでしたが、アスピリンにアレルギーがあることもあり手術療法の方が予後良好ではないかと判断し、心臓血管外科に手術治療の検討を依頼されました。

心臓血管外科での検討の結果、2月22日バイパス手術が施行されました。OPCAB（オフポンプ）でLITA（左内胸動脈）-LAD および SVG（大伏在静脈）-4PDの２枝バイパス術が施行され、完全血行再建がなされました。術後はクロピドグレル75mgが処方されました。

その後、高齢医学科外来に通院していましたが、座位でうつむく姿勢を取ったときなどに胸部不快感を自覚するという訴えをしばしばしていました。ホルター心電図検査で自覚症状発現時に有意なST-T異常は認めませんでしたが、念のため硝酸イソソルビドRを処方したところ効果があり表情が明るくなっていました。

現病歴 2

- ●主　訴：便秘
- ●現病歴：

高齢医学科と内分泌代謝内科の外来を通院していました。以前から便秘がかなりあり、ルビプロストン48μg分2 朝夕、ジメチコン120mg分3各食後が処方されていました。酸化マグネシウムやセンノシドの併用は効果ありませんでした。高齢医学科からダイオウ末0.5g分2朝夕、パントシン600mg分3各食後、メトクロプラミド15mg分3各食後が順次併用されました。その結果、毎日排便があるようになりました。

しかし便がまだしたい気持ちが持続し、死にたいくらいになると訴えました。自分でも浣腸したが反応便はごく少量で、腹が張って苦しく食事もできないとも言われました。消化器内科に対診され、X年12月24日入院となりました。

- ●腹部所見：平坦，グル音低下，金属音聴取せず，軟，心窩部に軽度違和感あり，圧痛なし，腫瘤触知せず
- ●HDSR：26/30点

一般血液検査

RBC	373	×10⁶/μL	Na	137	mEq/L	Alb	4.3	g/dL	グルコース	128 mg/dL
Hb	12.1	g/dL	K	4.2	mEq/L	LD	210	U/L	HbA1c	7.1 %
Ht	34.8	%	Cl	102	mEq/L	AST	22	U/L	BNP	66.3 pg/mL
WBC	4,770	/μL	BUN	16	mg/dL	ALT	20	U/L		
Neut	76.0	%	Cr	0.98	mg/dL	γ-GTP	15	U/L		
PLTs	174	×10³/μL	eGFR	56.0		ALP	207	U/L		
CRP	0.03	mg/dL	TP	6.8	g/dL	CK	322	U/L		

血液検査では炎症はまったくありませんでした。

腹部CT検査

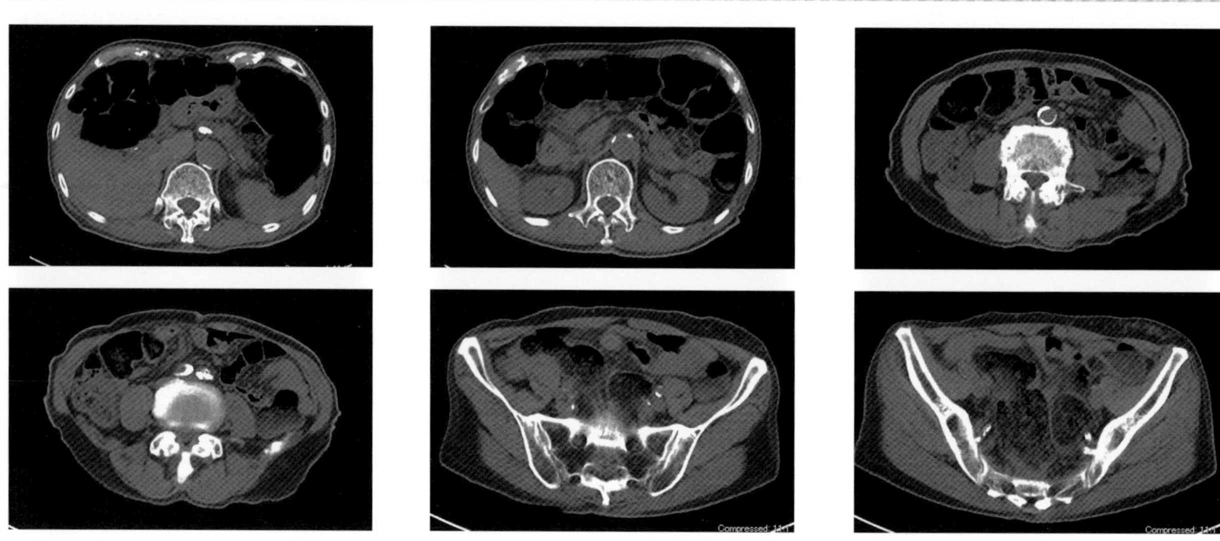

大腸全体にガス貯留し内腔拡張が目立ちましたが、粗大腫瘤や腸壁の浮腫性肥厚は伴っていませんでした。

上部および下部消化管内視鏡検査

閉塞をきたす器質的病変は認めませんでした。
便秘型過敏性大腸症候群と診断されました。

エロビキシバット10mg、ピコスルファナトリウム2.5mg、マクロゴール配合薬を併用することで腸のガス貯留像は改善し、食事再開となりました。排便は毎日維持され腹部違和感はある程度改善しました。本人の同意の下、消化器内科は退院となりましたが、精神疾患合併の疑いがあり退院前X+1年1月11日に精神神経科に対診されました。

精神神経科の診察

#1　腹部違和感、膨満感　　消化器内科入院診断で消化管の器質的異常なし
#2　発作的に生じる息苦しさ・胸部不快感　　冠動脈バイパス術後・完全血行再建成功
#3　不眠（熟眠困難・日中の眠気なし）
#4　悲観的言動（こんなに苦しいなら死んで楽になりたい）
#5　QIDS-J：24点、MMSE：30点
#6　身体症状に対する強い不安感・こだわり

●QIDS-J（簡易抑うつ症状尺度）

睡眠、食欲・体重、精神運動状態などに対する計16項目の自己評価：アンケート形式
合計点が6点以上でうつ病の可能性

0点 ～ 5点　正常
6点 ～ 10点　軽度
11点 ～ 15点　中等度
16点 ～ 20点　重度
21点 ～ 27点　きわめて重度

以上より、身体表現性障害および2次的抑うつ症状と診断されました。ノルアドレナリン・セロトニン作動性抗うつ剤のミルタザピン（リフレックス）が開始されました。効果がなかったため、1月26日ドパミンD2受容体部分作動薬アリピプラゾール（エビリファイ）に変更されました。

2月2日に夢で「**シャッターが閉まった**」と訴えて食事、飲水、内服が不可能になりました。2月7日夜間に過呼吸発作で救急搬送されてペーパーバック法で対処、ジアゼパム注射で帰宅させました。しかし2月8日も飲水不可能状態が持続し精神神経科受診で、抑うつ気分、不安焦燥感、不眠、拒食を認め、精神神経科医療保護入院となりました。

これは精神病症状を伴う重症うつ病エピソードと判定し、身体表現性障害にともなう抑うつ状態が進展したうつ病であると診断されました。

血液検査経過

	1/26	2/7	2/9	2/11
RBC	4.04	4.96	5.37	5.11
Hb	13.2	15.9	17.2	16.4
Ht				
WBC	9.10	10.13	9.59	8.02
Neut(%)	89.3	91.5	88.6	82.3
PLTs	186	201	120	87
Na	137	151	159	150
K	4.4	4.4	4.4	3.6
Cl	102	106	116	113
BUN	30	51	52	35
Cr	1.01	1.09	1.02	0.95
TP	6.7	7.2	6.6	5.6
Alb	4.3	4.5	3.9	3.2
T.Bil	1.1	1.4	1.2	1.4
LD	275	329	308	296
AST	33	33	20	26
ALT	31	48	33	27
T.Chol	175	218	230	
Glu	254	255	232	188
HbA1c			7.8	

X+2年2月9日入院時の血液検査では高Na血症を伴う脱水状態でしたので点滴で補正されました。入院後も食事摂取不能状態が続いたので胃管栄養を開始せざるを得ませんでした。ミルタザピンと多元受容体作用抗精神病薬のアセナピン（シクレスト）5mgを併用、ミルタザピンは漸増しました（45mg）。セロトニン遮断再取り込み阻害薬トラゾドン（レスリン）25mgも併用しました。その結果3月下旬には少量の嚥下食を摂取可能になり、嚥下リハビリテーションにより4月初旬に胃管を抜去できました。その後も「1月に食べたものが小腸に詰まっている」「足の裏が低温火傷していて痛い」などの心気妄想や熟眠感欠如感は持続していました。便秘に対してリナクロチド（リンゼス）0.25mgとエロビキシバット（グーフィス）15mgを併用しました。睡眠薬としてレンボレキサント（デエビゴ）5mgも投与しました。

8月3日に食後右季肋部痛を訴え、38℃以上に発熱しました。血液検査でCRP上昇と胆道系酵素上昇し、腹部CTで急性胆嚢炎と腹膜炎と診断され、消化器外科に転科しました。緊急開腹胆嚢切除術が施行され、回復しました。

再度精神神経科に転科し、経口摂取リハビリテーションと排便管理が行われました。精神的には倦怠感、掻痒感などを訴えていましたが執拗さは消失していました。レンボレキサント5mgとトラゾドン25mgのみの投与でコントロール可能になりました。また排便もリナクロチド0.25mgのみの投与となりました。この状態でX+2年11月に退院し施設入所しました。

身体表現性障害

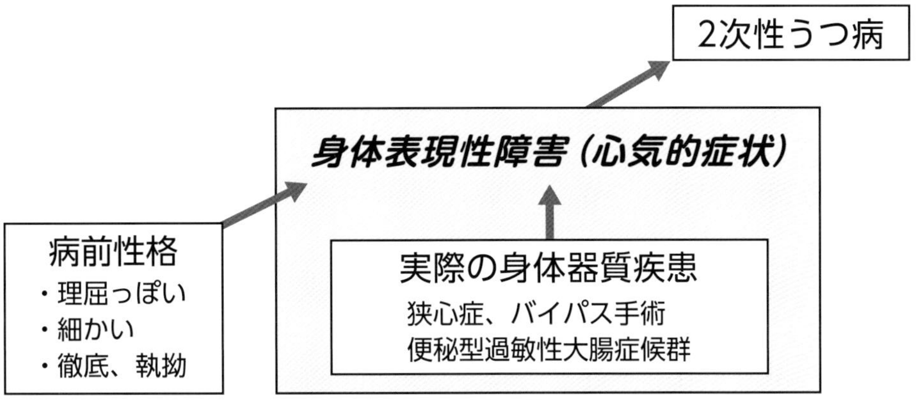

2次性うつ病

身体表現性障害（心気的症状）

病前性格
・理屈っぽい
・細かい
・徹底、執拗

実際の身体器質疾患
狭心症、バイパス手術
便秘型過敏性大腸症候群

実際に身体の器質疾患を患い、原疾患による苦痛さらに手術という苦痛にさらされた体験に病前性格も加わり、ありえない疾患の症状を自覚したり、有している疾患の症状を誇大に自覚したりする、という身体表現性障害の病態が形成されたと考えられました。

抗精神薬治療により不適切な自覚症状を抑制したことに、器質疾患の治療が成功したことが相乗効果となって身体表現性障害が軽快していったと考えられます。